高等学校人体结构与功能系列教材

泌 尿 系 统

甄军晖　杨向东　主编

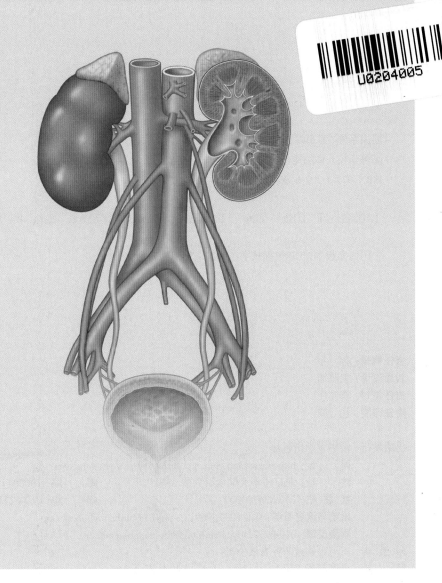

清華大学出版社

北京

内 容 简 介

本教材以泌尿系统器官为轴线，阐述泌尿系统的发生、形态结构、生理功能，常见疾病的病理改变及病理生理学机制、临床诊断及治疗等。本教材注重结构与功能、生理与病理等的相互衔接，强调基础医学与临床实际密切结合，引导学生进行知识整合，提高学生基础知识的临床应用能力。本教材主要面对全国高等医学院校临床医学专业学生，也可作为口腔医学、预防医学、护理学等专业用书，以及执业医师资格考试的参考用书。

图书在版编目（CIP）数据

泌尿系统 / 甄军晖，杨向东主编 . — 北京：清华大学出版社，2023.10
高等学校人体结构与功能系列教材
ISBN 978-7-302-64864-2

Ⅰ.①泌… Ⅱ.①甄…②杨… Ⅲ.①泌尿系统疾病－高等学校－教材 Ⅳ.① R69

中国国家版本馆CIP数据核字（2023）第215272号

责任编辑：孙　宇
封面设计：王晓旭
责任校对：李建庄
责任印制：沈　露

出版发行：清华大学出版社
　　　　　网　　　址：https://www.tup.com.cn，https://www.wqxuetang.com
　　　　　地　　　址：北京清华大学学研大厦 A 座　　　邮　　　编：100084
　　　　　社 总 机：010-83470000　　　　　　　　　邮　　　购：010-62786544
　　　　　投稿与读者服务：010-62776969，c-service@tup.tsinghua.edu.cn
　　　　　质量反馈：010-62772015，zhiliang@tup.tsinghua.edu.cn
印 装 者：三河市铭诚印务有限公司
经　　销：全国新华书店
开　　本：210mm×285mm　　　　**印　张：**16　　　　**字　数：**355 千字
版　　次：2023 年 12 月第 1 版　　　　　　　　　**印　次：**2023 年 12 月第 1 次印刷
定　　价：99.00 元

产品编号：103397-01

主编简介

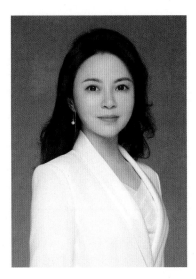

甄军晖　主任医师

　　病理学与病理生理学博士，山东大学基础医学院主任医师、硕士研究生导师。研究方向：泌尿系统疾病、肾小球疾病发病机制。从事病理学教学、科研及诊断工作20余年。兼任山东省医学会肾脏病学分会肾脏病理学组组长、山东省医师协会肾内医师分会常务委员、山东省医师协会肾脏多学科创新分会副主任委员、中国研究型医院学会超微与分子病理学专业委员会委员等。主持国家自然科学基金、省部级课题10余项，以第一作者或通信作者发表SCI收录及核心期刊论文多篇；主译《肾脏病理诊断图谱》第三版，参编《中国肾脏病》等专著。

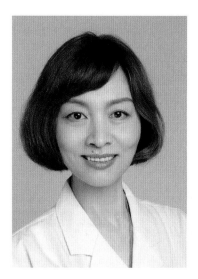

杨向东　主任医师

　　山东大学齐鲁医院肾内科主任医师、教授、博士（后）生导师。研究方向：糖尿病肾病的发生机制与诊断，原发性肾小球疾病的基础与临床研究。从事肾脏病临床诊断治疗、科研及教学工作30余年，担任山东大学齐鲁医院肾内科主任、血液透析中心主任；兼任中华医学会肾脏病学分会全国常务委员、山东省医学会肾脏病学会主任委员、中国医师协会肾脏内科医师分会常务委员、中国医学促进会血液净化学会全国常务委员、中国卫生信息与健康医疗大数据学会肾脏病专业委员会全国常务委员等。主持国家自然科学基金、省部级课题10余项；主编、参编多部著作；以第一作者、通信作者在国际知名期刊发表多篇论文。

高等学校人体结构与功能系列教材

编 委 会

《泌尿系统》

·编 委 会·

主 编 甄军晖　杨向东

副主编 柳　刚　孙玉静

编 委（按姓氏拼音排序）

巩念明　山东第一医科大学

郭　玲　山东大学齐鲁医院

李景新　山东大学基础医学院

刘　蕾　山东大学齐鲁医院

刘珊珊　山东大学第二医院

刘向春　山东大学第二医院

柳　刚　山东大学第二医院

吕莎莎　山东大学第二医院

戚　美　山东大学齐鲁医院

桑　慧　山东第一医科大学

孙玉静　山东大学基础医学院

　　　　山东大学齐鲁医院

王　进　山东大学基础医学院

肖晓燕　山东大学齐鲁医院

薛　冰　山东大学基础医学院

杨向东　山东大学齐鲁医院

张艳敏　山东大学基础医学院

甄军晖　山东大学基础医学院

　　　　山东大学齐鲁医院

丛书前言

　　"高等学校人体结构与功能系列教材"秉承国际医学教育改革和发展的核心理念，打破学科之间的壁垒，将人体解剖学、组织学与胚胎学、生理学、病理生理学、病理学、药理学、诊断学七门内容高度相关的医学核心课程以器官系统为主线进行了整合，形成《人体结构与功能基础》《神经系统》《运动系统》《血液与淋巴系统》《心血管系统》《呼吸系统》《消化系统》《泌尿系统》《内分泌与生殖系统》共九本书，系统阐述了各器官的胚胎发生、正常结构和功能、相关疾病的病因和发病机制、疾病发生后的形态及功能改变、疾病的诊断和相关药物治疗等内容。

　　本套教材根据"全面提高人才自主培养质量，着力造就拔尖创新人才"要求，坚持精英医学人才培养理念，在强调"内容精简、详略有方"的同时，力求实现将医学知识进行基于人体器官的实质性融合，克服了整合教材常见的"拼盘"做法，有利于帮助医学生搭建机体结构 - 功能 - 疾病 - 诊断 - 药物治疗为基础的知识架构。多数章节还采用案例引导的方式，在激发学生学习兴趣的同时，引导学生运用所学知识分析临床问题，提升知识应用能力。

　　为推进教育数字化，建设全民终身学习的学习型社会，编写组还制作了配套的在线开放课程并在慕课平台免费开放，为医学院校推进数字化教学转型提供了便利。建议选用本套教材的学校改变传统的"满堂灌"教学模式，积极推进混合式教学，将学生线上学习基础知识和教师线下指导学生内化与拓展知识有机结合，使以学生为中心、以能力提高为导向的医学教育理念落到实处。本套教材还支持学生以案例为基础（CBL）和以问题为中心（PBL）的自主学习，辅以实验室研究型学习和临床见习，从而进一步提高医学教育质量，实现培养高素质医学人才的目标。

　　本套教材以全国高等医学院校临床医学类、口腔医学类、预防医学类和基础医学类五年制、长学制医学生为主要目标读者，并可作为临床医学各专业研究生、住院医师等相关人员的参考用书。

　　感谢山东大学出版基金、山东大学基础医学院对于本套教材编写的鼎力支持，感谢山东数字人科技股份有限公司提供的高清组织显微镜下图片，感谢清华大学出版社在本书出版和插图绘制过程中给予的支持和帮助。

　　本套教材的参编作者均为来自山东大学等国内知名医学院校且多年从事教学科研工作的一

线教师，他们将多年医学教学积累的宝贵经验有机融入教材中。不过由于时间仓促、编者水平有限，教材中难免会存在疏漏和错误，敬请广大师生和读者提出宝贵意见，以利今后在修订中进一步完善。

刘传勇　易　凡

2022 年 11 月

前　言

为适应我国高等医学教育改革和发展现状，我校于 2022 年启动了"高等学校人体结构与功能系列教材"的编写工作。本系列教材以人体器官、系统为主线，对基础医学教育中内容高度相关的七门医学核心课程进行深度融合，实现从器官发生发育、形态结构、生理功能、病理改变、病理生理改变、疾病诊断与药物治疗等相关内容的实质性整合，帮助医学生构建以器官 – 系统为基础的知识体系。

《泌尿系统》以泌尿系统器官为轴线，在器官水平阐述泌尿系统的发生、形态结构、生理功能、常见疾病的病理改变及病理生理学机制、诊断、治疗策略等。本教材由浅入深，注重结构与功能、生理与病理相衔接，强调基础医学知识与临床问题密切结合。

本教材的参编作者均为长期工作在教学科研一线的基础医学教师和临床医务工作者，具有丰富的融合课程教学和课程建设经验。在教材编写过程中，力求深入浅出、突出重点，同时兼顾某些研究领域的新进展。为方便学习，教材编委会设计制作在线开放课程并在慕课平台上线，为医学院校开展线上、线下相结合的混合式教学提供便利。本教材以全国高等医学院校临床医学专业学生为主要目标读者，并可作为研究生、住院医师等相关人员的参考用书，以及专业及执业医师资格考试的参考用书。

感谢参与本教材编写工作的编委会所有成员的辛勤写作与密切合作。在编写过程中，大家对编写大纲及章节内容进行了反复梳理和细致打磨，力求将最好的内容呈现给读者。特别感谢系列教材编委会主任刘传勇教授，对本教材进行了通篇审校，其严谨细致、一丝不苟的工作态度值得我们敬重和学习。最后，感谢清华大学出版社在本书的出版和插图绘制过程中给予的大力支持。对于本书可能存在的疏漏和错误，请同行专家、师生和读者们不吝指教。

编　者
2023 年 9 月

目　录

第一章　肾脏的形态与结构

- **概述**
- **泌尿系统的发生**
  - ◎ 肾和输尿管的发生
  - ◎ 膀胱和尿道的发生
  - ◎ 泌尿系统的常见畸形
- **肾脏的解剖**
- ◎ 肾的形态
- ◎ 肾的位置与毗邻
- ◎ 肾的被膜
- ◎ 肾的触诊与叩诊
- ◎ 肾段血管与肾段
- ◎ 肾的血液循环、神经支配和淋巴回流

第一节　概　述

泌尿系统（urinary system）（图 1-1-1）包括肾、输尿管、膀胱和尿道四部分。肾是生成尿液的器官，输尿管则将尿液输送至膀胱以暂时储存，膀胱为储存尿液的器官，最终尿液经尿道排出体外。以维持机体内环境相对稳定。

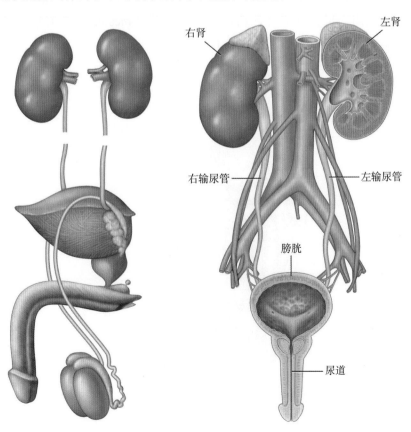

右肾　　左肾

右输尿管　　左输尿管

膀胱

尿道

图 1-1-1 泌尿系统构成

泌尿系统是体内重要的排泄系统。机体在新陈代谢过程中产生的废物，尤其是蛋白质代谢产生的含氮废物，主要通过血液循环输送至肾，再通过滤过、重吸收等一系列生理过程，生成尿液，经输尿管、膀胱和尿道排出体外。肾脏通过对尿生成过程的调节，不但维持机体内水、电解质和酸碱平衡，还可调节动脉血压，对维持机体内环境的稳态至关重要。另外，肾脏还有内分泌功能，可合成和释放多种生物活性物质，如肾素（renin）、促红细胞生成素（erythropoietin，EPO）、激肽（kinin）和前列腺素（prostaglandin，PG）等，进而参与多种生理过程和代谢调节。

第二节 泌尿系统的发生

泌尿系统的主要器官起源于胚胎早期的间介中胚层（intermediate mesoderm）。

人胚第 4 周初，间介中胚层逐渐向腹侧移动，在头段呈节段性生长，称生肾节（nephrotome），是前肾的原基。尾段的间介中胚层呈索状增生，形成两条纵行的细胞索，称生肾索（nephrogenic cord），是中肾和后肾的原基。第 5 周时，由于生肾索继续增生，与体节分离而向胚内体腔凸出，沿中轴线两侧形成左右对称的一对纵行隆起，称尿生殖嵴（urogenital ridge），是泌尿、生殖系统发生的原基。随着生殖腺原基的发育，尿生殖嵴出现一纵沟，将其分成外侧粗而长的中肾嵴（mesonephric ridge）和内侧细而短的生殖腺嵴（gonadal ridge）（图 1-2-1）。

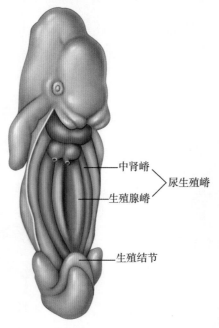

图 1-2-1 中肾嵴与生殖腺嵴发生模式图（第 6 周人胚腹面观）

一、肾和输尿管的发生

人胚肾的发生分为三个阶段，即前肾、中肾和后肾，前肾和中肾是生物进化过程的重演，后肾是人的功能肾，存留终身。

1. 前肾

前肾（pronephros）又称原肾，由前肾管与前肾小管构成。人胚第4周初，在生肾节内，形成数条横行的小管，称前肾小管（pronephric tubule），其内侧端开口于胚内体腔，外侧端向尾部延伸，互相连接形成一条纵行的管道，称前肾管（pronephric duct）。于第4周末，前肾小管很快退化消失，但前肾管大部分保留，并向尾端延伸为中肾管（图1-2-2）。前肾在人类无功能意义。

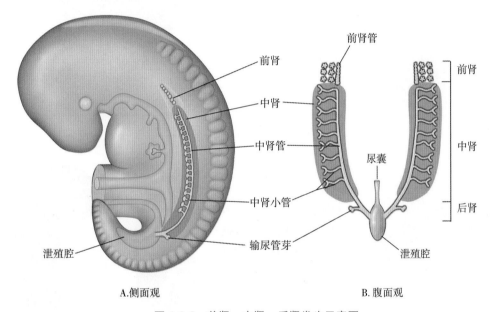

A.侧面观　　　　　　　　　　　　　　B.腹面观

图 1-2-2　前肾、中肾、后肾发生示意图

2. 中肾

中肾（mesonephros）由中肾管与中肾小管组成。第4周末，当前肾退化时，中肾开始发生。在生肾索和而后形成的中肾嵴内，从头端至尾端先后发生很多横行中肾小管（mesonephric tubule），它们起初为泡样结构，后演变为"S"形小管，其内侧端膨大并凹陷形成双层杯状的肾小囊（renal capsule），内有从背主动脉分支而来的毛细血管球。肾小囊与毛细血管球共同形成肾小体（renal corpuscle）；中肾小管的外侧端汇入正向尾侧延伸的前肾管，此时原来的前肾管改称中肾管（mesonephric duct），也称沃尔夫管（Wolffian duct）（图1-2-3）。人胚的中肾在后肾出现之前可能有短暂的泌尿功能。后肾发生后，中肾小管大部分退化。在男性胚胎中肾管及尾端部分中肾小管演化为输精管、附睾管和输出小管；在女性胚胎则完全退化并残留为若干附件。

3. 后肾

后肾（metanephros）为人体永久肾。发生于第5周初，起源于输尿管芽和生后肾组织。

（1）输尿管芽（ureteric bud）：输尿管芽是中肾管末端近泄殖腔处发出的一个盲管，长入中肾嵴尾端的中胚层内。输尿管芽的主干形成输尿管，其末端膨大并反复分支，形成肾盂（renal pelvis）、肾大盏（major renal calice）、肾小盏（minor renal calice）和集合小管（collecting tubule）（图 1-2-4）。

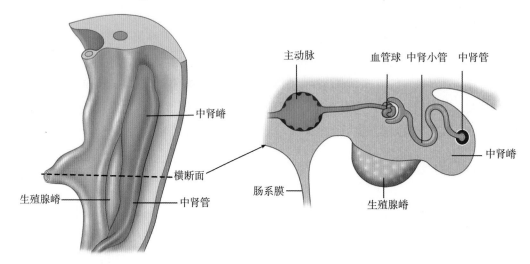

图 1-2-3　中肾的发生（第 5 周胚体横切面）

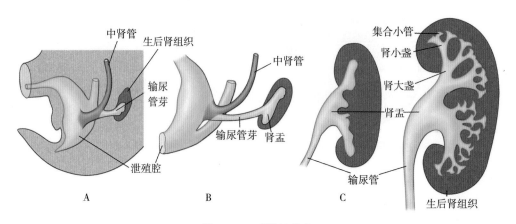

图 1-2-4　后肾的发生

A. 输尿管芽与生后肾组织；B. 输尿管芽分支形成肾盂；

C. 输尿管芽主干形成输尿管；D. 输尿管芽末端分支形成集合小管

（2）生后肾组织（metanephrogenic tissue）：又称生后肾原基（metanephrogenic blastema）在输尿管芽的诱导下，中肾嵴尾端的中胚层形成许多密集的细胞团，呈帽状包绕在输尿管芽的末端，形成生后肾组织。

集合小管的末端呈"T"形分支，分支的弓形（演化为弓形集合小管）盲端被帽状的局部生后肾组织覆盖，后者演化为"S"形肾小管，一端膨大凹陷，形成双层肾小囊，包绕毛细血管球形成肾小体；另一端弯曲延长形成肾小管，逐渐演化为近端小管、细段和远端小管，末端和弓形集合小管相通。肾小管和肾小体共同组成肾单位（nephron）（图 1-2-5）。肾小体出现的部位称为肾皮质（renal cortex），其深部的髓旁肾单位发生较早。随着集合小管末端不断向浅部生长并发出"T"形分支，在生后肾组织浅层形成浅表肾单位（superficial nephron）。生后肾组织的外周部分形成肾被膜。胚胎出生后，不再发生新的集合小管及肾单位。出生后肾的增大是由于肾单位的生长而不是数目的增多。

　　第3个月时，后肾具有泌尿功能，成为羊水的来源之一。由于后肾发生于中肾嵴尾端，故最初位于盆腔。后因腹部器官的生长、输尿管的伸展、胚体直立，肾逐渐升至腰部。

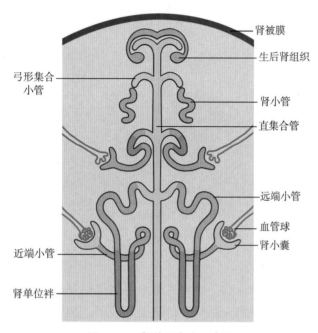

图 1-2-5　肾单位发生示意图

二、膀胱和尿道的发生

　　人胚第4~7周时，泄殖腔被尿直肠隔分隔为两部分：背侧的直肠和腹侧的尿生殖窦（urogenital sinus）。膀胱和尿道均由尿生殖窦演变而来。泄殖腔膜同时被分割成背侧的肛膜和腹侧的尿生殖窦膜。

　　尿生殖窦分为三段。①上段：较大，发育为膀胱；其顶端与尿囊相连，位于膀胱与脐之间的尿囊部分缩窄，称脐尿管（urachus）。胎儿出生前，脐尿管闭锁成纤维索，称脐中韧带。随着膀胱的扩大，输尿管起始部以下的一段中肾管逐渐并入膀胱，于是输尿管与中肾管分别开口于膀胱。由于膀胱各部发育速度的差异，中肾管的开口下移到尿道起始部。②中段：较狭窄，呈管状，在女性形成尿道的大部分，在男性形成尿道前列腺部和尿道膜部。③下段：在女性形成尿道下段和阴道前庭；在男性则形成尿道海绵体部。

三、泌尿系统的常见畸形

1. 多囊肾

　　多囊肾（polycystic kidney）是一种常见畸形，主要成因是集合小管未与远端小管接通，或由于集合小管发育异常，管腔阻塞，致使肾单位产生的尿液不能排出，肾内出现大小不一的囊泡,称多囊肾(图 1-2-6A)。这些囊泡可压迫周围的正常肾单位,使其萎缩,导致肾功能障碍。

2. 异位肾

异位肾(ectopic kidney)是肾上升过程中受阻所致,出生后的肾未达到正常位置者,均称异位肾。异位肾多位于骨盆腔内,也有位于腹腔低位处(图 1-2-6B)。

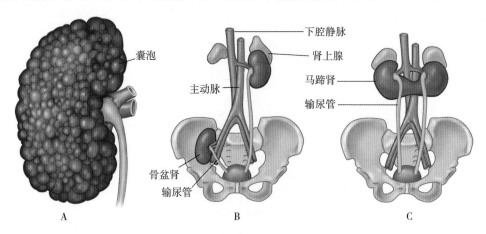

图 1-2-6　肾畸形示意图

A. 多囊肾　B. 异位肾　C. 马蹄肾

3. 马蹄肾

马蹄肾(horseshoe kidney)是由于后肾发生过程中左右肾的下端互相愈合所致,肾呈马蹄形。由于肾上升时被肠系膜下动脉根部所阻,故肾的位置常常较正常为低,多位于下位腰椎水平。由于两侧输尿管受压,易发生尿路阻塞及感染(图 1-1-6C)。

4. 肾阙如

肾阙如(renal agenesis)成因是中肾管未长出输尿管芽,或者输尿管芽未能诱导生后肾组织分化出后肾。

5. 双输尿管

双输尿管(double ureters)是由于在同一侧发生两个输尿管芽或一个输尿管芽过早分支所致。此时一侧肾有两个肾盂,各连一条输尿管,两条输尿管分别开口于膀胱,或两条输尿管合并后开口于膀胱。

6. 脐尿瘘

脐尿瘘(urachal fistula)成因是膀胱顶端与脐之间的脐尿管未闭锁,出生后尿液从脐部外溢,称脐尿瘘。

7. 脐尿囊肿

脐尿囊肿(urachal cyst)是由于脐尿管中段局部未闭锁并扩张所致,囊内有上皮分泌的液体。

8. 脐尿憩室

脐尿憩室(urachal diverticulum)是脐尿管连于膀胱根部未闭锁所形成的一个盲管,开口于膀胱。

9. 膀胱外翻

膀胱外翻（exstrophy of bladder）是由于尿生殖窦与表面外胚层之间未形成间充质，故膀胱腹侧壁与脐下腹壁之间无肌组织发生，致使腹壁和膀胱前壁变薄而破裂，膀胱黏膜外露，可见输尿管开口。

第三节　肾脏的解剖

一、肾的形态

按器官分类，肾属于实质性器官，左、右各一，位于腹后壁，形似蚕豆。肾长约 10 cm（8 ~ 14 cm）、宽约 6 cm（5 ~ 7 cm）、厚约 4 cm（3 ~ 5 cm），单个重量为 134 ~ 148 g。因为肝大部偏右，所以右肾低于左肾 1 ~ 2 cm。肾分内外侧两缘、前后两面及上下两端。肾的前面凸向前外侧，后面较平，紧贴腹后壁；其上端宽而薄，下端窄而厚。肾内侧缘中部的凹陷称为肾门（renal hilum），肾的血管、神经、淋巴管及肾盂由肾门出入；出入肾门的结构被结缔组织包裹，称为肾蒂（renal pedicle）。因下腔静脉靠近右肾，故右肾蒂较左肾蒂相对短一点。正常情况下，肾蒂内诸结构排列有一定顺序，自前向后的顺序依次为肾静脉（renal vein）、肾动脉（renal artery）和肾盂；自上向下顺序为肾动脉、肾静脉和肾盂。由肾门伸入肾实质的腔隙称为肾窦（renal sinus），内有肾血管、肾小盏、肾大盏、肾盂和脂肪等结构。肾窦可视作肾门的延续，肾门则是肾窦的开口（图 1-3-1）。

二、肾的位置与毗邻

肾位于脊柱两侧的腹膜后间隙内，按其与腹膜的关系，将其归入腹膜外位器官。

（一）肾的位置

左肾水平在第 11 胸椎椎体下缘至第 2 ~ 3 腰椎椎间盘之间；右肾则对应第 12 胸椎椎体上缘至第 3 腰椎椎体上缘之间。两肾上端相距较近，距正中线平均为 3.8 cm；下端相距较远，距正中线平均为 7.2 cm。左、右两侧的第 12 肋分别斜过左肾后面中部和右肾后面上部。肾门约在第 1 腰椎椎体平面，相当于第 9 肋软骨前端的高度，距后正中线约 5 cm。肾门的体表投影位于竖脊肌外侧缘与第 12 肋夹角处，称为肾区（renal region），肾病患者触压或叩击该处可引起疼痛。

（二）肾的毗邻

肾上腺（suprarenal gland）位于肾的上方，两者被肾筋膜包绕，但疏松结缔组织将两者分隔，故肾上腺位于肾纤维膜之外，肾下垂时，肾上腺未必随肾下降。左肾前

Note

上部与胃底后面毗邻，中部与胰尾和脾血管接触，下部毗邻空肠和结肠左曲。右肾前上部与肝毗邻，下部与结肠右曲接触，内侧缘与十二指肠降部相邻。两肾后面的上1/3 与膈相邻，下部自内向外依次与腰大肌、腰方肌及腹横肌相毗邻（图 1-3-2）。

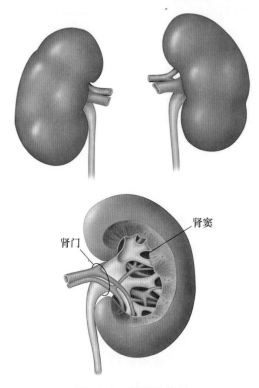

图 1-3-1　肾的整体观

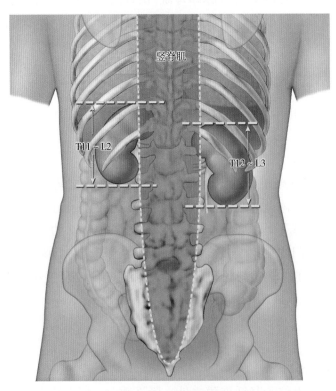

图 1-3-2　肾的位置

三、肾的被膜

肾皮质表面被覆肌织膜（muscular tunica），肌织膜由平滑肌纤维和结缔组织构成，与肾实质紧密粘连，深入于肾窦，并衬覆于肾乳头以外的窦壁。除肌织膜外，通常将肾的被膜分为三层，由内向外依次为纤维囊、脂肪囊与肾筋膜（图 1-3-3）。

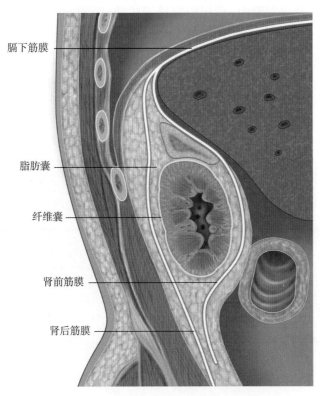

膈下筋膜

脂肪囊

纤维囊

肾前筋膜

肾后筋膜

图 1-3-3　肾的被膜（矢状面）

（一）纤维囊

肾纤维囊（fibrous capsule）坚韧、致密，是包裹于肾实质表面的薄层结缔组织膜，含致密结缔组织和弹性纤维。肾手术时需缝合此膜。在肾门处，纤维膜分为两层，外层贴于肌织膜外，内层覆于肾窦内结构表面。正常情况下，纤维囊与肌织膜结合疏松，易于剥离，肾脏自身病变或肾脏周边病变可导致其剥离困难。

（二）脂肪囊

肾脂肪囊（fatty renal capsule）别名肾床，是位于纤维囊外周并包裹肾脏的脂肪层。脂肪囊经由肾门进入肾窦。临床上的肾囊封闭就是将药液注入肾脂肪囊内。

（三）肾筋膜

肾筋膜（renal fascia）位于脂肪囊外面，包被于肾上腺和肾周围，并有一些结缔组织小梁穿过脂肪囊与纤维囊相连，因而具有固定肾脏的作用。位于肾脏前、后两面的肾筋膜分别称为肾前筋膜（prerenal fascia）和肾后筋膜（retrorenal fascia），两者在肾上腺的上方和肾外侧缘处均互相愈着，在肾的下方则彼此分离，并分别与腹膜外组织和髂筋膜相移行，其间有输尿管通过。在肾的内侧，肾前筋膜包被肾血管的表面，与腹主动脉和下腔静脉表面的结缔组织及对侧的肾前筋膜相移行。肾后筋膜向内侧经肾血管和输尿管的后方，与腰大肌及其筋膜汇合并向内侧附着于椎体筋膜。肾周间隙位于肾前、后筋膜之间，间隙内有肾、肾上腺、脂肪及营养肾周脂肪的肾包膜血管。肾脏感染常局限在肾周间隙内，偶可沿肾筋膜扩散。肾周间隙积液时，可推挤肾脏向前、内、上移位，积液向下可流入盆腔，还可扩散至对侧肾周间隙。因肾筋膜下方完全开放，当腹壁肌肉力量较弱、肾周脂肪少、肾的固定结构薄弱时，可发生肾下垂（nephroplosis）或游走肾，进而引发血管扭转。肾积脓或肾周围炎症时，脓液可沿肾筋膜向下蔓延至髂窝或大腿根部（图 1-3-4）。

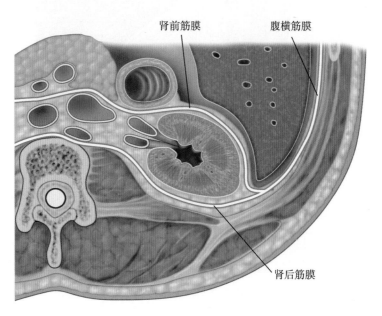

图 1-3-4 肾的被膜（水平面）

四、肾的触诊与叩诊

（一）肾触诊

正常人的肾难以触及，但当身材瘦长、游走肾、肾下垂、肾代偿性增大、腹壁松弛时，肾较易被触及。

肾触诊检查多用双手触诊法。患者可取平卧位、坐位或立位。卧位触诊右肾时，嘱患者双腿屈膝稍分开并做深呼吸，检查者立于其右侧，以左手掌从背后托起右腰部，右手掌平放在右腰腹部，手指方向与右肋缘大致平行，自下而上进行深触诊，在患者吸气时双手互夹合诊触肾脏，如触及光滑圆钝的脏器，可能为肾下极。触诊左肾时，左手越过患者前方从背后托起左腰部，右手掌横置于其左腰腹部，同前法双手互夹合诊触肾脏。若患者腹壁较厚或腹壁紧张难以配合检查，导致检查者右手难以压向后腹壁时，可在其吸气时，用左手向前冲击后腰部，若肾移至两手之间，则右手有被实体冲顶的感觉；反之，也可用右手向左手方向冲击，左手也可有同样的触及肾的感觉。

如卧位未触及肾，嘱患者取坐位或立位深呼吸，用两手前后互夹在吸气时触诊肾。肾下垂、有游走肾或肾增大时，坐位、立位较易触及肾。在深吸气时若触及 1/2 以上的肾即认为有肾下垂（nephroptosis）。右侧肾下垂易被误认为肿大的肝，左侧肾下垂易被误认为肿大的脾，应注意鉴别。如肾下垂明显且能在腹腔多个方向移动称为游走肾（floating kidney）。肾肿大见于肾盂积水或积脓、肾肿瘤、多囊肾等。当肾盂积水或积脓时，肾的质地较软富有弹性，偶可触及波动感；多囊肾表现为一侧或两侧肾不规则形增大，常伴有多囊肝；肾肿瘤则表面凹凸不平，质地坚硬。

（二）肾区叩痛

检查方法：嘱被检者取坐位或侧卧位，检查者用左手掌平放在其肋脊角处（即肾区），右手握拳，以轻度或中等的力量叩击左手背，若引起该区疼痛，称为肾区叩击痛，常见于肾盂肾炎、肾周围炎、肾结核、肾结石及肾小球肾炎等。正常人肾区无叩击痛。

五、肾段血管与肾段

肾动脉自腹主动脉向侧方发出，在肾门处分为前、后支。前支较粗，再分出 4 个二级分支，与后支一起进入肾实质内。肾动脉的 5 个分支在肾内呈节段性分布，称肾段动脉（renal segmental artery）。每支肾段动脉分布于特定的肾实质，称为肾段（renal segment）。每个肾有五个肾段，即上段、上前段、下前段、下段和后段（图 1-3-5）。各肾段由其同名动脉供血，肾段间被少血管的段间组织所分隔，称乏血管带（zone devoid of vessel）。肾段动脉阻塞可导致肾坏死。肾内静脉无明显节段性，彼此间多有吻合。

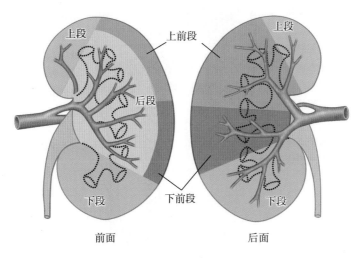

图 1-3-5　肾段

六、肾的血液循环、神经支配和淋巴回流

肾的血液循环与肾功能直接相关。肾动脉自肾门入肾后，分支走行在肾锥体之间，称为叶间动脉。叶间动脉分支上行至肾皮质与髓质的交界处，横向分支为弓形动脉。

弓形动脉随即发出若干小叶间动脉，呈放射状走行于肾皮质迷路内。小叶间动脉沿途向两侧发出入球微动脉进入肾小体，形成血管球，继而汇合形成出球微动脉。浅表肾单位的出球微动脉离开肾小体后又分支形成球后毛细血管网，分布在肾小管周围。毛细血管依次汇合成小叶间静脉、弓形静脉和叶间静脉，与相应动脉伴行，最后由肾静脉经肾门出肾。髓旁肾单位的出球微动脉不仅形成球后毛细血管，而且还发出分支形成直小动脉行于髓质，又返折为直小静脉，形成血管袢与髓袢伴行，直小静脉最终汇入弓形静脉。

肾的血液循环途径见图 1-3-6 和图 1-3-7。其特点为：①肾动脉直接起于腹主动脉，粗而短，故肾内血流量大，流速快。另外，肾内血管走行较直，血流能很快抵达血管球，4～5 分钟人体血液就全部流经肾内而被滤过。②入球微动脉比出球微动脉粗，故血管球内压力较高，有利于血液滤过。③肾内动脉血管两次形成毛细血管网，即入球微动脉分支形成血管球毛细血管网，汇聚成出球微动脉后再分支形成球后毛细血管网。球后毛细血管网内胶体渗透压高，有利于肾小管重吸收的物质进入血液。④髓质的"U"形血管袢与髓袢伴行，有利于尿液浓缩。

肾的神经来自肾丛，含交感神经和副交感神经两种成分，神经纤维伴随肾动脉入肾，分布于肾血管、肾间质和球旁复合体。

肾有两组淋巴丛，即肾内淋巴丛和被膜淋巴丛。肾内的毛细淋巴管分布在肾小体和肾小管周围，沿血管逐级汇成小叶间、弓形和叶间淋巴管，经肾门淋巴管出肾。被膜内的毛细淋巴管汇合而成淋巴管，或与肾内淋巴管丛吻合，或汇入邻近器官的淋巴管。

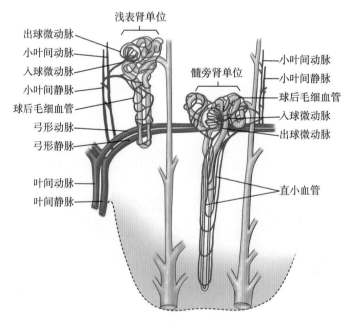

图 1-3-6　肾血管模式图

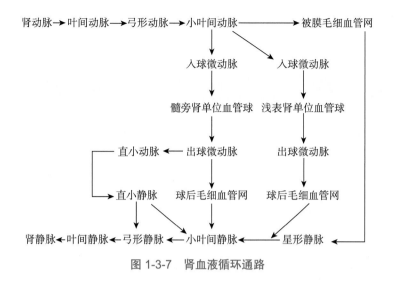

图 1-3-7　肾血液循环通路

（张艳敏　巩念明　郭　玲）

第二章　肾脏的结构与尿液形成

　　肾（kidney）由肾实质和肾间质组成，表面有致密结缔组织构成的被膜。肾实质分为皮质和髓质（图 2-0-1）。在冠状面，皮质在浅表，厚 1~1.5 cm，富含血管，新鲜标本为红褐色，并可见许多红色点状细小颗粒，由肾小体（renal corpuscle）与肾小管（renal tubule）组成；髓质位于肾实质深部，新鲜标本呈淡红色，约占肾实质厚度的 2/3，由 10~18 个肾锥体（renal pyramid）组成。肾锥体底朝皮质，尖端钝圆，向肾窦，光滑致密，有许多颜色较深且以肾门为中心呈放射状排列的条纹，称髓放线（medullary ray）。2~3 个肾锥体尖端合并成肾乳头（renal papillae），突入肾小盏（minor renal calices），每个肾有 7~12 个肾乳头，肾乳头顶端有许多小孔，称乳头孔（papillary foramina），终尿经乳头孔依次流入肾小盏、肾大盏、肾盂内。肾盂离开肾门后向下弯行，约在第 2 腰椎上缘水平逐渐变细，与输尿管相移行。成人肾盂容积 3~10 ml，平均 7.5 ml。伸入肾锥体之间的肾皮质称为肾柱（renal column），位于髓放线之间的肾皮质称皮质迷路（cortical labyrinth）。每条髓放线及其周围的皮质迷路组成一个肾小叶，皮质迷路中央部分有小叶间动脉和静脉穿行。每个肾锥体及其周围的皮质组成一个肾叶。

　　显微镜下，肾实质主要由许多弯曲的小管组成，这些小管与尿液形成密切相关，称为泌尿小管（uriniferous tubule），其间为肾间质。泌尿小管由单层上皮构成，包括肾小管和集合管。肾小管的起始部膨大形成双层的肾小囊，囊内为血管球，两者共同构成肾小体，位于皮质迷路和肾柱内。每个肾小体和一条与它相连的肾小管是尿液形成的结构和功能单位，称肾单位。肾小管分为近端小管、细段和远端小管三段。近端

Note

小管及远端小管可分为曲部和直部。近端小管直部、细段和远端小管直部构成的"U"形袢称髓袢（medullary loop），也称亨利袢（Henle loop）。远端小管的末端通入集合管，集合管自皮质下行至髓质，在肾乳头处，集合管变粗，改称乳头管（图 2-0-2）。

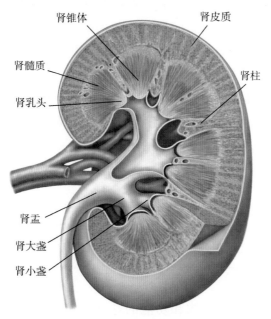

图 2-0-1　肾的冠状面

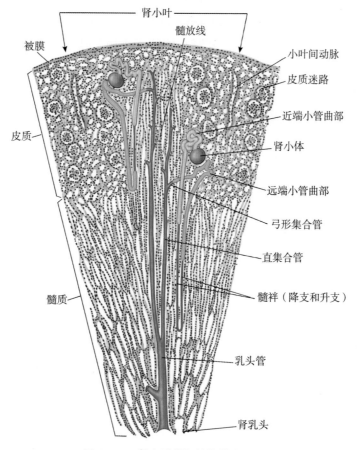

图 2-0-2　肾实质微细结构模式图

肾间质为泌尿小管之间的结缔组织、血管、神经等。其中有一种特殊的细胞，称为间质细胞。细胞呈星形，有分支状的突起，其方向与肾小管垂直；胞质内除有较多细胞器外，还有较多脂滴。间质细胞能合成髓脂Ⅰ，分泌后在肝中转化为髓脂Ⅱ，这是一种血管舒张剂，可降低血压。因此，髓脂与肾素 - 血管紧张素系统相辅相成，调节血压。此外，间质细胞还具有合成基质、分泌前列腺素 E_2 等功能。另外，肾小管周围的血管内皮细胞能产生促红细胞生成素，刺激骨髓中红细胞生成。肾病晚期患者常伴有贫血。

尿生成包括三个基本过程：①血液经肾小球毛细血管滤过形成超滤液；②超滤液被肾小管和集合管选择性重吸收到血液；③肾小管和集合管的分泌，最后形成终尿。肾脏形成尿液受神经、体液及肾脏自身的调节。

第一节　肾小体的结构与功能

肾单位（nephron）是肾结构和功能的基本单位，由肾小体和与其相连的肾小管组成。每侧肾有 100 万个以上的肾单位。根据肾小体在皮质的位置不同，可将肾单位分为 2 种：浅表肾单位（superficial nephron）和髓旁肾单位（juxtamedullary nephron）。浅表肾单位（superficial nephron）又称皮质肾单位（cortical nephron），数量多，约占肾单位总数的 85%，其肾小体位于皮质的浅层，肾小体较小，髓袢和细段均较短，在尿液形成中起重要作用。髓旁肾单位（juxtamedullary nephron，也称近髓肾单位）数量少，约占肾单位总数的 15%，其肾小体体积较大，靠近髓质分布，髓袢和细段均较长，可伸至近乳头处，对尿液浓缩具有重要的生理意义。

一、肾小体的结构

肾小体（renal corpuscle）呈球形，直径约 200 μm，由肾小球和肾小囊组成。肾小体有两个极，微动脉出入的一端称血管极（vascular pole），另一端与近端小管曲部相连，称尿极（urinary pole）（图 2-1-1）。

（一）肾小球

肾小球（glomerulus）又称血管球，是肾小囊中一团盘曲的毛细血管，由入球微动脉分支而成。入球微动脉（afferent arteriole）从血管极进入肾小体，分成 4 ~ 5 支，每支再分成相互吻合的毛细血管袢，构成血管球。血管袢之间有血管系膜（mesangium）相连。毛细血管继而汇成一条出球微动脉（efferent arteriole），由血管极处离开肾小体。因此，血管球是动脉性毛细血管网。由于入球微动脉管径较出球微动脉粗，因此血管球内具有较高的压力。

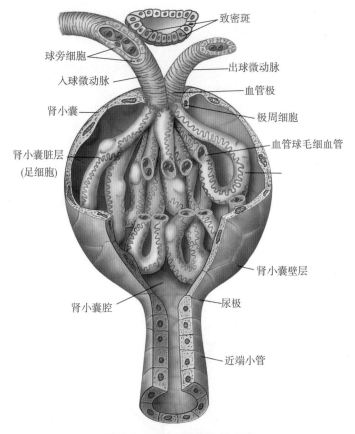

图 2-1-1 肾小体结构模式图

致密斑
球旁细胞
入球微动脉
肾小囊
肾小囊脏层
（足细胞）
出球微动脉
血管极
极周细胞
血管球毛细血管
肾小囊壁层
肾小囊腔
尿极
近端小管

电镜下观察，血管球毛细血管为有孔型，孔径 50～100 nm，孔上多无隔膜，有利于血液中的小分子物质滤出。内皮游离面有一层细胞衣，富含带负电荷的唾液酸，对血液中的物质有选择性通透作用。除与血管系膜相接触的部位外，内皮基底面均有基膜。

血管系膜又称球内系膜（intraglomerular mesangium），连接于血管球毛细血管之间，由系膜细胞（mesangial cell）和基质组成（图 2-1-2、图 2-1-3）。系膜细胞形态不规则，细胞突起可伸至内皮与基膜之间，或经内皮细胞之间伸入毛细血管腔内；核染色较深，胞质内有较发达的粗面内质网、高尔基复合体、溶酶体和吞噬泡等；胞体和突起内有微管、微丝和中间丝。目前认为球内系膜细胞为特化的平滑肌细胞，能合成基膜和系膜基质；能吞噬沉积在血管球基膜上的免疫复合物等大分子物质，以维持其通透性，并参与基膜的更新和修复；系膜细胞的收缩还能控制血管球血流量等。系膜基质充填在系膜细胞之间，对血管球起支持和通透作用。

（二）肾小囊

肾小囊（renal capsule）又称鲍曼囊（Bowman capsule），是肾小管起始部膨大凹陷而成的杯状双层囊。其外层［或称肾小囊壁层（parietal layer）］由单层扁平上皮构成，在肾小体尿极处与近端小管上皮相延续；在血管极处，上皮向内反折为肾小囊的内层［或称肾小囊脏层（visceral layer）］，两层之间的腔隙为肾小囊腔（capsular space），与近曲小管腔相通。脏层上皮细胞形态特殊，由高度特化的足细胞（podocyte）

Note

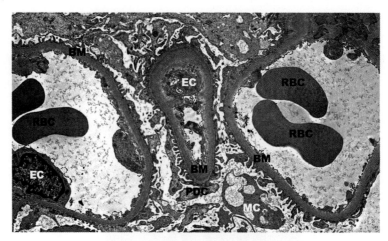

图 2-1-2　肾小体透射电镜图像，×5000

RBC：红细胞；EC：内皮细胞；BM：基底膜；PDC：足细胞；MC：系膜细胞

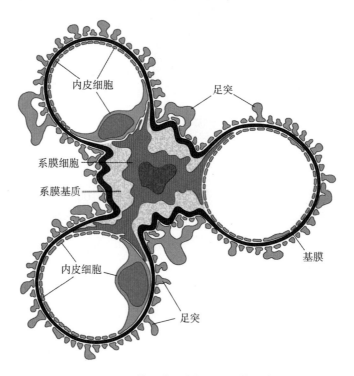

图 2-1-3　血管系膜细胞与毛细血管示意图

构成。足细胞胞体较大，凸向肾小囊腔，核染色较浅，胞质内有丰富的细胞器。在扫描电镜下，可见胞体发出几支大的初级突起，每个初级突起又伸出许多指状的次级突起，又称足突（foot process）。相邻足突互相穿插相嵌成栅栏状，紧贴在毛细血管基膜外（图 2-1-4）。足突之间的间隙称裂孔（slit pore），宽约 25 nm，孔上覆盖一层薄膜，称裂孔膜（slit membrane），厚 4 ~ 6 nm。

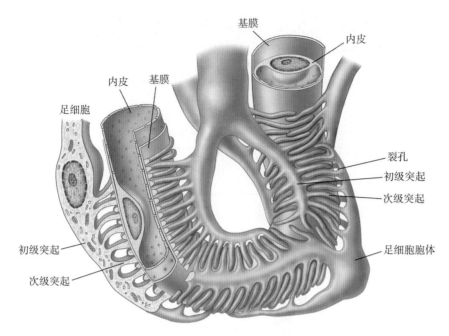

图 2-1-4　血管球毛细血管、足细胞超微结构模式图

（三）血管球基膜

血管球基膜较厚，成人厚约 330 nm，位于足细胞次级突起与毛细血管内皮细胞之间或足细胞次级突起与血管系膜之间（图 2-1-5）。电镜下基膜分为三层，中层厚而致密，内、外层薄而稀疏。基膜内形成以 Ⅳ 型胶原蛋白、层粘连蛋白和蛋白多糖为主要成分的分子筛，其中糖胺多糖大多为带负电荷的硫酸肝素，故基膜对滤液中的大分子物质有选择性通透作用。

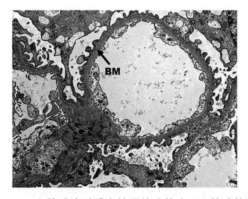

图 2-1-5　血管球滤过膜电镜照片（箭头示血管球基膜）

（四）球旁复合体

球旁复合体（juxtaglomerular complex）又称肾小球旁器（juxtaglomerular apparatus），由球旁细胞、致密斑和球外系膜细胞组成。它位于肾小体血管极，大致呈三角形，致密斑构成三角形的底，入球微动脉和出球微动脉为三角形的两条侧边，球外系膜细胞位于三角区的中心（图 2-1-6、图 2-1-7）。

Note

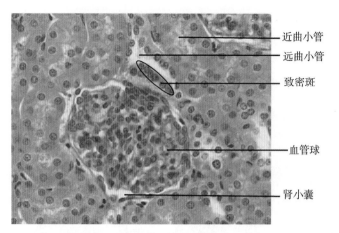

图 2-1-6　球旁复合体

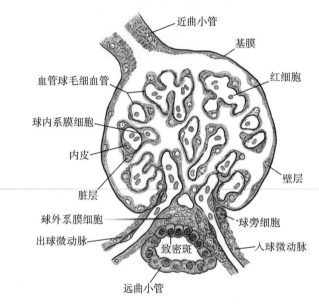

图 2-1-7　球旁复合体模式图

1. 球旁细胞

入球微动脉行至肾小体血管极处，管壁中的平滑肌细胞转变为上皮样细胞，称球旁细胞（juxtaglomerular cell）。细胞体积较大，呈立方形，核大而圆，胞质弱嗜碱性，内含许多分泌颗粒。免疫组织化学方法证明颗粒内含有肾素。肾素是一种蛋白水解酶，能使血浆中的血管紧张素原（angiotensinogen）变成血管紧张素 I（angiotensin I），后者在肺血管内皮细胞游离面的血管紧张素转换酶（angiotensin converting enzyme，ACE）作用下，转变为血管紧张素 II（angiotensin II）。两种血管紧张素均可使血管平滑肌收缩，血压升高。血管紧张素还可刺激肾上腺皮质分泌醛固酮，促进远曲小管和集合管吸收 Na^+ 和水，导致血容量增大，血压升高。因此，肾素 - 血管紧张素系统是机体维持血压的重要机制之一。

2. 致密斑

远端小管靠近肾小体血管极一侧的上皮细胞增高、变窄，形成椭圆形的斑块状隆起，称致密斑（macula densa）。致密斑的细胞呈柱状，排列紧密；胞质色浅，核椭圆形，靠近细胞顶部。上皮基膜不完整，细胞基部有许多细小的突起，可伸至球外系膜细胞和球旁细胞。致密斑是一种离子感受器，能敏锐地感受远端小管内 Na^+ 量的变化。当滤液内 Na^+ 减少时，致密斑将信息传递给球旁细胞，促使其分泌肾素，增强远端小管和集合管中 Na^+ 的重吸收，使血 Na^+ 水平升高。

3. 球外系膜细胞

球外系膜细胞（extraglomerular mesangial cell）又称极垫细胞（polar cushion cell），细胞形态结构与球内系膜细胞相似，并与球内系膜相延续。细胞体积小，有突起，与球旁细胞、球内系膜细胞之间有缝隙连接，可能起信息传递的作用。

二、肾小球的滤过功能

（一）肾小球的滤过特点

肾小体犹如滤过器，当血液流经血管球毛细血管时，管内血压较高，血浆内部分物质经有孔内皮、基膜和足细胞裂孔膜滤入肾小囊腔，这三层结构称为滤过膜（filtration membrane）或滤过屏障（filtration barrier）（图 2-1-5、图 2-1-8）。内层是毛细血管内皮细胞，细胞上有许多直径为 70～90 nm 的小孔，称为窗孔（fenestrae）。水和小分子溶质（如各种离子、尿素、葡萄糖及小分子蛋白质等）可自由地通过，但毛细血管的内皮细胞表面有带负电荷的糖蛋白，能阻止带负电荷的蛋白质通过。中间层为带负电荷的毛细血管基膜，膜上有直径为 2～8 nm 的多角形网孔，可以通过机械屏障和电荷屏障影响滤过。外层是足细胞足突之间形成的裂孔膜，膜上有直径 4～11 nm 的小孔，它是滤过的最后一道屏障。肾小球滤过屏障上有一种蛋白质，称为裂孔素（nephrin），是足细胞裂孔膜的主要蛋白质成分，其作用是阻止蛋白质的漏出。缺乏裂孔素时，尿中将出现蛋白质。

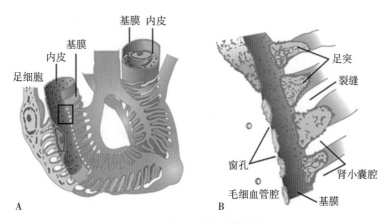

图 2-1-8　肾小球滤过膜模式图

正常人两个肾脏肾小球的滤过面积达 1.5 m² 左右，且保持相对稳定。不同物质通过滤过膜的能力取决于滤过物质分子的大小及其所带的电荷。一般来说，分子有效半径小于 2.0 nm 的中性物质（如葡萄糖）可自由滤过；有效半径大于 4.2 nm 的物质不能滤过；而有效半径在 2.0～4.2 nm 之间的各种物质，则随有效半径的增加，滤过量逐渐降低。用不同有效半径的中性右旋糖酐分子进行实验，可清楚地证明滤过物质分子大小与滤过的关系。然而有效半径约为 3.6 nm 的血浆白蛋白（分子量为69 000 kD）却很难滤过，因为白蛋白带负电荷。用带不同电荷的右旋糖酐进行实验观察到，即使有效半径相同，带正电荷的右旋糖酐较易通过，而带负电荷的右旋糖酐则较难通过（图 2-1-9）。以上结果表明滤过膜的通透性不仅取决于滤过膜孔的大小，还取决于滤过膜所带的电荷。

在某些病理情况下，肾脏基底膜上负电荷减少或消失，导致带负电荷的血浆白蛋白可以被滤过，从而出现蛋白尿（proteinuria）或白蛋白尿（albuminuria）。

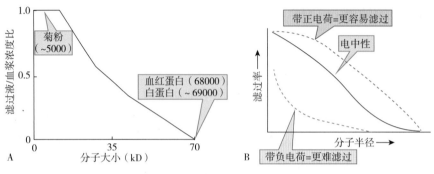

图 2-1-9　分子大小、半径和所带电荷不同对右旋糖酐滤过能力的影响

（二）肾小球滤过率及其测定

1. 滤过液的成分

血液流经肾小球毛细血管时，滤入肾小囊腔的滤液称原尿（initial urine）。除蛋白质外，血浆中其余成分均能被滤过进入肾小囊腔内生成超滤液（ultrafiltrate），是尿生成的第一步。用微穿刺方法获取肾小囊腔超滤液并进行分析，结果表明肾小囊内液体的成分，除蛋白质外，其余成分如葡萄糖、氯化物、无机磷酸盐、尿素、尿酸和肌酐等的浓度与血浆非常接近，渗透压及酸碱度也与血浆非常接近。因此，可以认为肾小球滤液是血浆的超滤液。

2. 肾小球滤过率和滤过分数

单位时间内（每分钟）两肾生成的超滤液量称为肾小球滤过率（glomerular filtration rate，GFR）。据测定，体表面积为 1.73 m^2 的个体，其肾小球滤过率约为125 ml/min。照此计算，24 h 两侧肾脏肾小球滤过的血浆总量将高达 180 L。肾小球滤过率与体表面积呈一定的比例，用单位体表面积的肾小球滤过率来比较时，男性的肾小球滤过率稍高于女性，个体间差异不大。运动、情绪激动、饮食、年龄、妊娠和昼夜节律等对肾小球滤过率也有影响。

血液在流经肾小球时，并非所有血浆都被滤过到肾小囊内，而是仅占其中的一部分。肾小球滤过率与肾血浆流量的比值称为滤过分数（filtration fraction，FF）。据测定肾血浆流量约为 660 ml/min，则滤过分数为（125/660）×100% = 19%。这就意味着血液流经肾脏时，大约有 1/5 的血浆经肾小球毛细血管滤出，进入肾小囊形成超滤液。肾小球滤过率和滤过分数均可作为衡量肾功能的重要指标。临床上发生急性肾小球肾

Note

炎时，肾血浆流量变化不大，而肾小球滤过率却明显降低，因此滤过分数减小；发生心力衰竭时，肾血浆流量明显减少，而肾小球滤过率却变化不大，因此滤过分数增大。

3. 有效滤过压

肾小球毛细血管上任何一点的滤过动力可用有效滤过压（effective filtration pressure）来表示（图 2-1-10）。与体循环毛细血管床生成组织液的情况类似，肾小球有效滤过压是指促进超滤的动力与对抗超滤的阻力之间的差值。有效滤过压由下列因素决定：

（1）肾小球毛细血管静水压：促使超滤液生成的力量；

（2）肾小囊内压：对抗超滤液生成的力量；

（3）肾小球毛细血管的血浆胶体渗透压：对抗超滤液生成的力量；

（4）肾小囊内液胶体渗透压：促使超滤液生成的力量。

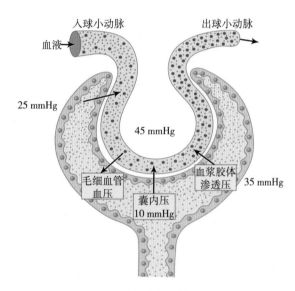

图 2-1-10　肾小球有效滤过压示意图

但在正常条件下，肾小球滤过液蛋白质浓度极低，可以忽略不计。因此，肾小球有效滤过压 =（肾小球毛细血管静水压 + 囊内液胶体渗透压）-（血浆胶体渗透压 + 肾小囊内压）。

皮质肾单位的入球小动脉口径较出球小动脉粗一倍，因此，肾小球毛细血管血压较其他器官的毛细血管血压高。用微穿刺法测得肾毛细血管血压平均值为 45 mmHg，约为主动脉平均压的 40%。用微穿刺法还发现从肾小球毛细血管的入球端到出球端血压下降不多。正常情况下，肾小球毛细血管静水压就等于肾小球毛细血管血压，约为 45 mmHg，囊内液胶体渗透压接近 0 mmHg，肾小球毛细血管始端胶体渗透压约为 25 mmHg，肾小囊内压（有时简称囊内压）约为 10 mmHg，将上述数据代入公式，则肾小球入球小动脉端的有效滤过压 =（45+0）-（25+10）= 10 mmHg。

肾小球毛细血管不同部位的有效滤过压并不相同，越靠近入球小动脉端，有效滤过压越高，这主要是因为肾小球毛细血管内的血浆胶体渗透压在不断改变，当毛细血管血液从入球小动脉端流向出球小动脉端时，由于不断生成超滤液，血浆中蛋白质浓度便逐渐升高，使滤过的阻力逐渐增大，因而有效滤过压就逐渐减小。当滤过阻力等于滤过动力时，有效滤过压降为零，称为滤过平衡（filtration equilibrium），此时滤过便停止（图 2-1-11）。由此可见，肾小球毛细血管只有在入球小动脉端到出现滤过平衡处才能滤过。出现滤过平衡处距入球小动脉端越近，能滤过形成超滤液的毛细血管越短，总有效滤过面积越小，肾小球滤过率越低。相反，滤过平衡点越靠近出球小动脉端，能够滤过的毛细血管越长，肾小球滤过率就越高。

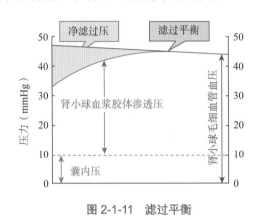

图 2-1-11　滤过平衡

（三）影响肾小球滤过的因素

1.滤过膜的通透能力

滤过系数（filtration coefficient, K_f）是指在单位有效滤过压的驱动下，单位时间内通过滤过膜的滤液量。K_f 是滤过膜的有效通透系数（k）和滤过面积（s）的乘积。发生某些疾病时，如急性肾小球肾炎，肾小球毛细血管腔变窄或阻塞，有滤过功能的肾小球数量减少，肾小球滤过率降低等，均可导致少尿甚至无尿。肾小球毛细血管间的系膜细胞具有收缩能力，可调节滤过膜的面积和有效通透系数，而系膜细胞的收缩与舒张则受到体内一些缩血管或舒血管物质的调节。

2.有效滤过压

（1）肾小球毛细血管血压：在正常条件下肾小球毛细血管血压约为 45 mmHg。肾小球毛细血管血压的变化是生理状态下调节 GFR 的主要方式。肾小球毛细血管血压升高时 GFR 增加，反之，GFR 则减小。

全身动脉血压在 80～180 mmHg 范围内波动时，由于肾血流量存在自身调节机制（管 - 球反馈，见第二章第六节），肾血流量保持相对稳定，GFR 不会受大的影响（图 2-1-12）。但超出这一范围，动脉血压升高或降低，肾小球毛细血管血压可发生相应变化，肾小球滤过率也会随之变化。当动脉血压降至 50 mmHg 以下时，GFR 可降至零，将导致无尿。高血压病晚期，因入球动脉发生器质性病变而狭窄时，亦可使肾小球毛细血管血压明显降低，引起肾小球滤过率减少而导致少尿，甚至无尿。当入球小动脉收缩时，入球小动脉阻力增加，则肾小球毛细血管血压降低，GFR 减少。当出球小动脉中度收缩时，出球小动脉阻力增加，从而使肾小球毛细血管血压升高，GFR 轻度增加。

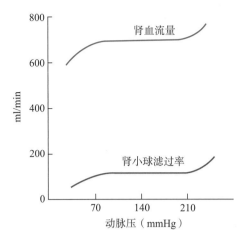

图 2-1-12　肾血流量自身调节现象

（2）囊内压：正常情况下囊内压一般比较稳定，约为 10 mmHg。当肾盂或输尿管结石、肿瘤压迫或任何原因引起输尿管阻塞时，小管液或终尿不能排出，可引起逆行性压力升高，最终导致囊内压升高，从而使有效滤过压和肾小球滤过率降低。

（3）血浆胶体渗透压：正常情况下，血浆胶体渗透压不会发生大幅度波动。静脉快速输入大量生理盐水使血浆蛋白被稀释，或在病理情况下肝功能严重受损，血浆蛋白合成减少，或因肾小球毛细血管通透性增大，大量血浆蛋白从尿中丢失，均可导致血浆蛋白减少，使血浆胶体渗透压降低，因而有效滤过压和肾小球滤过率增加。但在临床上观察到，血浆蛋白浓度显著降低时尿量并不明显增多，可能因为此时肾小球滤过膜的通透性也有所降低，且体循环毛细血管床组织液的生成增多，因而肝、肾疾病引起低蛋白血症的患者，常出现腹水或组织水肿。

3. 肾血浆流量

肾血浆流量对肾小球滤过率的影响是通过改变滤过平衡点而非有效滤过压实现的。如肾血浆流量增大时，肾小球毛细血管中血浆胶体渗透压上升的速度减缓，滤过平衡点向出球小动脉端移动，甚至不出现滤过平衡的情况，即有效滤过面积增大，故肾小球滤过率增加；反之，当肾血浆流量减少时，滤过平衡点则靠近入球小动脉端，即有效滤过面积减小，故肾小球滤过率降低。当肾交感神经强烈兴奋引起入球小动脉阻力明显增加时（如剧烈运动、大失血、缺氧或中毒性休克等），肾血流量和肾血浆流量明显减少，肾小球滤过率也显著降低。

第二节　肾小球滤过功能试验

GFR 是评估肾小球滤过功能最重要的参数。肾小球滤过功能检查包括传统检测项目和早期损伤检测项目，前者包括血清肌酐、血清尿素、内生肌酐清除率等，后者包括微量白蛋白尿、尿转铁蛋白、血清半胱氨酸蛋白酶抑制剂 C 等。

一、血清肌酐

临床上最常采用血清肌酐（serum creatinine，SCr）代入公式估算 GFR（estimated GFR，eGFR）来反映 GFR。因此，SCr 的检测显得尤为重要。人体血液中的肌酐分为内源性和外源性两种。外源性肌酐是肉类食物在体内代谢的产物；内源性肌酐，也称内生肌酐，是体内肌肉组织代谢的产物。在严格控制饮食的情况下，内源性肌酐即为血肌酐的主要来源。健康人在保证肌肉活动水平相对稳定的情况下，机体内肌酐每日生成量基本保持稳定。肌酐分子量较小，几乎全部经肾小球滤过并且不被肾小管重吸收，继而随尿液全部排出。因此，血肌酐的水平主要受肾小球滤过率的影响。在严格控制饮食并保持相对稳定的运动水平的情况下，SCr 的水平可以反映肾小球的滤过能力。

（一）标本采集

采血前 3 天正常生活起居，剧烈避免运动。采血前 1 天晚餐后至第 2 天上午采血前禁食 8～14 h。静脉采血分离血清。

（二）参考区间

中国成年人群（20～79 岁）血清肌酐的参考区间见表 2-2-1。

表 2-2-1　血清肌酐参考区间

性别	年龄分组	参考区间（μmol/L）
男	20～59 岁	57～97
	60～79 岁	57～111
女	20～59 岁	41～73
	60～79 岁	41～81

（三）临床意义

血清肌酐浓度增高常见于各种原因引起的肾小球滤过功能减退。

1. 急性肾损伤的诊断

2012 改善全球肾脏病预后组织（Kidney Disease：Improving Global Outcomes，KDIGO）临床实践指南明确了急性肾损伤（acute kidney injury，AKI）的诊断标准，符合以下之一者可诊断为 AKI：①48 h 内肾功能突然减退，SCr 绝对值升高超过 26.5 μmol/L（0.3 mg/dL）；②7 天内 SCr 升高超过基础值 1.5 倍。③尿量＜0.5ml/（kg·h），且持续 6 h 以上。

2. 对 AKI 的严重程度进行分期（表 2-2-2）

表 2-2-2　AKI 的分期

分期	Scr	尿量
1	升高达基线 1.5 ~ 1.9 倍 或者超过 26.5 μmol/L（0.3 mg/dL）	< 0.5 ml/（kg·h） 且持续 6 h 以上
2	升高达基线 2.0 ~ 2.9 倍	< 0.5 ml/（kg·h） 且持续 12 h 以上
3	升高达基线 3.0 倍 或者超过 353.6 μmol/L（4.0 mg/dL） 或者肾替代治疗 或者患者 < 18 岁，估算肾小球滤过率（eGFR）下降至 < 35 ml/（min·1.73 m^2）	< 0.3 ml/（kg·h） 且持续 12 h 以上 或者无尿 12 h 以上

（四）优势和局限性

（1）SCr 测定简便，临床更为常用，尤其适合于门诊患者。

（2）SCr 与个体肌肉量有关，生理波动为 10%。剧烈运动时，SCr 可一过性增高。

（3）SCr 与高蛋白饮食相关，检测前应避免高蛋白饮食。

二、血清尿素

尿素是蛋白质的代谢产物。体内尿素的水平与饮食中蛋白质量、组织蛋白质的分解、肝脏的功能以及肾小球的滤过功能都有关。去除其他影响因素，肾小球滤过率降低时，尿素随尿液排出减少，血清尿素水平增高。临床检测多测定血清尿素氮（blood urea nitrogen，BUN）来反映肾小球滤过功能。

（一）标本采集

采血前 3 天保持正常生活起居，避免剧烈运动。采血前 1 天晚餐后至第 2 天上午采血前禁食 8 ~ 14 h。静脉采血分离血清。

（二）参考区间

中国成年人群（20 ~ 79 岁）血清尿素的参考区间见表 2-2-3。

表 2-2-3　血清尿素参考区间

性别	年龄分组	参考区间（mmol/L）
男	20 ~ 59 岁	3.1 ~ 8.0
	60 ~ 79 岁	3.6 ~ 9.5
女	20 ~ 59 岁	2.6 ~ 7.5
	60 ~ 79 岁	3.1 ~ 8.8

（三）临床意义

BUN 水平受蛋白质代谢、肝功能、肾小球滤过功能影响，因此应综合分析检测结果。

1. 生理性改变

高蛋白饮食 BUN 增高，妊娠 BUN 减低。

2. 肾性因素

各种原因引起的肾小球滤过功能减低均可致 BUN 增高。对早期肾小球滤过功能的损伤诊断不敏感。一般在肾功能不全的失代偿期或氮质血症时，尿素才会明显增高。

3. 肾前性因素

所有造成有效循环血量减少的情况如急性失血、休克、脱水、烧伤等，均可导致 BUN 浓度增高；造成肾脏灌注下降，如充血性心力衰竭和肾动脉狭窄等，也会导致 BUN 增高。

4. 肾后性因素

由于尿路梗阻，如结石、肿瘤、前列腺肥大等造成排尿不畅而导致肾小球滤过率减低，亦可出现 BUN 增高。

5. 蛋白分解代谢亢进

多见于甲状腺功能亢进、大面积烧伤、高热、上消化道出血及挤压综合征等。

（四）优势和局限性

1. BUN 水平的影响因素较多，测定前，应根据要求严格控制影响因素，并注意综合分析。

2. SCr 较少受肾外因素影响，因此，SCr 和 BUN 应同时检测，更有利于鉴别诊断。

三、内生肌酐清除率

临床上无法直接测定患者 GFR，通常可以某种物质的清除率（clearance rate，Cr）［单位时间（min）多少毫升（ml）血浆中的该物质被肾小球清除］来反映肾小球滤过率。用于检测肾小球清除率的物质应具有以下特点：①完全经肾小球滤过。②不被肾小管重吸收。③如被肾小管重吸收，则全部被分解。④不经肾小管分泌。⑤如选择外源性物质应对人体无害。

Cr（ml/min）计算公式：

$$Cr = (U \times V)/P$$

公式中 U 为尿中某种物质的浓度，P 为血浆中某种物质的浓度，V 为每分钟的尿量（ml/min）。

外源性标志物，如 ^{99m}Tc-DTPA、^{51}Cr-EDTA、^{125}I- 碘锐特、菊粉和碘海醇等肾清除率测定方法被视为 GFR 评价的金标准。但由于操作复杂难度大，不用于临床检测。目前临床上常用来反映肾小球滤过功能的指标是内生肌酐清除率（endogenous creatinine clearance rate，CCr）。CCr 是指肾脏单位时间内清除多少毫升血液中的内源性肌酐，该指标可以较好地反映肾小球的滤过功能。

（一）标本采集

1. 患者准备

被检测者连续 3 天无肌酐饮食（素食、限蛋白 < 40 g/d 饮食），避免剧烈运动，试验前 24h 禁服利尿剂以及咖啡、茶等有利尿功能的饮料。

2. 标准 24h 留尿法采集尿液

晨起 8 时将尿液排净，然后收集之后至次日晨 8 时（包括）的 24 h 尿液，充分混匀，测定尿量和尿液肌酐浓度，并计算单位时间的尿量。取静脉血标本，分离血清，测定血肌酐浓度。

（二）计算公式

$$CCr = \frac{尿肌酐浓度（\mu mol/L）}{血肌酐浓度（\mu mol/L）} \times 每分钟尿量（ml/min）$$

为排除个体差异所造成的误差，可进行体表面积的矫正。矫正公式如下：

$$CCr（矫正公式）= 检测 CCr \times \frac{1.73\ m^2（标准体表面积）}{受试者体表面积（m^2）}$$

（三）参考范围

成人 CCr：90 ~ 120 ml/min；

女性较男性略低；2 岁以内小儿偏低，新生儿：25 ~ 70 ml/min。

（四）临床意义

1. 用于肾功能损伤的早期判断

肾脏的代偿能力很强，虽然 GFR 降低但保持在正常值 50% 以上时，肾脏功能处于代偿期，可无临床症状，血肌酐、尿素氮等常用肾功能指标也处于正常范围之内，而 CCr 已经出现降低，甚至达到 60 ml/min，因此可以发现肾功能的早期损伤。

2. 用于慢性肾脏病的诊断

按照 KDIGO 2012 年临床实践指南关于慢性肾脏病（chronic kidney diseases, CKD）的最新诊断标准，CCr 低于 60 ml/（min·1.73 m²）超过 3 个月，即可诊断为慢性肾脏病。

3. 对 CKD 进行临床分级

KDIGO 2012 年临床实践指南指出，应根据 CKD 病因、GFR 级别和白蛋白尿级别对患者病情进行分级。其中 GFR 级别根据矫正 CCr 共分为 5 级（表 2-2-4）。

4. 对 CKD 进行预后评估

CKD 患者需定期根据 GFR 和蛋白尿评估。GFR 分级下降伴随 GFR 下降达基线的 25% 或更多，提示 CKD 明确恶化；GFR 持续下降超过每年 5 ml/（min·1.73 m²），提示 CKD 快速恶化。

表 2-2-4　GFR 的分级及其与肾功能的关系

GFR 级别	CCr 检测结果 [ml/（min·1.73 m²）]	肾功能
G1	≥ 90	正常或高
G2	60 ~ 89	轻度下降
G3a	45 ~ 59	轻至中度下降
G3b	30 ~ 44	中至重度下降
G4	15 ~ 29	重度下降
G5	< 15	肾衰竭

5. 评估肾移植是否成功的参考

如肾移植成功，CCr 会逐渐恢复甚至正常，否则提示移植失败；若恢复后再度下降，提示可能发生排斥反应。

（五）优势和局限性

1. 尿液收集

尿液收集和计量是影响 CCr 准确性的重要原因，应向受试者说明检测注意事项和具体要求。

2. 短时间留尿法

为方便患者，可采用 4 h 留尿改良法。这种方法所得 CCr 值可能较 24 h 留尿法结果偏高。

3. CCr 替代 GFR 的缺陷

肾功能不全时肾小管可以少量分泌肌酐；肠道细菌可以分解肌酐；肉食摄入量和肌肉总量的个体差异影响血浆肌酐浓度，有些药物可以减少肾小管分泌肌酐使血浆肌酐升高等。

四、微量白蛋白尿

生理状态下虽然白蛋白分子量很小（69 kD），但由于肾小球滤过膜有电荷屏障，所以带负电荷的白蛋白几乎不能通过肾小球的滤过屏障，即使少量通过肾小球滤过屏障进入肾小囊中，也可在肾小管被重吸收入血，因此尿液中几乎检测不到白蛋白。一旦肾小球电荷屏障受到破坏，白蛋白经过肾小球滤过并超过肾小管的重吸收阈值，则形成微量白蛋白尿（microalbuminuria，MAU）。临床上，当尿液中白蛋白达到 20 ~ 200 μg/min 或 30 ~ 300 mg/24 h 时，尿常规试纸条检测尿总蛋白为阴性，称为微量白蛋白尿；当尿常规试纸条检测总蛋白为阳性时，白蛋白浓度大多已超过 200 μg/min 或 300 mg/24 h，称为显性蛋白尿。

（一）标本收集

可采用定时尿（24 h、3 h、过夜时段尿）、晨尿或随机尿。

Note

（二）参考范围

1. 晨尿或随机尿（更方便易得）

需在计算白蛋白排泄率（albumin excretion rate，AER）的同时，计算尿液中白蛋白与肌酐的比值（albumin/creatinine ratio，ACR）。成年男性 ACR < 2.0 mg/mmol，女性 ACR < 2.8 mg/mmol。

2. 定时尿

计算每分钟 AER。正常值 AER ≤ 20 μg/min 或 ≤ 30 mg/24 h。

（三）临床意义

1. 白蛋白分级标准

根据 AER 和 ACR 的检测结果，可以对患者白蛋白尿进行分级（表 2-2-5）。

表 2-2-5 白蛋白尿分级标准

分级	AER（mg/24 h）	ACR		评价
		mg/mmol	mg/g	
A1	< 30	< 3	< 30	正常或轻度升高
A2	30 ~ 300	3 ~ 30	30 ~ 300	中度升高
A3	> 300	> 30	> 300	重度升高

2. 糖尿病肾病的早期诊断

微量白蛋白尿是糖尿病患者发生肾小球微血管病变的早期表现之一。若微量白蛋白尿持续出现，AER < 300 mg/24 h，患者处于早期糖尿病肾病，需及时干预；当 AER 持续 > 300 mg/24 h，表明患者已经发展为临床糖尿病肾病阶段。

3. 高血压肾病的诊断

高血压肾病首先要基于高血压和 CKD 的诊断。微量白蛋白尿是诊断的必要条件之一。妊娠诱发高血压也可出现微量白蛋白尿，持续微量白蛋白尿预示妊娠后期发生子痫的危险性增加。

4. 治疗的目标和指导治疗

对于糖尿病肾病患者，蛋白尿应控制在 AER < 30 mg/24 h，非糖尿病患者应控制在 300 mg/24 h；对于高血压患者，无论是否合并糖尿病，AER ≤ 30 mg/24 h 时，应控制收缩压 ≤ 140 mmHg，舒张压 ≤ 90 mmHg；当 AER > 30 mg/24 h 时，维持收缩压 ≤ 130 mmHg，舒张压 ≤ 80 mmHg。

5. 作为其他疾病累及肾脏的早期监测指标

系统性红斑狼疮和心力衰竭等也可导致微量白蛋白尿。KDIGO 2012 临床实践指南推荐：除糖尿病、高血压外，风湿免疫性疾病、有肾病家族史、有心脏病病史或家族史以及服用某些肾毒性药物的 CKD 高危人群均应进行尿微量白蛋白的检查。

（四）优势和局限性

（1）AER 被公认为是检测尿微量白蛋白的金标准。但方法复杂，不适用于门诊患者的检查。

（2）剧烈运动后尿中白蛋白排量可增加，因此检测前应避免剧烈运动。

（3）尿白蛋白生理波动较大，尤其是随机尿标本。一次微量白蛋白排泄量增加不一定有临床意义，需连续观察2~3次。若均超过参考范围，才有临床诊断价值。

五、尿转铁蛋白

转铁蛋白是血浆中结合并转运铁的β球蛋白，分子量约80 kD，携带负电荷。生理情况下转铁蛋白不易通过肾小球滤过膜，因此正常情况下尿转铁蛋白（urine transferrin，UTf）含量很低。由于转铁蛋白携带的负电荷数少于白蛋白，当肾小球滤过膜电荷屏障发生轻度损伤时，它比白蛋白更容易通过滤过膜。

一般采集晨尿，参考范围为0~0.2 mg/dl。

（一）临床意义

肾小球滤过膜轻度损伤，尿液中转铁蛋白的增加早于白蛋白，对于肾小球疾病的早期诊断较白蛋白更为敏感。

（二）优势和局限性

（1）血浆转铁蛋白和铁饱和度可用于缺铁性贫血诊断。

（2）尿液转铁蛋白含量很低，对检测技术要求较高。

六、血清胱抑素C

胱抑素C（cystatin C，Cys-C）是一种半胱氨酸蛋白酶抑制剂，分子量13 kD，带正电荷，半衰期短（2 h），在机体中的产生速度恒定。由于其分子量小，可以自由通过肾小球滤过膜，并被近曲小管细胞全部摄取后分解，不再重新回到循环中，肾小管也不分泌，尿中排出量极少。因此血中Cys-C的浓度主要由肾小球的滤过率来决定，能够很好地反映肾小球滤过率水平。

采集血清，成年人参考范围为0.51~1.09 mg/L。Cys-C可采用单向免疫扩散、酶联免疫测定、免疫比浊等方法来检测，不同检测方法、不同实验室的参考范围略有不同。

（一）临床意义

Cys-C是一种敏感、特异地反映肾小球滤过率的内源性物质。

（1）早期肾损伤的诊断：血清Cys-C水平升高，说明肾小球滤过功能受损，常用于判断肾脏疾病是否导致肾小球滤过功能的早期损伤。

（2）用于糖尿病肾病、高血压肾病以及其他可造成肾小球早期损伤的疾病的动态监测。

（3）移植肾功能变化的判断：移植肾功能出现问题时，SCr和BUN升高缓慢，不能及时准确地判断。Cys-C可较敏感地反映肾小球滤过功能变化，诊断价值优于CCr。

（4）儿童患者肾功能的评估：CCr水平与肌肉量等多种因素相关。儿童肌肉含量较少，肌酐水平很难准确评估 GFR。而儿童 Cys-C 的水平与成人相当并保持相对稳定。因此 Cys-C 可以更准确地反映儿童患者 GFR 的水平。

（5）肾小管功能评估：由于 Cys-C 被肾小管完全吸收、分解，所以生理状态下尿液中几乎检测不到 Cys-C 的存在。尿液中 Cys-C 水平升高，说明近曲小管的重吸收功能异常。

（二）优势

（1）Cys-C 产生恒定，不受个体差异及其他疾病的影响，是反映肾小球滤过功能的理想标志物。

（2）Cys-C 与 GFR 的相关性比 Scr、BUN 更好。

（3）Cys-C 的检测方法简便，标本易得，更适于临床检测中应用。

第三节 肾小管与集合管的结构与功能

一、肾小管与集合管的结构

（一）肾小管的结构

肾小管由单层上皮围成，上皮外有基膜和少量的结缔组织。肾小管分为近端小管、细段和远端小管（图 2-3-1）。近端小管与肾小囊相连，远端小管连接集合管。肾小管具有重吸收、分泌和排泄作用。

1. 近端小管

近端小管（proximal tubule）是肾小管中最粗最长的一段，管径 50~60 μm，长约 14 mm，占肾小管总长的一半。近端小管分曲部（近曲小管）和直部两段。光镜下观察，近曲小管（proximal convoluted tubule）管壁细胞为立方形或锥形，分界不清，胞体较大，胞质强嗜酸性，染成红色，核圆，靠近基底部。细胞游离面有刷状缘，细胞基部有纵纹。电镜下，可见刷状缘由密集的微绒毛整齐排列构成。细胞侧面有许多指状侧突，相邻细胞的侧突相互嵌合，故光镜下上皮细胞界限不清。细胞基底部有发达的质膜内褶，内褶之间有大量纵行的线粒体，形成光镜下的基底纵纹（图 2-3-2）。侧突及质膜内褶增大了细胞侧面及基底面的面积，有利于物质交换。近端小管直部的结构与曲部基本相似，但上皮细胞较矮，微绒毛、侧突和质膜内褶等不如曲部发达。

近端小管是重吸收原尿的重要场所。原尿中几乎全部的葡萄糖、小分子蛋白质、多肽、氨基酸以及大部分水、离子和尿素等均在此处重吸收。此外，近端小管还通过分泌或排泄等方式，将体内的代谢终产物及药物，如氢离子、氨、肌酐、马尿酸、青霉素、酚红等排入管腔。临床上常利用酚红排泄试验判断近端小管的功能状态。

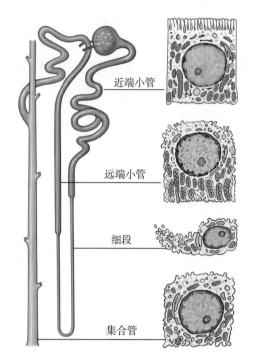

图 2-3-1　泌尿小管各段上皮结构模式图

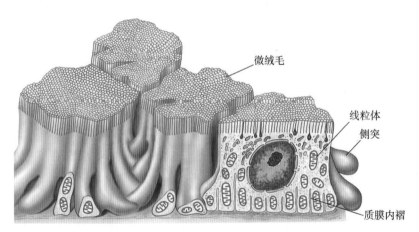

图 2-3-2　近曲小管上皮细胞立体结构模式图

2. 细段

细段（thin segment）位于髓放线和肾锥体内。细段管径细，直径 10～15 μm，管壁由单层扁平上皮构成，细胞含核部分凸向管腔。细段上皮菲薄，故有利于水和离子通透。

3. 远端小管

远端小管（distal tubule）包括远端小管直部和曲部（远曲小管）。远端小管直部管腔较大而规则，管壁上皮细胞呈立方形，细胞比近端小管的细胞小，细胞界限较清楚，胞质弱嗜酸性，染色较浅，核圆，位于细胞中央或靠近腔面，细胞游离面无刷状缘，基部纵纹明显。电镜下观察，管壁上皮细胞表面有少量短小的微绒毛，基部质膜内褶发达，褶间有许多纵行排列的线粒体。内褶的质膜上有许多 Na$^+$-K$^+$-ATP 酶，能主动向间质转运 Na$^+$，但对水不通透，以使小管内渗透压低于管外，进而形成间质内的渗

Note

透压从锥体底部至乳头部逐渐增高，有利于集合管对水的重吸收，使尿液浓缩。

远曲小管（distal convoluted tubule）结构与直部相似，但质膜内褶不如直部发达。远曲小管是离子交换的重要部位，细胞有吸收水、Na^+ 和分泌 K^+、H^+ 和 NH_3 等作用，以调节机体的水盐平衡及维持体液的酸碱平衡。肾上腺皮质分泌的醛固酮能促进该段重吸收 Na^+；神经垂体分泌的抗利尿激素可促进此段对水的重吸收，使尿液浓缩，尿量减少。

（二）集合管的结构

集合管（collecting duct）全长 20～38 mm，分为弓形集合小管、直集合管和乳头管三段。弓形集合小管很短，位于皮质迷路内，一端连接远曲小管，另一端呈弧形弯入髓放线，与直集合管相连。直集合管在髓放线和肾锥体内下行，至肾乳头处改称乳头管（papillary duct），开口于肾小盏（minor calyx）。集合管下行时沿途有许多远曲小管汇入，其管径由细逐渐增粗，管壁上皮由单层立方逐渐移行为单层柱状，至乳头管处为高柱状上皮。集合管上皮细胞界限清楚，胞质色浅而明亮，核圆，居中（图 2-3-3）。有部分细胞的细胞器较多，胞质内有碳酸酐酶，参与细胞分泌 H^+ 或 HCO_3^-。集合管能进一步重吸收水和交换离子，使原尿进一步浓缩，其功能活动也受醛固酮和抗利尿激素的调节。此外，集合管还可以受心房钠尿肽的作用，减少对水的重吸收，导致尿量增多。

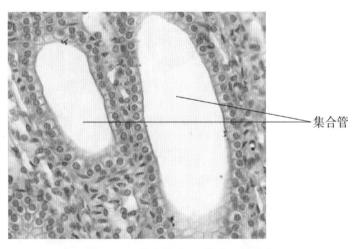

图 2-3-3　集合管（HE 染色　高倍）

二、肾小管与集合管的重吸收和分泌功能

超滤液进入肾小管称为小管液（tubular fluid）。小管液经肾小管和集合管的重吸收和分泌形成终尿（final urine）。肾小管与集合管的重吸收（reabsorption）是指小管液中的成分被肾小管上皮细胞转运返回血液的过程；分泌（secretion）是指肾小管上皮细胞将一些物质经顶端膜分泌到小管液的过程；排泄（excretion）是指机体将代谢产物、进入机体的异物以及过剩的物质排出体外的过程。肾的排泄包括经肾小球滤过但未被重吸收或完全重吸收的物质和由肾小管分泌从尿中排出的物质。

　　与小管液相比，终尿的质和量都发生了很大变化。正常人两肾生成的超滤液可达180 L/d，而终尿量仅约 1.5 L/d，表明其中约 99% 的水被肾小管和集合管重吸收。

　　此外，小管液中的葡萄糖和氨基酸全部被重吸收，Na^+ 不同程度地被重吸收，65% 左右的 Na^+ 在近端小管重吸收，约 25% 在髓袢升支粗段重吸收，远端小管重吸收 4%～7%，集合管重吸收 0.1%～2%，仅 1%～2% 的 Na^+ 随尿液排出体外，而肌酐、H^+ 等则可被分泌到小管液中而排出体外（图 2-3-4，图 2-3-5）。可见，肾小管和集合管上皮细胞对小管液中的各种物质进行了高度选择性重吸收（selective reabsorption）和主动分泌或排泄。

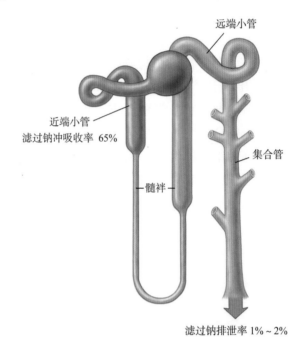

图 2-3-4　Na^+ 在肾小管和集合管重吸收的比例

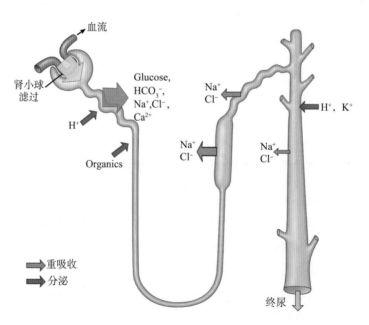

图 2-3-5　肾小管与集合管重吸收和分泌的高度选择性

（一）肾小管与集合管的物质转运方式

肾小管与集合管的转运方式有被动转运和主动转运两种。

1. 被动转运

被动转运是指不需由代谢直接供能，物质顺电化学梯度通过上皮细胞的过程。浓度差和电位差（电化学差）是溶质被动重吸收的动力。水的重吸收主要通过水通道蛋白（aquaporin）来完成的，渗透压差是其被重吸收的动力之一。

2. 主动转运

主动转运是指消耗能量的跨膜物质转运过程，使物质逆电化学梯度移动。原发性主动转运所需能量由 ATP 或高能磷酸键水解直接提供，包括质子泵、钠泵和钙泵转运等。继发性主动转运所需能量不是直接来源于 ATP 或其他高能键的水解，而是来自其他溶质顺电化学梯度移动所释放的能量，如肾小管上皮细胞通过同向转运的方式将葡萄糖、氨基酸等物质与 Na^+ 一同从小管液中重吸收，还有一种 Na^+-K^+-$2Cl^-$ 同向转运体；如两种物质转运的方向相反，则称为逆向转运，如 Na^+-H^+、Na^+-K^+ 的逆向转运。各种转运体和通道蛋白在肾小管上皮顶端膜上和基底侧膜上的分布不同，因而对各种物质的转运情况也不同。与肠黏膜上皮细胞吸收肠腔内的各种物质相同，肾小管与集合管的物质转运也通过跨细胞途径和细胞旁途径实现重吸收。

此外，肾小管上皮细胞通过入胞的方式重吸收少量小管液中的小分子蛋白质，此过程消耗能量。

（二）肾小管与集合管对 Na^+、Cl^- 和水的重吸收

1. Na^+、Cl^- 和水的重吸收方式

了解肾单位中钠的重吸收机制对于了解机体如何维持电解质和水的平衡至关重要。如前所述，超过 99% 的滤过液体通常会沿着肾单位的管状系统被重吸收，这在很大程度上与类似比例的滤过钠的重吸收有关。假设血浆 Na^+ 浓度为 140 mmol/L，GFR 为 144 L/d，进入滤液的钠量为 140×144，等于 20,160 mmol/d。对于每天在饮食中摄入约 100 mmol 钠的人来说，维持钠的每日平衡需要每天将 100 mmol Na^+ 排泄到最终尿液中（忽略通过肠道和皮肤的非常小的损失），这仅代表肾小球滤液中钠的 0.5%（100/20,160）被排泄，因此，99.5% 的滤过钠必须被肾小管重新吸收。如图 2-3-4 所示，小管液中 65%~70% 的 Na^+、Cl^- 和水在近端小管被重吸收，约 20% 的 NaCl 和约 15% 的水在髓袢被重吸收，约 12% 的 Na^+ 和 Cl^- 和不等量的水则在远曲小管和集合管被重吸收。

肾小管钠重吸收的细胞机制：

肾脏中的大部分皮质组织由近端小管组成。近端小管的细胞是肾脏中代谢最为活跃的细胞。超滤液中，接近 70% 的钠以及相关溶质和水在近端小管被重吸收。近端小管的重吸收功能具有以下特性：

（1）等渗重吸收，即滤过液中的溶质和水等比例吸收，小管液的渗透压仅略低于周围血管内的血浆渗透压。

（2）钠重吸收与小管液中葡萄糖和氨基酸的完全重吸收有关（当血浆浓度正常时），也与几乎完全重吸收碳酸氢根和磷酸根离子有关。

（3）近端小管细胞膜对水具有非常高的通透性。

近端小管的前半段，Na^+ 进入上皮细胞的过程与 H^+ 的分泌以及与葡萄糖、氨基酸的转运相耦联。吸收钠以及其他溶质和水的主要动力来自近端小管上皮细胞的基底外侧（面向血液）膜的 Na^+-K^+ ATP 酶。该泵将细胞内的钠浓度降低到 $5 \sim 10$ mmol/L，造成细胞内低 Na^+，从而产生显著的电化学梯度，使 Na^+ 从小管液（同血浆浓度）中穿过顶端细胞膜进入细胞。位于该膜中的是几种载体蛋白，通过与 Na^+ 协同转运（包括同向和逆向转运）逆电化学梯度（或"上坡"）移动（图 2-3-6）某些溶质。有两种类型的载体介导这种协同转运，第一种载体介导来自管腔液的多种有机溶质与钠的同向转运。管腔上皮中有许多载体分子，每一个对特定的物质都有特异性，例如，Na^+-葡萄糖协同转运蛋白和 Na^+-氨基酸协同转运蛋白等；第二种载体介导 Na^+ 与上皮细胞内产生的 H^+ 的逆向转运，这种 Na^+-H^+ 交换体 3（Na^+/H^+ Exchanger 3）是此类蛋白质家族中的一种，它对细胞酸碱代谢具有广泛的影响，并且在近端小管碳酸氢盐重吸收机制中发挥重要作用。虽然 Na^+ 从管腔液进入近端肾小管细胞的上述机制已得到充分证明，但其只能解释发生在上皮细胞中的钠的总重吸收的一小部分，另外有一半以上的 Na^+ 重吸收发生在相邻的上皮细胞之间，即通过细胞旁途径，这一部分 Na^+ 重吸收是由跨上皮电梯度驱动的。在近端小管前半段，由于 Na^+-H^+ 交换使细胞内的 H^+ 进入小管液，HCO_3^- 便被重吸收，而 Cl^- 却不被重吸收，其结果使小管液中的 Cl^- 浓度高于管周组织间液中的 Cl^- 浓度。由于进入近端小管后半段小管液的 Cl^- 浓度较细胞间液中的 Cl^- 浓度高 $20\% \sim 40\%$，Cl^- 顺浓度梯度经紧密连接进入细胞间液而被重吸收。由于 Cl^- 被动扩散进入间隙后，小管液中正离子相对增多，造成管内外电位差，管腔内带正电荷，驱使小管液内的部分 Na^+ 顺电位梯度也通过细胞旁途径被动重吸收。但一些 Na^+ 和其他离子也可通过"溶剂拖曳"（solvent drag）的方式通过细胞旁途径伴随水的吸收而吸收，是指当水分子通过渗透被重吸收时，有些溶质可随水分子一起被转运。

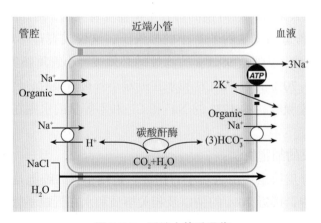

图 2-3-6　近端小管重吸收

近端小管对水的重吸收主要是通过水通道蛋白1（aquaporin 1，AQP1）在渗透压作用下完成的。AQP1主要分布在近端小管上皮细胞顶端膜和基底侧膜，参与超滤液中60%～70%水的重吸收，具有极高的水渗透通透性，是完成水的跨细胞重吸收的主要通道。因为上皮细胞主动和被动重吸收Na^+、HCO_3^-、Cl^-、葡萄糖和氨基酸后，小管液渗透压降低，细胞间液渗透压升高。水在这一渗透压差的作用下经跨细胞（AQP1）和细胞旁两条途径进入细胞间液，然后进入管周毛细血管而被重吸收。因此，近端小管中物质的重吸收为等渗性重吸收，小管液为等渗液。

髓袢降支细段、升支细段和升支粗段三个节段功能不同。髓袢降支和升支细段有很薄的上皮细胞层，无刷状缘，细胞内几乎没有线粒体，代谢水平低。髓袢降支细段对溶质的通透性很低。这段小管上皮细胞的顶端膜和基底外侧膜存在大量AQP1，促进水的重吸收，使水能迅速地进入组织液，小管液渗透浓度压不断地增加。

髓袢升支细段对水不通透，对Na^+和Cl^-易通透，NaCl不断通过被动的易化扩散进入组织间液，小管液渗透浓度逐渐降低。

髓袢升支粗段上皮细胞胞质丰富，代谢活跃，对Na^+、K^+和Cl^-具有主动重吸收作用（图2-3-7）。升支粗段重吸收钠的机制是：①升支粗段上皮细胞基底侧膜上的钠钾泵是维持细胞内低Na^+浓度的动力，有助于Na^+的重吸收。②升支粗段中Na^+跨管腔膜的迁移是通过Ⅱ型Na^+-K^+-2Cl^-同向转运体（Na^+-K^+-2Cl^- cotransporter type 2，NKCC2）介导的。NKCC2表达在上皮细胞的顶端膜，同向转运1个Na^+、1个K^+和2个Cl^-。管腔膜上这种同向转运体利用Na^+顺浓度梯度扩散进入细胞释放的势能驱动K^+和Cl^-逆浓度梯度进入细胞。③进入细胞内的Na^+通过基底侧膜中的钠泵泵至组织间液，Cl^-顺浓度梯度经基底侧膜中的Cl^-通道进入组织间液，而K^+则顺浓度梯度经顶端膜返回小管液中，并使小管液呈正电位。④K^+返回小管内造成小管液正电位，这一电位差又使小管液中的Na^+、K^+和Ca^{2+}等正离子经细胞旁途径被动重吸收。用哇巴因抑制钠泵后，Na^+和Cl^-的重吸收明显减少；呋塞米（furosemide）和依他尼酸（ethacrynic acid）抑制NKCC2后，能抑制髓袢对Na^+和Cl^-的重吸收，是较强的利尿剂。

髓袢升支粗段对水不通透，故小管液在沿升支粗段流动时，渗透压逐渐降低，而管外渗透压却逐渐升高。这种水盐重吸收分离的现象是尿液稀释和浓缩的重要基础。

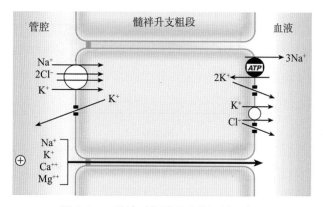

图 2-3-7　髓袢对物质重吸收机制示意图

2.远曲小管与集合管对 Na^+、Cl^- 和水的重吸收的调节

Na^+ 的重吸收主要受醛固酮的调节，水的重吸收则主要受抗利尿激素的调节。

（1）远曲小管：在远曲小管上皮细胞顶端膜存在 Na^+-Cl^- 同向转运体（Na^+-Cl^- cotransporter，NCC），主动重吸收 NaCl，小管液中的 Na^+ 和 Cl^- 进入细胞内，细胞内的 Na^+ 由钠泵泵出（图 2-3-8）。噻嗪类（thiazide）利尿剂可抑制 NCC，产生利尿作用。远曲小管对水仍不通透，因而随着 NaCl 的重吸收，小管液渗透压继续降低。

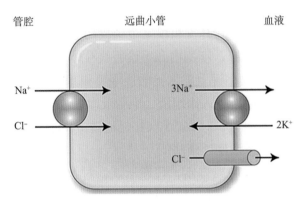

图 2-3-8　远曲小管重吸收 NaCl 示意图

（2）集合管：集合管上皮细胞有主细胞（principal cell）和闰细胞（intercalated cell）两种细胞类型。主细胞重吸收 NaCl 和水，分泌 K^+；闰细胞主要分泌 H^+，但也涉及 K^+ 的重吸收。主细胞基底侧膜中的钠泵可以把经顶端膜上皮钠通道（epithelial sodium channel，ENaC）进入细胞的 Na^+ 泵出细胞从而维持细胞内低钠（图 2-3-9）；Na^+ 的重吸收使小管液呈负电位，一方面驱使小管液中的 Cl^- 经细胞旁途径被动重吸收，另一方面促进了 K^+ 从细胞内分泌入小管腔。利尿剂阿米洛利（amiloride）可抑制 ENaC，既可减少 Na^+ 的重吸收，又能减少 Cl^- 经细胞旁途径的被动转运。远曲小管和集合管上皮细胞的紧密连接对 Na^+、K^+、Cl^- 等的通透性较低，因此这些离子不易透过该部位返回小管液。

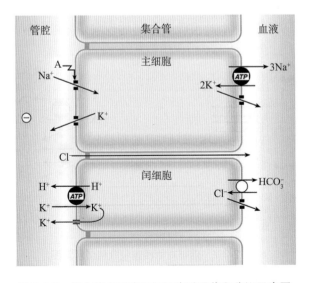

图 2-3-9　集合管主细胞和闰细胞重吸收和分泌示意图

集合管对水的重吸收量取决于主细胞对水的通透性。主细胞顶端膜和胞质中的囊泡内含水通道蛋白 2（aquaporin 2，AQP2），而在基底侧膜中则有 AQP3 和 AQP4 分布。上皮细胞对水的通透性取决于顶端膜 AQP2 的数量，抗利尿激素参与这一调节过程。

（三）肾小管与集合管对 HCO_3^- 的重吸收与 H^+ 的分泌

在一般膳食情况下，由代谢产生的酸性产物多于碱性产物。机体产生的挥发性酸主要经肺排出。肾脏通过重吸收 HCO_3^- 和分泌 H^+ 以及分泌氨，在排出固定酸和维持机体的酸碱平衡中起重要作用。

1. 近端小管

在正常情况下，从肾小球滤过的 HCO_3^- 约 80% 由近端小管重吸收。前文已述，近端小管上皮细胞通过 Na^+-H^+ 交换分泌 H^+。进入小管液的 H^+ 与 HCO_3^- 结合为 H_2CO_3，很快又在位于上皮细胞顶端膜上的碳酸酐酶的催化下解离成 CO_2 和水。近端小管重吸收 HCO_3^- 的机制如图 2-3-10 所示。CO_2 很快以单纯扩散的方式进入上皮细胞，在细胞内，CO_2 和水又在碳酸酐酶的催化下形成 H_2CO_3，后者又很快解离成 H^+ 和 HCO_3^-。H^+ 通过顶端膜中的 Na^+-H^+ 逆向转运进入小管液，再次与 HCO_3^- 结合形成 H_2CO_3。细胞内大部分 HCO_3^- 与其他离子以同向转运的方式进入细胞间液，小部分则通过 Cl^--HCO_3^- 交换的方式进入细胞间液。两种转运方式均需由基底侧膜中的钠泵提供能量。可见，近端小管重吸收 HCO_3^-，是以 CO_2 的形式进行的，故 HCO_3^- 的重吸收优先于 Cl^- 的重吸收。此外，有小部分 H^+ 可由近端小管顶端膜中的 H^+-ATP 酶主动分泌入管腔。近端小管是分泌 H^+ 的主要部位，并以 Na^+-H^+ 交换的方式为主。

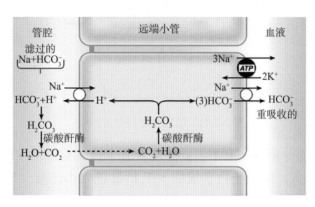

图 2-3-10　HCO_3^- 的重吸收与 H^+ 的分泌

2. 髓袢

髓袢对 HCO_3^- 的重吸收主要发生在升支粗段，其机制与近端小管相同。

3. 远曲小管

远曲小管上皮细胞通过 Na^+-H^+ 交换，参与 HCO_3^- 的重吸收。

4. 集合管

集合管的闰细胞分为 A 型、B 型和非 A 非 B 型三种，其中 A 型闰细胞可主动分泌 H^+，该细胞的顶端膜中存在两种质子泵，一种是氢泵（H^+-ATP 酶），另一种为氢-钾泵（H^+，K^+-ATP 酶），两者均可将细胞内的 H^+ 泵入小管液中。泵入小管液中的 H^+

Note

可与 HCO_3^- 结合,形成 H_2O 和 CO_2;也可与 HPO_4^{2-} 反应生成 $H_2PO_4^-$;还可与 NH_3 反应生成 NH_4^+,从而降低小管液中的 H^+ 浓度。肾小管和集合管分泌的 H^+ 量与小管液的酸碱度有关。小管液 pH 降低时,H^+ 的分泌减少。闰细胞的质子泵可逆 1000 倍左右的 H^+ 浓度差而主动转运,当小管液 pH 降至 4.5 时,H^+ 的分泌便停止。

肾小管和集合管上皮细胞的碳酸酐酶活性受 pH 的影响,当 pH 降低时,其活性增加,可生成更多的有利于肾的排 H^+ 保碱。碳酸酐酶抑制剂乙酰唑胺(acetazolamide)可抑制 H^+ 的分泌。

(四)肾小管与集合管对 NH_3 和 NH_4^+ 的分泌与 H^+ 和 HCO_3^- 的转运

近端小管、髓袢升支粗段和远端小管上皮细胞内的谷氨酰胺在谷氨酰胺酶的作用下脱氨,生成谷氨酸根和 NH_4^+;谷氨酸根在谷氨酸脱氢酶作用下生成 α- 酮戊二酸和 NH_4^+;α- 酮戊二酸又可生成 2 分子 HCO_3^-。在这一反应过程中,谷氨酰胺酶是生成 NH_3 的限速酶。在细胞内,NH_4^+ 与 NH_3 两种形式处于一定的平衡状态。NH_4^+ 通过上皮细胞顶端膜 Na^+-H^+ 交换体进入小管液(由 NH_4^+ 代替 H^+);NH_3 是脂溶性分子,可通过单纯扩散的方式进入小管腔,也可通过基底侧膜进入细胞间液;而 HCO_3^- 与 Na^+ 则一同跨基底侧膜进入组织间液。因此,1 分子谷氨酰胺被代谢时,可生成 2 个 NH_4^+ 进入小管液,同时回收 2 个 HCO_3^-,这一反应过程主要发生在近端小管(图 2-3-11)。

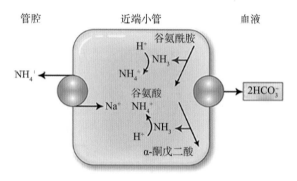

图 2-3-11　近端小管 NH_4^+ 的分泌

在集合管,氨的分泌机制有所不同。集合管上皮细胞膜对 NH_3 高度通透,而对 NH_4^+ 的通透性则较低,故细胞内生成的 NH_3 扩散进入小管液,与小管液中的 H^+ 结合形成 NH_4^+,并随尿排出体外。这一反应过程中,尿中每排出 1 个 NH_4^+ 可有 1 个 HCO_3^- 被重吸收(图 2-3-12)。

NH_3 的分泌与 H^+ 的分泌密切相关。如果集合管分泌 H^+ 被抑制,则尿中排出的 NH_4^+ 也减少。在生理情况下,肾脏分泌的 H^+ 约有 50% 由 NH_3 缓冲。慢性酸中毒时可刺激肾小管和集合管上皮细胞谷氨酰胺的代谢,增加 NH_4^+ 和 NH_3 的排泄和生成 HCO_3^-,故氨的分泌也是肾脏调节酸碱平衡的重要机制之一。

(五)肾小管与集合管对 K^+ 的重吸收和分泌

小管液中的 K^+ 有 65%~70% 在近端小管被重吸收,25%~30% 在髓袢被重吸收,K^+ 在这些部位的重吸收比例是比较固定的,但目前对 K^+ 重吸收的机制未完全了解。

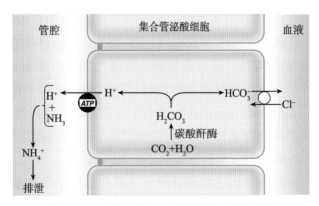

图 2-3-12　集合管 NH_3 的分泌与 H^+ 的分泌

远端小管和皮质集合管可重吸收 K^+，也能分泌 K^+，并受多种因素的调节而改变其重吸收和分泌的量。远端小管和集合管上皮细胞内的 K^+ 浓度较高，顶端膜对 K^+ 有通透性，K^+ 可顺化学梯度通过肾脏钾通道（renal potassium channel）进入小管液（即 K^+ 的分泌）。这是因为基底侧膜中的钠泵在泵出 Na^+ 的同时，将 K^+ 泵入细胞，从而形成细胞内高 K^+。另一方面，由于远端小管和集合管重吸收 Na^+ 造成小管液呈负电位，也为 K^+ 向小管液中扩散提供电位梯度。

肾脏对 K^+ 的排出量主要取决于远端小管和集合管上皮细胞 K^+ 的分泌量。在血量增加或应用利尿剂等情况下，远端小管液流量增大，分泌入小管液中的 K^+ 可被快速带走，由于小管液中 K^+ 浓度大大降低，细胞内的 K^+ 向小管液扩散的驱动力就增大，故有利于 K^+ 的分泌，这类利尿剂也称排钾利尿剂，使用时要注意机体血钾的水平。上皮细胞与小管液间电位差也会影响 K^+ 分泌，小管液中的正电位是 K^+ 扩散的阻力，而小管液负电位值增大可增加 K^+ 扩散的驱动力，使 K^+ 的分泌增加。另外，阿米洛利（amiloride）可抑制上皮细胞顶端膜的钠通道，减少 Na^+ 的重吸收，使小管液的负电位减小，因此也减少 K^+ 的分泌，故称保钾利尿剂（potassium-sparing diuretic）。

此外，K^+ 的分泌还与肾小管泌 H^+ 有关。在近端小管除有 Na^+-H^+ 交换外，还有 Na^+-K^+ 交换，两者之间存在竞争性抑制关系。当发生酸中毒时，小管液中的 H^+ 浓度增高，Na^+-H^+ 交换加强，而 Na^+-K^+ 交换则受抑制，可造成血 K^+ 浓度升高；相反，在发生碱中毒或用乙酰唑胺抑制碳酸酐酶时，上皮细胞内 H^+ 生成减少，Na^+-H^+ 交换减弱，而 Na^+-K^+ 交换加强，可使血 K^+ 浓度降低。

（六）葡萄糖和氨基酸的重吸收

肾小囊超滤液中的葡萄糖浓度与血浆相等，但正常情况下，尿中几乎不含葡萄糖，表明葡萄糖全部被重吸收。微穿刺实验证明，滤过的葡萄糖均在近端小管，特别是近端小管的前半段被重吸收。一如前述，小管液中的葡萄糖是通过近端小管上皮细胞顶端膜中的 Na^+- 葡萄糖同向转运体，以继发性主动转运的方式被转入细胞的。进入细胞内的葡萄糖则由基底侧膜中的葡萄糖转运体 2（glucose transporter 2，GLUT2）以易化扩散的方式转运入细胞间液。

近端小管对葡萄糖的重吸收是有一定限度的（图 2-3-13）。当血糖浓度达 180 mg/

100 ml 血液时,有一部分肾小管对葡萄糖的吸收已达极限,尿中开始出现葡萄糖,此时的血浆葡萄糖浓度称为肾糖阈(renal glucose threshold)。每一肾单位的肾糖阈并不完全相同。当血糖浓度继续升高时,尿中葡萄糖浓度随之增高;当血糖浓度升至 300 mg/100 ml 时,全部肾小管对葡萄糖的重吸收均已达到或超过近端小管对葡萄糖的最大转运率(maximal rate of glucose transport),此时每分钟葡萄糖的滤过量达两肾葡萄糖重吸收极限,尿糖排出率则随血糖浓度升高而增加。正常人两肾的葡萄糖重吸收的极限量,男性平均为 375 mg/min,女性平均为 300 mg/min。

和葡萄糖一样,由肾小球滤过的氨基酸也主要在近端小管被重吸收,其吸收方式也是继发性主动重吸收,也需 Na^+ 的存在,但有多种类型氨基酸转运体。

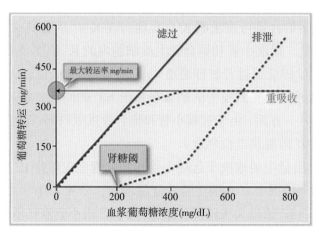

图 2-3-13 近端小管对葡萄糖的吸收及肾糖阈

(七)钙的重吸收与排泄

约 50% 的血浆 Ca^{2+} 呈游离状态,其余部分与血浆蛋白结合。经肾小球滤过的 Ca^{2+},约 70% 在近端小管被重吸收,与 Na^+ 的重吸收平行;20% 在髓袢、9% 在远端小管与集合管被重吸收,小于 1% 的 Ca^{2+} 随尿排出。近端小管对 Ca^{2+} 的重吸收约 80% 由溶剂拖曳的方式经细胞旁途径,进入细胞间液,约 20% 经跨细胞途径被重吸收。上皮细胞内的 Ca^{2+} 浓度远低于小管液中的 Ca^{2+} 浓度,且细胞内电位相对小管液为负,此电 - 化学梯度驱使 Ca^{2+} 从小管液扩散进入上皮细胞内,细胞内的 Ca^{2+} 则由基底侧膜中的钙泵和 Na^+-Ca^{2+} 交换体逆电 - 化学梯度转运出细胞。髓袢降支细段和升支细段对 Ca^{2+} 不通透,仅升支粗段能重吸收 Ca^{2+}。升支粗段小管液为正电位,该段对 Ca^{2+} 也有通透性,故可能存在被动重吸收,也存在主动重吸收。在远端小管和集合管,小管液为负电位,故 Ca^{2+} 的重吸收是跨细胞途径的主动转运。

(八)尿素的重吸收与排泄

尿素作为蛋白质代谢产物由肝脏产生,经过肾小球滤过进入小管液中。近端小管可以吸收 40% ~ 50% 肾小球滤过的尿素。肾单位的其他部分节段对尿素通透性很低,部分节段通过尿素通道蛋白(urea transporter,UT)增加该节段对尿素的通透性,形成肾内尿素再循环（intrarenal urea recycling），根据机体的调节，经肾小球滤过的尿素有 20%～50% 经尿液排出体外。

肾内尿素再循环的过程（图 2-3-14）包括：

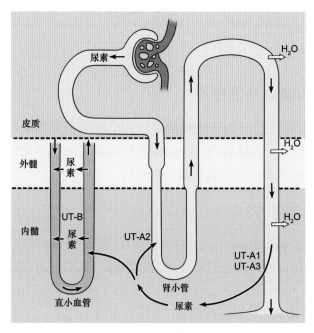

图 2-3-14　肾内尿素再循环

（1）肾小管尿素重吸收：包括下面几个步骤。①从髓袢升支细段至皮质和外髓部集合管对尿素不通透，集合管开始对水进行重吸收，导致尿素在集合管内浓度不断增高。②内髓部集合管末端依赖抗利尿激素调控的尿素通道蛋白（urea transporter，UT）A1（UT-A1）和 UT-A3 对尿素高度通透，使浓缩的尿素扩散到内髓部组织。③髓袢降支细段 UT-A2 介导的尿素通透性增加，尿素重新进入髓袢。

（2）直小血管对尿素渗透梯度的影响：内髓部组织的高浓度尿素通过直小血管升支的窗孔（fenestrae）进入血液，由直小血管升支从内髓部带走的尿素，在向外髓部走行过程中，再扩散到尿素浓度比较低的组织间液，然后通过直小血管降支表达的尿素通道 UT-B 进入血液回到内髓部，从而维持从肾外髓部到内髓部的尿素浓度梯度和渗透压梯度。

此过程在尿浓缩机制中具有非常重要的意义。除直小血管升支内皮细胞以微孔方式通透尿素外，髓袢降支细段、内髓部集合管和直小血管降支对尿素的通透均由尿素通道介导，这一循环过程称为肾内尿素再循环。

第四节　肾小管功能评价

一、肾小管重吸收功能评价

肾小管重吸收功能评价分为传统检测项目和早期损伤检测项目，其中传统检测项目包括 β_2- 微球蛋白、α_1- 微球蛋白、尿钠排泄分数和尿酸，早期损伤检测项目包括视黄醇结合蛋白和尿 N- 乙酰 -β-D- 氨基葡萄糖苷酶。

（一）β_2- 微球蛋白

β_2- 微球蛋白（β_2-microglobulin，β_2-MG）广泛存在于有核细胞表面，分子量仅为 11.8 kD。在生理情况下可自由通过肾小球滤过屏障，几乎被近曲小管完全重吸收，故尿中含量很低。

临床上采集患者血清和晨尿进行检测。正常值血清 1～2 mg/L，尿液 < 0.2 mg/g Ucr。

1. 临床意义

1）血 β_2-MG 升高的临床意义

（1）肾小球滤过功能评价：当肾小球滤过功能受损时血 β_2-MG 升高；Ccr 低于 80 ml/min 时 β_2-MG 明显升高，而血清肌酐（SCr）仍处于正常范围。故在评价肾小球滤过功能方面，β_2-MG 早于 SCr 变化。

（2）肾移植监测：肾移植成功后，血清 β_2-MG 迅速下降，而且比 SCr 降低更早、幅度更大。移植肾功能正常情况下血清 β_2-MG 应持续处于较低的水平。当血清 β_2-MG 浓度回升，提示有发生移植排斥的可能。

2）尿 β_2-MG 升高

肾小管对 β_2-MG 的重吸收阈值为 5 mg/L。当血清 β_2-MG 超过阈值、尿液中出现 β_2-MG 时，并不能反映肾小管重吸收功能受损。而当血清 β_2-MG < 5 mg/L、尿液 β_2-MG 增高时，表明肾小管重吸收功能受损，多见于肾小管间质性肾病和急性肾小管坏死等。尤其是肾毒性药物或重金属导致的肾中毒，药物主要集中在近端小管，尿 β_2-MG 升高提示近曲小管的损伤。

3）协助诊断恶性疾病

在恶性肿瘤中，如原发性肝癌、肺癌、胃癌、肠癌、多发性骨髓瘤、淋巴细胞白血病、恶性淋巴瘤，血清和尿液 β_2-MG 均升高。

4）鉴别上、下尿路感染

肾盂肾炎常累及肾间质和小管，尿液 β_2-MG 增高，可作为鉴别指标。

2. 优势和局限性

（1）在酸性环境中，尿中酸性蛋白酶可迅速降解 β_2-MG，在 25℃、24 h 内尿中

β_2-MG 浓度可下降 80%。因此，标本采集后应及时送检，不宜长期保存。

（2）血清 β_2-MG 容易受到多种因素影响，如年龄、肿瘤、炎症、淋巴细胞活化程度等，因此对肾小球滤过率的诊断特异性较差。

（二）α_1- 微球蛋白

α_1- 微球蛋白（α_1-microglobulin，α_1-MG）是一种小分子糖蛋白，主要由肝脏和淋巴组织合成，广泛存在于人体各种体液和淋巴细胞表面。血液中游离的 α_1-MG 可自由通过肾小球滤过，并几乎全部在近曲小管被重吸收，尿液中的含量很低。

采集血清或者晨尿，正常值成人血清 10 ~ 30 mg/L，成人尿液 < 15 mg/24 h 或 10 mg/g Ucr

1. 临床意义

（1）血清 α_1-MG 升高：当各种疾病导致肾小球滤过功能减低时，血清中 α_1-MG 可明显升高，并且变化早于 β_2-MG 和 SCr 升高。

（2）尿液 α_1-MG 升高：尿 α_1-MG 升高见于肾小管重吸收功能损伤早期。

（3）若血清和尿液 α_1-MG 均升高，则提示肾小球和肾小管双重受损。

（4）血清 α_1-MG 降低：重度肝功能损害，可因 α_1-MG 生成减少而使血清 α_1-MG 降低。

2. 优势和局限性

（1）血液中 α_1-MG 有两种形式，分别是结合型和游离型。与 IgA 或白蛋白结合的结合型 α_1-MG 不能通过肾小球滤过。血清或尿液中 α_1-MG 水平指的是游离 α_1-MG 的水平。

（2）与 β_2-MG 相比，尿液中 α_1-MG 含量相对较高，影响 α_1-MG 的肾前性因素较少，在酸性尿液中稳定，且不受恶性肿瘤的影响，测定的重复性较好。因此，α_1-MG 在近曲小管重吸收功能的早期损伤诊断和鉴别诊断方面灵敏性和特异性比 β_2-MG 高，更具有临床价值。

（3）血清 α_1-MG 浓度受性别、年龄等因素影响。随年龄增高，尿液中 α_1-MG 有上升趋势。运动后尿中排出量可增加，检测前避免剧烈运动。

（三）尿钠排泄分数

血液中的 Na^+ 经肾小球滤过后，99% 以上被近端肾小管重吸收，只有不到 1% 的 Na^+ 通过尿液排出体外，实现肾脏对 Na^+-K^+、Na^+-H^+ 等离子平衡的调节。当各种原因导致肾小管受损时，Na^+-K^+ 泵和 Na^+-H^+ 泵功能异常，导致离子调节紊乱。临床上常通过计算尿钠排泄分数来评估近端肾小管的重吸收功能。尿钠排泄分数（fraction of urine natrium excretion，FeNa）是尿液排泄钠占肾小球滤过钠的百分率，即经肾小球滤过但未被肾小管重吸收的钠的百分率。

临床采集患者血清和尿液进行检测，健康成人 FeNa：< 1%。

FeNa 的计算公式为：

先计算尿钠清除率：$C_{Na} = U_{Na} \cdot V/P_{Na}$

再计算 FeNa：

$$FeNa = C_{Na}/CCr$$

或者 $FeNa=[(U_{Na} \cdot P_{Cr})/(P_{Na} \cdot U_{Cr})] \times 100\%$

其中，C_{Na}：尿钠清除率；CCr：内生肌酐清除率；U_{Na}：尿钠浓度；V：尿量；P_{Na}：血钠浓度；PCr：血肌酐浓度；U_{Cr}：尿肌酐浓度。

1. 临床意义

FeNa 是反映肾小管重吸收功能的指标。当肾前性少尿或者肾小球肾炎等导致肾小球滤过率减少时，FeNa 可保持在 < 1%；而感染、毒素、缺血等因素时，肾小管的重吸收功能受损，FeNa > 1%。

2. 优势和局限性

（1）应用利尿剂可使尿钠排泄增加，故检测 FeNa 时不应使用利尿剂。

（2）FeNa 需要检测血尿钠浓度和血尿肌酐浓度，较为不便。

（四）尿酸

尿酸（uric acid，UA）是嘌呤代谢的产物，主要在肝脏中代谢生成。小部分尿酸在肝脏随胆汁排泄，大部分从肾小球滤出，在近端肾小管 90% 被重吸收，因此血 UA 和尿 UA 的联合检测有助于判断肾小球滤过功能和肾小管的重吸收功能。

正常值，男性：150 ~ 416 μmol/L，女性：89 ~ 357 μmol/L。

1. 临床意义

（1）血液中 UA 升高、尿液 UA 降低：提示肾小球滤过功能下降，肾小管重吸收功能正常；

（2）血液中 UA 降低、尿液 UA 升高：提示由于肾小管重吸收功能损伤或竞争性抑制，导致尿酸大量随尿液排出体外，主要见于间质性肾炎、慢性镉中毒、Fanconi 综合征等。

（3）血液中 UA 和尿液 UA 均升高：见于因嘌呤代谢异常和（或）白血病、多发性骨髓瘤、恶性肿瘤等所致的高尿酸血症。此外，长期服用抗结核药物吡嗪酰胺也可导致血尿酸明显升高。

（4）血液中 UA 和尿液 UA 均降低：见于尿酸合成减少。如严重肝功能损伤（如急性肝坏死）、黄嘌呤氧化酶等尿酸生成相关酶先天性缺陷等，或临床使用抑制嘌呤合成的药物，另外长期大剂量使用糖皮质激素也可导致尿酸生成减少。

2. 优势和局限性

（1）肾小球滤过功能受损时，血液 UA 水平升高较血肌酐和尿素的升高更敏感，但需要同时检测尿液 UA，以排除高尿酸血症等肾外因素所致的血液 UA 升高。

（2）肾小管对尿酸有一定的分泌功能，因此，在严重肾功能损伤情况下，血尿酸水平不一定与肾功能的损害相一致。

（五）视黄醇结合蛋白

视黄醇结合蛋白（retinal-binding protein，RBP）又称维生素 A（Vit A）醇结合蛋

Note

白，是一种低分子量（21 kD）的维生素 A 转运蛋白，由肝细胞合成。RBP 广泛存在于人体血液、脑脊液、尿液及其他体液中。正常血液中 90% 左右的 RBP 与视黄醇结合，不能被肾小球滤过。10% 游离状态的 RBP 由肾小球滤过后，大部分被肾小管重吸收，并进而被分解为氨基酸，仅有少量从尿液排出。因此和上述几个指标相同，当肾小球功能损伤影响肾小球滤过率时，血清中水平升高；而当感染、毒素或缺血、缺氧影响肾小管的重吸收功能时，尿液中水平升高。

采集血清、晨尿或随机尿。正常值，血清：25 ~ 70 mg/L；尿：阴性或 < 0.7 μg/ml。

1. 临床意义

（1）血清 RBP 增高：常提示肾小球滤过功能受损。

（2）血清 RBP 降低：见于维生素 A 缺乏、低蛋白血症和肝脏疾病，如急慢性肝炎、肝硬化患者血清 RBP 水平明显低于正常人，急性肝炎早期降低较晚期更明显。

（3）尿液 RBP 升高：见于早期肾小管损伤，是反映肾近端小管受损的敏感指标。

2. 优势和局限性

（1）用于评价肾小球滤过功能，血清 RBP 具有较高的特异性和敏感性。敏感性高于 SCr，特异性较 β_2-MG 强，稳定性亦较好。

（2）用于评价肝功能，与血清胆红素、肝酶等检测指标呈明显负相关，能够较准确、敏感地反映肝功能变化。

（六）尿 N- 乙酰 -β-D- 氨基葡萄糖苷酶

N- 乙酰 -β-D- 氨基葡萄糖苷酶（N-acetyl-β-D-glucosaminidase，NAG）是一种大分子量（140 kD）的溶酶体水解酶，在近端肾小管上皮细胞中含量丰富。正常情况下不能通过肾小球滤过。当近端肾小管损伤时即使是轻微损伤，也可导致肾小管上皮细胞 NAG 被分泌进入尿液，使得尿 NAG 活性增高。因此，尿液中 NAG 活性是肾小管功能损害及 AKI 的敏感指标之一。

采集晨尿或随机尿液，及时送检。正常值，酶速率法 < 2.37 U/mmol UCr 或 < 21 U/g UCr（尿肌酐）；终点法 < 1.81 U/mmol UCr 或 < 16 U/g UCr。

1. 临床意义

（1）尿液 NAG 水平升高：主要反映早期肾小管损伤，包括原发性肾病、肾盂肾炎、药物相关性肾病、糖尿病肾病、高血压肾病、隐匿性肾病以及妊高症等。其变化早于尿蛋白和管型出现，甚至早于肾功能改变。

（2）移植肾状态的监测：肾移植后稳定期，尿液 NAG 维持在较低的水平。排斥反应早期，尿液 NAG 活性增高，常早于内生肌酐清除率、蛋白尿、管型尿或血尿出现。

2. 优势和局限性

（1）NAG 检测的同时，常检测尿肌酐，以 NAG 活性单位 U/mmol UCr 表示酶相对浓度，以校正尿量变化对 NAG 的影响。

（2）维生素 C 可引起作用底物发生氧化还原反应，而导致检测结果出现假阳性。

二、肾小管分泌功能评价

肾小管上皮细胞具有分泌功能，可将其分泌的或血液中的某些物质转运到肾小管管腔内随尿液排出。近端小管、远端小管和集合管都具有泌 H^+ 的功能，通过 H^+-Na^+ 之间的交换，达到泌氢保钠的目的；远端小管和集合管通过泌 K^+ 和泌 NH_3 等功能，实现 K^+-Na^+ 等之间的交换；近端小管还通过分泌作用，实现对青霉素、酚红、对氨基马尿酸等外源性物质的排泄。临床上，可通过对这些外源性物质的分泌试验来评价近端肾小管的分泌功能。

（一）酚红排泄试验

酚红又称酚磺酞（phenol sulfonphthalein，PSP）是一种对人体无害的酸碱指示剂。注入体内后，绝大部分（94%）由近端肾小管上皮细胞主动分泌，随尿液排出体外。PSP 的排泄量与血浆浓度密切相关。计算不同时间的酚红排泄率，可以用于评价近端肾小管的分泌功能。

1. 标本采集

患者在静脉或肌内注射酚红前应禁有利尿作用的食品药品，饮水 300 ~ 400 ml，30 min 后排空膀胱。试验时静脉或肌内注射 6 g/L 的酚红 1 ml，之后 15 min、30 min、60 min、120 min 分别留尿，记录尿量，并检测 PSP 的排泄量。

2. 参考范围

PSP 排泄率请参考表 2-4-1。

表 2-4-1　PSP 排泄率参考区间

时间（min）	静脉注射（%）	时间（min）	肌内注射（%）
15	25 ~ 50	40	25
30	40 ~ 60	70	40
60	50 ~ 75	120	55
120	55 ~ 85		

3. 临床意义

（1）PSP 排泄率与近端肾小管分泌功能受损程度密切相关（表 2-4-2）。

表 2-4-2　PSP 2h 排泄率与肾小管分泌功能损伤程度的相关性

2 h 排泄率（%）	损伤程度
40 ~ 50	轻度
25 ~ 39	中度
11 ~ 24	重度
< 10	严重或极度

（2）肾血流量：肾血流量下降，可降低 PSP 的排泄。在 GFR 显著降低之前即可检测到 PSP 排泄率下降，因此 PSP 排泄率可作为肾血流量下降的一个敏感指标。

4. 优势和局限性

（1）早期 15 min PSP 排泄率较 2 h 排泄率更敏感，应作为重点观测指标。

（2）PSP 排泄试验分为静脉注射和肌内注射，两种方法的参考值范围不同。

（3）与对氨基马尿酸最大分泌量试验相比特异性稍差，但方法简便，在诊断肾小管分泌功能方面有较大的临床应用价值。

（二）对氨基马尿酸最大分泌量试验

外源性对氨基马尿酸（p-aminohippuric acid，PAH）注射后，在体内不分解，大部分经近端肾小管分泌，不被肾小管重吸收。PAH 分泌量与肾血流量和 PAH 血浆浓度水平正相关。血浆浓度达到 600 mg/L 及以上时，肾小管对 PAH 的分泌达到最大限度，不会再增加。对氨基马尿酸最大分泌量试验（tubular maximal p-aminohippuric acid，TmPAH）是反映肾血流量和近端肾小管分泌功能的较好指标。

1. 标本采集

静脉注射使血浆浓度达到 600 mg/L，收集 2 h 尿液，并采血。

2. 参考范围

TmPAH：$60 \sim 90$ mg/（$min \cdot 1.73 \ m^2$）。

3. 临床意义

反映健存肾小管的数量。TmPAH 显著减少与小管间质慢性纤维化改变一致，如慢性肾小球肾炎、急进性肾炎、慢性肾盂肾炎及间质性肾炎等。

4. 优势和局限性

与 PSP 排泄试验相比 TmPAH 的特异性强，诊断价值大，但操作复杂，不利于临床开展。

三、肾小管性酸中毒的诊断

肾小管性酸中毒（renal tubular acidosis，RTA）分为四型。① I 型肾小管性酸中毒：远曲小管泌 H^+ 功能障碍，尿液不能被酸化，H^+ 在体内蓄积，血浆进行性下降，即远端肾小管性酸中毒。② II 型肾小管性酸中毒：近曲小管 Na^+-H^+ 转运体功能障碍，碳酸酐酶活性降低，在近曲小管重吸收 HCO_3^- 减少，HCO_3^- 血浆浓度降低，即近端小管性酸中毒。③ III 型：混合型酸中毒，远端小管泌 H^+ 功能和近端小管重吸收功能均有障碍。④ IV 型：同时存在代谢性酸中毒和高钾血症。不同类型的肾小管性酸中毒可以通过酸负荷或碱负荷试验来加以鉴别。

（一）酸负荷试验——氯化铵负荷试验

氯化铵负荷试验（ammonium chloride loading test）是通过检测远曲小管泌 H^+ 功能来协助诊断 I 型肾小管酸中毒的试验。受试者按公斤体重口服酸性药物氯化铵（NH_4Cl），造成酸血症。若远端肾小管功能正常，则可主动分泌 H^+，产 NH_3 增加，两者可结合为 NH_4^+，从而将过多的 H^+ 从尿中排出，使血液 pH 维持正常。

1. 标本采集

（1）短程法：受试者禁服酸碱性药物。检查前收集尿液，成人按每公斤体重 0.1 g 一次性服用 NH_4Cl，于服药后第 3、4、5、6、7 h 留取尿液标本，收集于中性干燥容器内，测定每次尿液的 pH 值。

（2）长程法（Elkinson 法）：受试者停用酸碱性药物 2 天后收集尿液，成人按每公斤体重 0.1 g/d 计算每日 NH_4Cl 服用量，连续服用 3 天。第 3 天末次服用药物后第 3、4、5、6 h 留取尿液标本，测定尿液 pH 值。

2. 参考范围

口服 NH_4Cl 之前，晨尿 pH < 5.5；口服氯化铵之后的尿液标本至少有 1 次 pH < 5.3。

3. 临床意义

远端肾小管功能受损时，血液 pH 下降的同时，尿液 pH 不出现相应的下降，表现为服用药物后每次尿液标本 pH 均 > 5.3，提示远端肾小管泌 H^+ 功能障碍。严重者服药前后尿液标本 pH 均 > 5.5，提示患者存在远端肾小管性酸中毒。

4. 优势和局限性

（1）服用 NH_4Cl 后发现一次 pH < 5.3，即可停止试验。正常人一般服药后第一次尿液标本 pH 即应 < 5.3。

（2）本试验仅适用于判断不典型或不完全肾小管性酸中毒，对于已出现全身性酸中毒表现的患者不应再进行体验，以免造成病情加重。

（二）碱负荷试验——碳酸氢根离子重吸收排泄试验

碱负荷试验用来协助诊断 II 型肾小管性酸中毒。正常人每天通过肾小球滤过的碳酸氢根（HCO_3^-）离子几乎全部被重吸收入血，其中 85% ~ 90% 于近端肾小管被重吸收，从而保证血液中有足够的 $NaHCO_3$（储备碱）发挥缓冲作用，保证血液 pH 的稳定，尿液中检测不到 HCO_3^-。当近端小管重吸收功能受损时，HCO_3^- 无法被重吸收入血，随尿液排出体外，血液中储备碱不足，导致酸中毒，出现血液 pH 降低而尿液 pH 升高的分离现象。

1. 标本采集

受试者按每 1 ~ 2 mmol/（kg·d）剂量口服碱性药物 $NaHCO_3$，连服 3 天。用药期间监测血浆 $NaHCO_3$ 浓度，当达到 ≥ 26 mmol/L 时留取血液和尿液标本，分别检测血和尿液的 HCO_3^- 和肌酐的浓度，计算排泄率。

尿排泄率 =（尿 HCO_3^-）/（血 HCO_3^-）× 血肌酐 / 尿肌酐 × 100%（单位均为 mmol/L）。

2. 参考范围

成人 HCO_3^- 尿排泄率 ≤ 1%，即只有不足 1% 的 HCO_3^- 排泄体外。

3. 临床意义

（1）近端肾小管酸中毒：近端肾小管性酸中毒（II 型）的确诊标准是碱负荷试验的尿排泄率 > 15%。

（2）I 型肾小管性酸中毒：远端肾小管性酸中毒患者的碱负荷试验可正常或轻度增加，常 < 5%。

（3）酸负荷和碱负荷试验联合血清钾等可以对肾小管性酸中毒进行分型，指导治疗。

4. 优势和局限性

正常人的 HCO_3^- 重吸收阈值为 26 mmol/L。若血液 HCO_3^- 超过此吸收阈值，应考虑其他原因导致的酸中毒。

第五节　尿液的浓缩和稀释

尿液的浓缩和稀释（urine concentration and dilution）是尿液的渗透压和血浆渗透压相比而言的。尿液的渗透压可随着体内液体量的变化而大幅变动。当体内缺水时，尿液被浓缩，排出的尿渗透压明显高于血浆渗透压，即高渗尿（hyperosmotic urine）；当体内液体量过多时，尿液被稀释，排出尿液的渗透压低于血装渗透压，为低渗尿（hypoosmotic urine）。正常人尿液的渗透压在 50～1200 mOsm/（kg·H_2O）之间波动，表明肾脏有较强的浓缩和稀释能力。肾脏对尿液的浓缩和稀释能力在维持体内液体平衡和渗透压稳定方面起到极为重要的作用。根据机体缺水与否，正常成人 24 h 尿量变动于 1.5～2.5 L 之间。24 h 尿量超过 2.5 L 称为多尿；24 h 尿量少于 400 ml 称为少尿；如果 24 h 尿量不足 100 ml 则称为无尿。少尿和无尿是急性肾衰竭的重要表现。

一、尿液的浓缩机制

尿液的浓缩是因为小管液中的水被重吸收，而溶质仍留在小管液中造成的。机体产生浓缩尿液有两个必要因素：①肾小管特别是集合管对水的通透性。②肾脏髓质组织间液形成高渗透浓度梯度，进一步促进水的重吸收。用冰点降低法测定鼠肾组织的渗透浓度，发现肾皮质部的渗透浓度与血浆是相等的，由髓质外层向乳头部逐渐升高，内髓部的渗透浓度为血浆渗透浓度的 4 倍（图 2-5-1），约为 1200 mOsm/（kg·H_2O）。在不同动物的实验中观察发现，动物的肾髓质越厚，内髓部的渗透浓度也越高，尿的浓缩能力也越强。如沙鼠肾脏可产生 20 倍于血浆渗透浓度的高渗尿。人类肾脏最多能生成 4～5 倍于血浆渗透浓度的高渗尿。

当有抗利尿激素存在时，集合管水通道蛋白 2 的表达增加，对水的通透性增加，加之周围组织液渗透浓度较高，小管液中大量的水进入组织间液，小管液被浓缩，形成高渗尿。

（一）肾髓质间质渗透浓度梯度的形成

髓袢的形态和功能特性是形成肾髓质间液渗透浓度梯度的重要条件，而且常用逆流倍增（countercurrent multiplication）和逆流交换（countercurrent exchange）现象来解释肾髓质间液高渗透浓度梯度的形成。

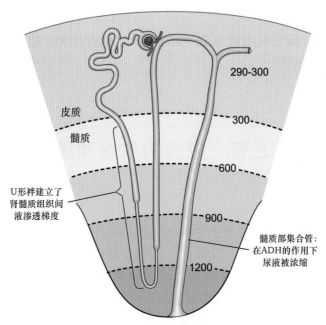

图 2-5-1　肾髓质渗透浓度梯度示意图（颜色越深，表示渗透浓度越高）

1. 逆流倍增机制

由于髓袢的"U"形结构、髓袢和集合管各段对水和溶质的通透性和重吸收不同，以及髓袢和集合管小管液的流动方向，肾脏可通过逆流倍增机制建立从外髓部至内髓部组织间液由低到高的渗透浓度梯度（图 2-5-2）。

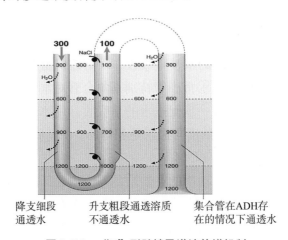

图 2-5-2　"U"形髓袢及逆流倍增机制

1）髓袢和集合管的结构排列

"逆流"是指两个并行管道中液体流动方向相反。小管液从近端小管经髓袢降支向下流动，折返后经髓袢升支向相反方向流动，再经集合管向下流动，最后进入肾小盏（图 2-5-2）。髓袢和集合管的结构排列构成逆流系统。

2）髓袢和集合管各段对水和溶质的通透性和重吸收不同

在近端小管，水和各种溶质都可以进行选择性的重吸收，故小管液中的渗透压接近血浆渗透压，为 300 mOsm/（kg·H_2O）。

（1）髓袢降支细段：当等渗的小管液流入髓袢降支细段时，上皮细胞对水易通

Note

透而对 Na^+ 不通透，因此小管液中的水通过上皮细胞中的水通道不断地被重吸收进入组织间液，同时髓质的组织间液高浓度的尿素则通过尿素通道蛋白 UT-A2 从组织间液进入小管腔，这样就使小管液从上至下形成一个逐渐升高的浓度梯度，至髓袢折返处，管内液体的渗透压达到峰值。

（2）髓袢升支细段：高渗的小管液从降支细段折返进入髓袢升支细段，这段肾小管对水不通透，对 NaCl 可通透。由于小管液中 NaCl 浓度较高，结果 NaCl 被动重吸收至髓质的组织间液，增加内髓部的渗透浓度。

（3）髓袢升支粗段：小管液流经髓袢升支粗段时，上皮细胞通过顶端膜上的 Na^+-K^+-$2Cl^-$ 同向转运体 NKCC2 主动重吸收 NaCl，使外髓部组织间液 NaCl 堆积，髓袢升支粗段对水并不通透，外髓部组织间液渗透浓度升高。髓袢升支粗段通过 NKCC2 对 NaCl 的主动重吸收是逆流倍增机制中最重要的一个环节。NaCl 是维持肾脏外髓部高渗透压浓度的重要物质。

（4）远曲小管：远曲小管上皮细胞可通过 Na^+-Cl^- 同向转运体对 NaCl 进行重吸收，而对水不通透，小管液的渗透浓度降至最低。

（5）集合管：集合管通过上皮钠通道 Na^+ 进行重吸收，对水则通过 AQP2、AQP3 和 AQP4 进行重吸收。皮质部和外髓部集合管对尿素没有通透性，随着水的重吸收，小管液中的尿素浓度不断升高；达到内髓部后，上皮细胞对尿素通透性高，通过尿素通道蛋白 UT-A1 和 UT-A3 使尿素重吸收进入内髓部组织间液，增加内髓部间液的渗透浓度。所以内髓部组织间液高渗是由 NaCl 和尿素共同形成的（各占 50%）。

总之，肾髓质间液渗透浓度梯度的形成由下列几个重要因素构成：①髓袢升支粗段主动重吸收 NaCl，对水不通透，增加外髓部间液的渗透压，是建立髓质间液高渗透梯度的最重要的起始动力。②髓袢降支细段对水通透，对 NaCl 不通透，增加了小管液的渗透浓度。③髓袢升支细段对水不通透，对 NaCl 通透，小管液中高浓度的 NaCl 被动扩散到内髓部。④尿素再循环，增加内髓部组织间液的尿素浓度，和 NaCl 一起形成了内髓部组织间液的高渗。⑤不断滤过的小管液，推动小管液从髓质到集合管，向肾乳头方向流动，促进了肾脏建立从外髓部至内髓部组织间由低到高的渗透浓度梯度，机体形成浓缩的尿液（图 2-5-3）。

2. 直小血管的逆流交换机制

肾髓质间液高渗的建立主要是由于 NaCl 和尿素在小管外组织间液中积聚。这些物质能持续滞留在该部位而不被循环血液带走，从而维持肾髓质间液的高渗环境，这与直小血管所起的逆流交换作用密切相关。直小血管的降支和升支是并行的血管，与髓袢相似，在髓质中形成逆流系统。直小血管壁对水和溶质都高度通透。在直小血管降支进入髓质处，血浆渗透浓度接近 $300 \text{ mOsm}/(\text{kg}\cdot\text{H}_2\text{O})$，当血液沿直小血管降支向髓质深部流动时，在任一平面的组织间液渗透浓度均比直小血管内血浆渗透浓度高，故组织间液中的溶质顺浓度差向直小血管内扩散，而直小血管内的水则顺渗透压差进入组织间液，使直小血管降支内各段血浆的渗透压与同一水平面髓质间隙之间趋于平衡。越向内髓部深入，直小血管中血浆的渗透浓度越高，在折返处，其渗透浓度达最高值，约 $1200 \text{ mOsm}/(\text{kg}\cdot\text{H}_2\text{O})$。当血液在直小血管升支内流动时，由于血浆渗透压比同一水平髓质间隙的渗透压高，使得血液中的溶质扩散进入髓质间液，而髓质间液的水则渗入升支的血液。逆流交换过程仅将髓质间液中多余的溶质和水带回循环血液，这样溶质（主要是 NaCl 和尿素）就可连续地在直小血管降支和升支之间循环，有利于髓质间液高渗透压的维持（图 2-5-3）。应当强调直小血管对维持髓质间液高渗梯度的能力是流量依赖性的。正常条件下髓质血流量减少、流速较慢有利于 Na^+ 和尿素在直小血管升、降支中循环。如果过量增加直小血管的血流量以及流速加快，会导致髓质渗透梯度的减小，从而影响尿液的浓缩。

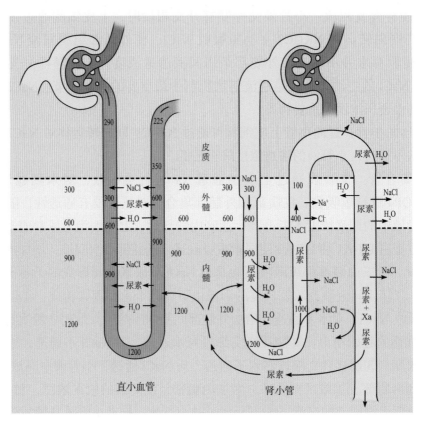

图 2-5-3　尿液浓缩机制示意图

（二）抗利尿激素促进集合管水的重吸收，浓缩尿液

如前所述，小管液在流经近端小管、髓袢直至远曲小管时，其渗透压的变化基本是固定的，而终尿的渗透浓度则随机体内水和溶质的情况可发生较大幅度的变化，即可低至 50 mOsm/（kg·H_2O），或可高达 1 200 mOsm/（kg·H_2O）。髓质高渗是小管液中水的重吸收动力，但重吸收的量则取决于集合管对水的通透性。抗利尿激素是决定集合管上皮细胞对水通透性的关键激素。抗利尿激素分泌增加，集合管上皮细胞对水的通透性增加，水的重吸收增加，小管液的渗透浓度就升高，即尿液被浓缩。抗利尿激素分泌减少，集合管上皮细胞对水的通透性降低，水的重吸收减少，远曲小管的低渗小管液得不到浓缩，同时，集合管还主动重吸收 NaCl，使尿液的渗透浓度进一步降低，即尿液被稀释。任何能影响肾髓质间液高渗的形成与维持以及集合管对水通透性的因素，都将影响尿液的浓缩，使尿量和渗透浓度发生改变。

二、尿液的稀释机制

终尿的渗透浓度若低于血浆的渗透浓度，称为低渗尿，尿液的渗透浓度可低至 50 mOsm/（kg·H₂O）。尿液的稀释主要发生在集合管。如上所述，小管液在到达髓襻升支粗段末端时为低渗液。如果体内水过多造成血浆晶体渗透压降低，可使抗利尿激素的释放被抑制，集合管对水的通透性很低，水不能被重吸收，而小管液中的 NaCl 将继续被主动重吸收，这种溶质重吸收大大超过水的重吸收使小管液的渗透浓度进一步下降。饮大量清水后，血浆晶体渗透压降低，可引起抗利尿激素释放减少，导致尿量增加，尿液被稀释。

三、影响尿液浓缩和稀释的因素

如上所述，尿液的浓缩和稀释过程主要在集合管调节。髓质间液高渗环境是水重吸收的动力，而抗利尿激素则调节集合管对水的通透性，造成终尿的渗透浓度随机体内水和溶质的情况而发生较大幅度的变化，产生高渗尿或低渗尿。

（一）影响肾髓质高渗形成的因素

肾髓质间液高渗是尿液浓缩的重要条件，它是由髓襻逆流倍增机制所形成的，而逆流倍增的效率又与髓襻长度、对水和溶质的通透性和髓质的组织结构等有关。髓襻长则逆流倍增效率高，从皮质到髓质的渗透梯度大，浓缩效率也高；反之，髓襻短则逆流倍增效率低，渗透梯度小，浓缩效率也低。小儿髓襻较成年人短，逆流倍增效率较低，故其尿量较多，渗透浓度较低。Na⁺ 和 Cl⁻ 是形成肾髓质间液高渗的重要因素。凡能影响髓襻升支粗段主动重吸收 Na⁺ 和 Cl⁻ 的因素都能影响髓质间液高渗的形成，如襻利尿剂呋塞米和依他尼酸可抑制髓襻升支粗段的 Na⁺-K⁺-2Cl⁻ 同向转运，减少 Na⁺ 和 Cl⁻ 的主动重吸收，降低外髓部间液高渗，进而减少远端小管和集合管对水的重吸收，阻碍尿的浓缩。形成肾髓质高渗的另一重要因素是尿素。尿素通过尿素再循环进入肾髓质，尿素进入髓质的数量取决于尿素的浓度和集合管对尿素的通透性。一些营养不良、长期蛋白质摄入不足的患者，蛋白质代谢减少，尿素生成量减少，可影响内髓部高渗的形成，从而降低尿浓缩的功能。一些老年人尿浓缩能力降低，若增加蛋白质摄入量，或给予尿素可迅速提高其尿浓缩能力。另外，抗利尿激素能增加内髓部集合管对尿素的通透性，有助于提高髓质间液高渗，增加对水的重吸收，增强肾的浓缩能力。髓襻结构的完整性也是逆流倍增的重要基础。肾髓质受损，尤其是内髓部的髓襻受损时，如髓质钙化、萎缩或髓质纤维化等疾病时，逆流倍增效率将减退或丧失而影响尿浓缩。

（二）影响集合管对水通透性的因素

影响尿浓缩的另一重要因素是集合管对水的通透性。这些部位对水的通透性依赖于血液中抗利尿激素的浓度，当血浆中抗利尿激素浓度升高时，集合管上皮细胞顶端膜上的 AQP2 表达增加，在髓质间液高渗的基础上，对水的通透性增加，水重吸收增多，故尿液被浓缩；当血浆中抗利尿激素浓度降低时，AQP2 的表达降低，水通透性降低，水重吸收减少，于是尿液被稀释。若抗利尿激素完全缺乏或肾小管和集合管缺乏抗利尿激素受体，可出现尿崩症（diabetes insipidus），每天可排出高达 20 L 的低渗尿。

（三）直小血管血流量和血流速度对髓质高渗维持的影响

直小血管的逆流交换作用对维持髓质间液高渗极为重要。直小血管血流量和速度影响髓质间液高渗的维持。如果直小血管的血流量增加和血流速度过快，可从肾髓质组织间液中带走较多的溶质，使肾髓质间液渗透浓度梯度下降；如果肾血流量明显减少、血流速度变慢，则可导致供氧不足，使肾小管转运功能发生障碍，特别是髓袢升支粗段主动重吸收 Na^+ 和 Cl^- 的功能受损，从而影响髓质间液高渗的维持，上述两种情况均可降低肾的浓缩功能。

四、肾小管浓缩功能评价

（一）尿浓缩 - 稀释试验

生理状态下，个体 24 h 内不同时间点尿量及比重的变化可以很大。与白天相比，夜间肾脏对尿液的浓缩能力较强，尿量较少，比重较大。在肾功能损伤的早期，夜尿较白天的尿液更早出现异常。昼夜尿比重试验又称莫氏试验（Mosenthal test）或尿液浓缩稀释试验，检测不同时间段尿量和比重，比检测随机尿比重具有更大的临床意义。

1. 标本采集

正常饮食，三餐外无额外饮水。晨 8 时将膀胱排空，然后每隔 2 h 至晚 8 时各留尿 1 次，共 6 次，分别检测尿量和尿比重；自晚 8 时到次晨 8 时再留尿 1 次，或将多次夜尿混合，测定夜尿量和比重。

2. 参考区间

成人 24 h 尿量为 1000 ~ 2000 ml；

夜尿量（晚 8 时至次晨 8 时）< 750 ml；

昼夜尿量之比为（3 ~ 4）：1；

日间尿比重可波动在 1.002 ~ 1.020 之间；

最高尿比重与最低尿比重之差 > 0.009；

最高尿比重应在 1.020 以上。

3. 临床意义

用于反映远端肾小管浓缩功能的状况。

（1）早期浓缩功能损伤：夜尿增多，总尿量及尿比重检测结果处于正常范围，说明肾小管浓缩功能处于早期损伤阶段。见于肾病早期。

（2）浓缩功能明显损伤：夜尿增多，尿比重下降，最高尿比重 < 1.018，或者昼夜尿比重差值 < 0.009，提示浓缩功能损伤严重。常见于肾病晚期。

（3）尿量减少，但尿比重增加，表明肾小管浓缩功能正常而肾小球滤过率下降，多见于肾小球疾病。

（4）尿崩症：尿量明显增加，＞4 L/24 h，尿比重均低于1.006，为尿崩症的典型表现。

4.优势和局限性

（1）尿蛋白和葡萄糖等成分对尿比重的检测影响较大，因此在进行昼夜尿比重试验结果解读时，应结合其他尿液检查结果进行综合分析。

（2）临床上也可通过3h尿比重试验来反映肾小管浓缩稀释功能。晨8时排空尿液后，每3 h收集1次尿液，至次日清晨8时，共收集8次尿液，分别测定尿量和尿比重。

（3）采样烦琐，临床应用不便。

（二）尿渗量

尿渗量（urine osmolality，Uosm）即尿渗透压，系指尿内各种溶质颗粒的总量，不受微粒种类和性质的影响。肾小管浓缩稀释功能依赖的是小管膜两侧的渗透压差，因此，测量尿渗量能更准确地反映肾小管浓缩和稀释功能。

1.标本采集

（1）禁饮尿渗量：常用于尿量基本正常或增多的患者，晚餐后禁水8 h，晨尿送检。同时空腹采肝素抗凝血浆渗量。

（2）随机尿渗量：常用于尿量减少的患者。

2.参考区间

禁饮尿渗量为：600～1 000 mOsm/（kg·H_2O），平均值800 mOsm/（kg·H_2O）；

血浆渗量为：275～305 mOsm/（kg·H_2O），平均值300 mOsm/（kg·H_2O）。

尿/血浆渗量（Uosm/Posm）比值：（3～4.5）∶1。

3.临床意义

（1）判断肾浓缩功能：正常人禁水8 h后，尿渗量＜600 mOsm/（kg·H_2O），表明肾浓缩功能障碍，见于累及肾小管和间质的慢性肾盂肾炎、慢性肾脏病晚期等。当尿渗量为300 mOsm/（kg·H_2O）时称等渗尿，提示肾小管浓缩功能严重受损甚至丧失。

（2）少尿鉴别诊断：患者出现少尿症状时，一次性尿渗量检测结果有一定的鉴别诊断意义。当肾小管浓缩功能没有损伤时，尿渗量正常或增高；当肾小管坏死致肾性少尿时，尿渗量降低明显。

4.优势和局限性

（1）尿渗量测定不受溶质分子量大小或温度影响，重复性好，对于肾小管浓缩功能的检测更加敏感，优于尿比重测定。

（2）测定尿渗量与血浆渗量的比值比单独测定更有意义。

（3）尿渗量的测定相对比较烦琐，目前临床应用不如尿比重广泛。

第六节 泌尿功能调节

影响尿液生成的调节因素主要有肾脏自身调节、神经调节和体液调节。

一、自身调节

1. 小管液中溶质的浓度

肾小管和集合管小管液和上皮细胞之间的渗透浓度梯度可以影响水的重吸收。当小管液中某些溶质因未被重吸收而留在小管液中时，可使小管液溶质浓度升高，由于渗透作用，也使一部分水保留在小管内，导致小管液中的 Na^+ 被稀释而浓度降低，于是小管液和上皮细胞之间的 Na^+ 浓度梯度降低，从而使 Na^+ 的重吸收减少而小管液中有较多的 Na^+，进而又使小管液中保留较多的水，结果使水的重吸收减少，尿量和 $NaCl$ 排出量增多。这种现象称为渗透性利尿（osmotic diuresis）。糖尿病患者由于血糖浓度升高而使超滤液中的葡萄糖量超过近端小管对糖的最大转运率，造成小管液溶质浓度升高，结果使水和 $NaCl$ 的重吸收减少，尿量增加。

临床上利用渗透性利尿的原理，给患者静脉滴注可经肾小球自由滤过但不被肾小管重吸收的物质［如甘露醇（mannitol）和山梨醇（sorbitol）等］，其可作为脱水药治疗脑水肿和青光眼等，以降低颅内压和眼内压，也可用于心肾功能正常的水肿和少尿以及预防肾衰竭。

2. 球 - 管平衡

近端小管对溶质（特别是 Na^+）和水的重吸收随肾小球滤过率的变化而改变，即当肾小球滤过率增大时，近端小管对 Na^+ 和水的重吸收率也增大；而当肾小球滤过率减小时，近端小管对 Na^+ 和水的重吸收率也减小。实验证明，近端小管中 Na^+ 和水的重吸收率总是占肾小球滤过率的 65% ~ 70%，这称为近端小管的定比重吸收（constant fraction reabsorption），这种定比重吸收的现象称为球 - 管平衡（glomerulo-tubular balance）。

定比重吸收产生的机制主要与肾小管周围毛细血管内血浆胶体渗透压的变化有关。近端小管周围毛细血管内的血液直接来源于肾小球的出球小动脉。如果肾血流量不变而肾小球滤过率增大（如出球小动脉阻力增加而入球小动脉阻力不变），则进入近端小管周围毛细血管的血量就会减少，毛细血管血压下降，而血浆胶体渗透压升高，这些改变都有利于近端小管对 Na^+ 和水的重吸收；如果肾小球滤过率减小则发生相反的变化，近端小管对 Na^+ 和水的重吸收量便减少。所以，无论肾小球滤过率增大还是减小，近端小管对 Na^+ 和水重吸收的百分率基本保持不变。

球 - 管平衡的生理意义在于保持尿量和尿钠的相对稳定。例如，当肾小球滤过率为 125 ml/min 时，近端小管重吸收约为 87.5 ml/min，流向肾小管远端的液量约为 37.5 ml/min，终尿量约为 1 ml/min。假如没有球 - 管平衡，则当肾小球滤过率增至 126 ml/min 时，终尿量就会是 2 ml/min，尿 Na^+ 排出量也增加 1 倍。球 - 管平衡在某些情况下可被破坏，如发生渗透性利尿时，虽然肾小球滤过率不变，但近端小管重吸收减少，尿量和尿 Na^+ 排出明显增多。

3. 管 - 球反馈

肾脏单个肾单位能够通过管 - 球反馈（tubuloglomerular feedback）维持肾小球滤过率的稳定。稳定了单个肾小球的滤过率，在整个肾脏水平，也就稳定了肾小球滤过率。

用微穿刺实验证明，致密斑是管 - 球反馈的感受部位，感受小管液的流量和成分的变化。当肾小球滤过减少时，到达远端小管致密斑的小管液随之减少，致密斑处 Na^+、Cl^- 等离子的流量及转运速率减少，致密斑可将这些信息反馈到肾小球，使入球小动脉舒张和出球小动脉收缩，使肾小球有效滤过压升高，滤过恢复正常。

管 - 球反馈的机制还不完全清楚，肾脏的局部肾素 - 血管紧张素系统参与管 - 球反馈调节肾小球滤过。当致密斑处 Na^+、Cl^- 等离子的流量及转运速率减少时，致密斑的反馈信息可刺激肾素释放，通过增加血管紧张素 II 生成，收缩出球小动脉，升高有效滤过压，增加单个肾小球滤过率。此外，管球反馈还通过舒张入球小动脉升高毛细血管压，升高有效过滤压，增加单个肾小球滤过，但具体机制不清楚（图 2-6-1）。有资料显示局部产生的腺苷、一氧化氮和前列腺素等也可能参与管 - 球反馈的调节过程。

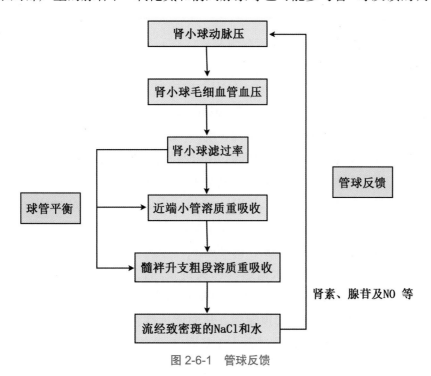

图 2-6-1　管球反馈

此外，管 - 球反馈还与糖尿病等病理状态下出现肾小球高滤过现象有关。糖尿病时，血糖浓度异常升高，近端小管在重新收葡萄糖的同时，NaCl 的重吸收增加，导致到达致密斑处 Na^+、Cl^- 等离子减少，致使肾单位通过管 - 球反馈机制，增加肾小球滤过。与此类似，在进食高蛋白饮食后，肾脏也会出现一过性高滤现象，其机制是近端小管对氨基酸、小分子多肽等重新收增加，伴随 NaCl 在近端小管重吸收增加，到达致密

斑处 Na^+、Cl^- 等离子减少，通过管 - 球反馈，使肾小球滤过增加。

二、神经调节

肾交感神经在肾脏内不仅支配肾血管，还支配肾小管上皮细胞和球旁细胞，对肾小管的支配以近端小管、髓袢升支粗段和远端小管为主。

肾交感神经兴奋时，释放去甲肾上腺素，通过下列方式调节尿液的生成：①与肾脏血管平滑肌受体相结合，引起肾血管收缩而减少肾血流量。由于入球小动脉比出球小动脉收缩更明显，使肾小球毛细血管血浆流量减少，毛细血管血压下降，肾小球滤过率下降。②通过激活受体使球旁器的球旁细胞释放肾素，导致循环血液中血管紧张素Ⅱ和醛固酮浓度增加，增加肾小管对水和 NaCl 的重吸收，使尿量减少。③与肾上腺素能受体结合，刺激近端小管和髓袢（主要是近端小管）对 Na^+、Cl^- 和水的重吸收。这一效应可被肾上腺素能受体拮抗剂哌唑嗪（prazosin）所阻断。

肾交感神经活动受许多因素的影响。例如循环血量增加，可以通过心肺感受器反射，抑制交感神经的活动。动脉血压增高，可以通过压力感受器反射，减弱交感神经活动。当机体出现功能紊乱（如严重失血）时，机体处于应激状态，肾交感神经兴奋，传出冲动使肾小球滤过率降低，以保证重要器官的血供。

三、体液调节

（一）抗利尿激素

抗利尿激素（antidiuretic hormone，ADH）也称血管升压素（vasopressin，VP），是一种九肽激素。在人和某些哺乳动物，其第八位氨基酸残基为精氨酸，故又称精氨酸血管升压素（arginine vasopressin，AVP）。它由位于下丘脑视上核（supraoptic nucleus）和室旁核（paraventricular nucleus）的神经内分泌细胞所合成。合成的激素被包裹在囊泡中，沿下丘脑 - 垂体束的轴突转运并储存在神经垂体中。抗利尿激素的受体有 V_1 和 V_2 两种。V_1 受体分为 V_{1A} 和 V_{1B} 受体，血管平滑肌上的为 V_{1A} 受体，中枢为 V_{1B} 受体，也称 V_3 受体。V_2 受体主要分布在肾集合管主细胞基底侧膜，属于 G 蛋白耦联受体，激活后增加水的重吸收，浓缩尿液。

AQP2 是调节肾脏集合管对水通透性的关键蛋白，主要受抗利尿激素调节。其调节机制如下：①抗利尿激素与肾脏主细胞基底侧膜 V_2 受体结合，促使细胞内含有 AQP2 的囊泡转移并镶嵌到细胞的顶端膜，从而使顶端膜对水的通透性增加。小管液中的水重吸收进入细胞内，随即通过表达在基底侧膜的水通道蛋白 AQP3 的作用进入组织间隙，最后被重吸收入血（图 2-6-2）。这个过程可以在几分钟内发生，持续几个小时。一旦刺激消失，AQP2 通过形成囊泡载体重新返回胞质中，降低膜对水的通透性。②抗利尿激素水平升高后，也可以通过长期调节（几个小时到几天的时间）机制，促进 AQP2 基因的转录及蛋白的合成。因此，抗利尿激素通过调节集合管主细胞 AQP2 的蛋白表达量和转位，调节集合管对水的重吸收，从而影响尿量和尿渗透压。

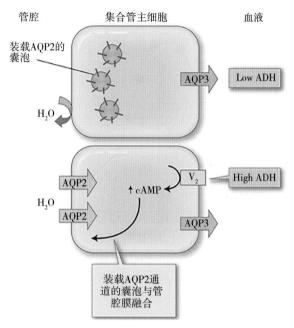

图 2-6-2　ADH 调节集合管对水的重吸收

当抗利尿激素合成和释放减少时，如创伤或者手术引起的下丘脑损伤，或 X 染色体连锁的肾性尿崩症（X-linked nephrogenic diabetes insipidus）中集合管主细胞的 V_2 受体出现缺陷，都可以使集合管对水的重吸收减少，尿量明显增加，尿渗透压降低。

抗利尿激素的释放受多重因素的调节和影响，其中最重要的是血浆晶体渗透压和循环血量。

1. 血浆晶体渗透压

在正常生理状态下，血浆晶体渗透压是调节抗利尿激素分泌最重要的因素。血浆晶体渗透压改变，刺激位于下丘脑前部室周器的渗透压感受器（osmoreceptor），引起抗利尿激素分泌量的改变。渗透压感受器对 Na^+ 和 Cl^- 形成的渗透压变化最为敏感，而对葡萄糖或尿素的敏感性较弱。静脉注射甘露醇和蔗糖也能刺激渗透压感受器，使抗利尿激素分泌。渗透压感受器对血浆晶体渗透压的变化敏感，当血浆晶体渗透压升高 1%～2% 时，即可以引起反应，使抗利尿激素分泌增加。

大量出汗、严重腹泻、呕吐、高热等导致机体失水多于溶质的丢失，血浆晶体渗透压升高，视上核及其周围区域渗透压感受器受刺激，使神经垂体释放抗利尿激素，集合管管腔膜对水通透性增加，水的重吸收增多，尿液浓缩，尿量减少。

大量饮清水后，血液被稀释，血浆晶体渗透压降低，引起抗利尿激素分泌减少，集合管对水的重吸收减少，尿液稀释，尿量增加。例如一次饮 1000 ml 清水后，约过 30 min 尿量就开始增加，1 h 末尿量可达最高峰，2～3 h 后尿量恢复到原水平。若饮 1000 ml 生理盐水，则排尿量不出现饮清水后那样的变化（图 2-6-3）。这种大量饮用清水后引起尿量增多的现象，称为水利尿（water diuresis），临床上可利用此现象来检测肾的稀释能力。

Note

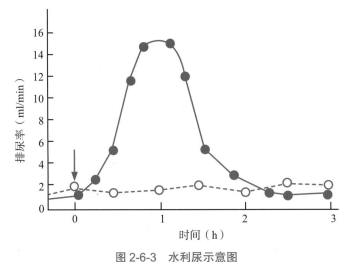

图 2-6-3　水利尿示意图

实线为饮水 1000 ml 后的排尿率，虚线为饮用盐水后的排尿率

2. 循环血量

当循环血量减少时，静脉回心血量减少，对心肺感受器的刺激减弱，经迷走神经传入下丘脑的冲动减少，对抗利尿激素释放的抑制作用减弱或消失，故抗利尿激素释放增加；反之，当循环血量增多时，静脉回心血量增加，可刺激心肺感受器，抑制抗利尿激素释放。动脉血压的改变也可通过压力感受性反射对抗利尿激素的释放进行调节。当动脉血压在正常范围时（平均压约为 100 mmHg），压力感受器传入冲动对抗利尿激素的释放起抑制作用，当动脉血压低于正常水平时，这种抑制作用减弱，抗利尿激素释放增加。

在对抗利尿激素释放的调节中，心肺感受器和压力感受器对相应刺激的敏感性要比渗透压感受器低，一般需要循环血量或动脉血压降低 5% 以上才能刺激抗利尿激素释放。但当循环血量或动脉血压降低时，可降低引起抗利尿激素释放的血浆晶体渗透浓度阈，即提高渗透压感受器对相应刺激的敏感性；反之，当循环血量或动脉血压升高时，可升高引起抗利尿激素释放的血浆晶体渗透压浓度阈，即降低渗透压感受器的敏感性。

3. 其他因素

恶心是引起抗利尿激素分泌的有效刺激；疼痛、窒息、应激刺激、低血糖和血管紧张素 Ⅱ 等均可刺激抗利尿激素分泌；某些药物，如烟碱和吗啡等，也能刺激抗利尿激素分泌；乙醇则可抑制抗利尿激素分泌，故饮酒后尿量可增加。

（二）肾素 - 血管紧张素 - 醛固酮系统

肾素是一种蛋白水解酶，由球旁器的球旁细胞合成、储存和释放，可以催化血浆中的血管紧张素原转变为血管紧张素 Ⅰ。血管紧张素 Ⅰ（十肽）在血管紧张素转换酶（ACE）作用下生成血管紧张素 Ⅱ（八肽）。血管紧张素 Ⅱ 可刺激肾上腺皮质球状带合成和分泌醛固酮。这一系统称为肾素 - 血管紧张素 - 醛固酮系统（renin-angiotensin-aldosterone system，RAAS）。

1. 肾素分泌的调节

RAAS 对尿生成的调节作用是通过机体对肾素分泌的调节来实现的，肾素的分泌受多方面因素的调节，包括肾内机制、神经和体液机制。

（1）肾内机制：肾内机制是指可在肾内完成的调节，也就是肾内自身调节机制，其感受器是牵张感受器和致密斑。位于入球小动脉的牵张感受器能感受肾动脉的灌注压（对动脉壁的牵张程度），位于远曲小管起始部的致密斑能感受流经该处小管液中的 NaCl 量。当肾动脉灌注压降低时，入球小动脉壁受牵拉的程度减小，则刺激肾素释放；反之，当灌注压升高时则肾素释放减少。当肾小球滤过率降低或其他原因导致流经致密斑的小管液中 NaCl 量减少时，肾素释放增加；反之，则肾素释放减少。

（2）神经机制：肾交感神经兴奋时其末梢释放去甲肾上腺素，后者作用于球旁细胞膜上的 β 受体，可直接刺激肾素释放。如急性大失血，血量减少，血压下降，可反射性兴奋肾交感神经，从而使肾素释放增加。

（3）体液机制：循环血液中的儿茶酚胺（肾上腺素和去甲肾上腺素）、肾内生成的 PGE_2 和 PGI_2 均可刺激球旁细胞释放肾素，低盐饮食也可显著增加肾素表达水平。血管紧张素 Ⅱ、抗利尿激素、心房钠尿肽、内皮素和 NO 则可抑制肾素的释放。

2. 血管紧张素 Ⅱ 调节尿生成的功能

（1）血管紧张素 Ⅱ（angiotensin Ⅱ，Ang Ⅱ）在生理浓度时可通过作用于近端小管上皮细胞的血管紧张素受体而直接促进 Na^+ 的重吸收，也可通过影响肾血流动力学，即通过收缩出球小动脉为主（见后）而引起肾小球毛细血管血压升高，使滤过增加，这样，在近端小管周围毛细血管内血压较低而血浆胶体渗透压较高，从而间接促进近端小管的重吸收。

（2）Ang Ⅱ 对肾小球滤过率的影响较为复杂。Ang Ⅱ 可以引起肾小动脉的收缩，降低肾血流量。在 Ang Ⅱ 浓度较低时，由于出球小动脉对 Ang Ⅱ 的敏感性高于入球小动脉，Ang Ⅱ 主要引起出球小动脉收缩，肾血流量减少，而肾小球毛细血管血压却升高，故肾小球滤过率变化不大。在 Ang Ⅱ 浓度较高时，入球小动脉强烈收缩，则肾小球滤过率降低。Ang Ⅱ 还能引起系膜细胞收缩，肾小球滤过分数（K_f）减小，也可使肾小球滤过率降低。当肾动脉血压降低时，肾内局部 Ang Ⅱ 生成增加，由于出球小动脉收缩明显，故滤过分数增加，肾小球滤过率能维持正常，这是肾小球滤过率自身调节的机制之一。

（3）在入球小动脉，Ang Ⅱ 可使血管平滑肌生成 PGI_2 和 NO，而这些物质又能减弱血管紧张素 Ⅱ 的缩血管作用。

3. 醛固酮的功能

醛固酮（aldosterone）主要作用于肾远曲小管和集合管的上皮细胞，增加 K^+ 的排泄和增加 Na^+、水的重吸收。醛固酮进入远曲小管和集合管上皮细胞胞质后，与胞质内受体结合，形成激素 - 受体复合物。激素 - 受体复合物穿过核膜进入核内，通过基因调节机制，生成多种醛固酮诱导蛋白。这些诱导蛋白包括：①顶端膜上皮钠通道（epithelial sodium channel，ENaC），有利于小管液中的 Na^+ 向细胞内扩散。②线粒体中合成 ATP 的酶，有利于 ATP 的生成，为基底侧膜钠泵提供生物能。③基底侧膜

Note

上的钠泵，加速将 Na^+ 泵出细胞和 K^+ 泵入细胞，增大细胞内与小管液之间的 K^+ 浓度差，有利于促进 K^+ 的分泌。由于 Na^+ 的重吸收，小管腔呈负电位，也有利于 K^+ 的分泌，同时有利于 Cl^- 和水的重吸收（图 2-6-4）。

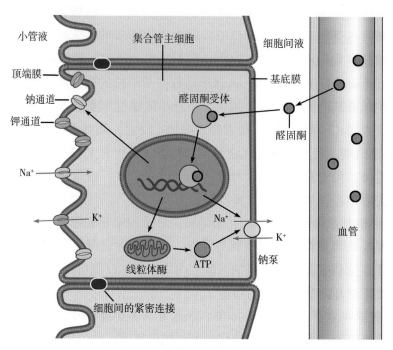

图 2-6-4　醛固酮作用机制示意图

总之，当体内细胞外液量和（或）循环血量不足，或动脉血压明显下降时，交感神经兴奋，肾上腺髓质激素（儿茶酚胺）释放增多，肾血流量减少均可通过以上各种机制（包括肾内机制、神经和体液机制）刺激肾素释放，通过 RAAS 的激活，使细胞外液量和（或）循环血量以及动脉血压得以恢复正常。所以，这一调节属于负反馈调节。

（三）心房钠尿肽

心房钠尿肽（atrial natriuretic peptide，ANP）是由心房肌细胞合成并释放的肽类激素，人类循环血液中的心房钠尿肽由 28 个氨基酸残基组成。当心房壁受牵拉（如血量过多、头低足高位、中心静脉压升高和身体浸入水中等）时可刺激心房肌细胞释放心房钠尿肽。此外，乙酰胆碱、去甲肾上腺素、降钙素基因相关肽（CGRP）、抗利尿激素和高血钾也能刺激心房钠尿肽的释放。心房钠尿肽的主要作用是使血管平滑肌舒张和促进肾脏排钠和排水。心房钠尿肽对肾脏的作用主要有以下几个方面。

1. 对肾小球滤过率的影响

心房钠尿肽能使血管平滑肌胞质中的 Ca^{2+} 浓度下降，使入球小动脉舒张，并可使滤过分数增加，因此肾小球滤过率增大。此外，心房钠尿肽还能使系膜细胞舒张，导致 K_f 值增大。

2. 对集合管的影响

心房钠尿肽可通过第二信使 cGMP 使集合管上皮细胞顶端膜中的钠通道关闭，抑制 NaCl 的重吸收，因而水的重吸收也减少。

3. 对其他激素的影响

心房钠尿肽还能抑制肾素、醛固酮和抗利尿激素的合成和分泌。

（四）其他因素

肾脏可生成多种局部激素，影响肾自身的血流动力学和肾小管的功能，如缓激肽可使肾小动脉舒张，抑制集合管对 Na^+ 和水的重吸收；NO 可对抗 Ang II 和去甲肾上腺素的缩血管作用；PGE_2 和 PGI_2 能舒张小动脉，增加肾血流量，抑制近端小管和髓袢升支粗段对 Na^+ 的重吸收，导致尿钠排出量增加，且可对抗抗利尿激素，使尿量增加和刺激球旁细胞释放肾素。

第七节 利尿药和脱水药

利尿药（diuretics）是一类作用于肾脏，能够增加 Na^+、Cl^- 等离子及水分的排出，产生利尿作用的药物。临床上主要用于治疗心衰、肾衰竭、肾病综合征、肝硬化等疾病引起的水肿，也可以用于高血压、肾结石、高钙血症等非水肿性疾病的治疗。

利尿药按其利尿作用部位（图 2-7-1）和机制可主要分为以下五类：

1. 袢利尿药（loop diuretics）

此类为高效能利尿药（high efficacy diuretics），又称 Na^+-K^+-$2Cl^-$ 同向转运体抑制药（inhibitors of Na^+-K^+-$2Cl^-$ cotransporter, inhibitors of Na^+-K^+-$2Cl^-$ symporter）。主要作用于髓袢升支粗段，既可以影响尿液稀释过程，也能够影响尿液浓缩过程，利尿作用强大。代表药物有呋塞米等。

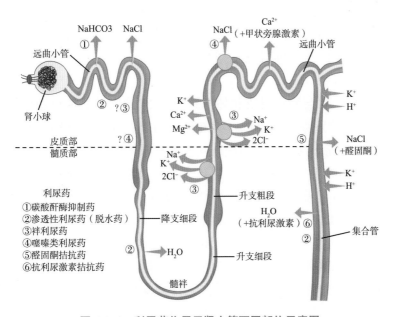

图 2-7-1 利尿药作用于肾小管不同部位示意图

2. 噻嗪类利尿药

噻嗪类利尿药为中效能利尿药（moderate efficacy diuretics），又称 Na^+-Cl^- 同向转运体抑制药（inhibitors of Na^+-Cl^- cotransporter，inhibitors of Na^+-Cl^- symporter）。主要作用于始段远曲小管，影响尿液稀释过程，利尿作用中等。代表药物有氢氯噻嗪等。

3. 保钾利尿药

保钾利尿药为低效能利尿药（low efficacy diuretics）。主要作用于末段远曲小管和集合管。其有两种机制：拮抗醛固酮的作用（如螺内酯）；抑制上皮细胞 Na^+ 通道（如氨苯蝶啶、阿米洛利等）。此类药利尿作用弱，并有减少 K^+ 排出的作用。

4. 碳酸酐酶抑制药

碳酸酐酶抑制药主要作用于近曲小管，抑制碳酸酐酶活性，从而减少 H^+-Na^+ 交换及 HCO_3^- 的重吸收，利尿作用弱。代表药物有乙酰唑胺等。

5. 渗透性利尿药

渗透性利尿药又常被称为脱水药（dehydrant agents）。主要作用于髓袢及肾小管其他部位。能够增加血浆及原尿渗透压，稀释血液，增加肾小球滤过，减少肾小管水分重吸收。代表药物有甘露醇等。

一、利尿药

（一）袢利尿药

袢利尿药对氯化钠的重吸收具有强大的抑制能力，利尿作用快速而强大，此类代表药物有呋塞米、布美他尼、托拉塞米、依他尼酸、阿佐塞米及吡咯他尼等。

1. 呋塞米

呋塞米（furosemide，呋喃苯胺酸）属于氨磺酰类化合物。

1）体内过程

本药口服易吸收，生物利用度为 50%～70%，血浆蛋白结合率为 95%～99%；主要分布于细胞外液。大部分药物以原形经近曲小管阴离子转运系统分泌，随尿排出。血浆消除 $t_{1/2}$ 约为 1.5 h，肾功能不全时可延长。

2）药理作用及机制

（1）利尿作用：可与髓袢升支粗段 Na^+-K^+-$2Cl^-$ 同向转运体可逆性结合，抑制其转运能力，减少 NaCl 重吸收，降低肾脏的稀释功能；并且降低髓质间隙渗透压，明显抑制肾脏的浓缩功能。这两种作用使得呋塞米利尿作用非常强大。

用药起效快，口服后半小时起效，排出大量等渗尿，作用维持 2～3 h。呋塞米不仅能抑制 Na^+、Cl^- 的重吸收，也可抑制 Ca^{2+}、Mg^{2+}、K^+ 的重吸收，尿中 Na^+、Cl^-、K^+、Mg^{2+}、Ca^{2+} 排出增多，HCO_3^- 排泄也增加。

呋塞米排出的 Cl^- 多于 Na^+，长期应用可导致低氯性碱中毒；K^+ 的排出增加，可引起低钾血症。大剂量的呋塞米可抑制近曲小管的碳酸酐酶活性，使 HCO_3^- 排出增加。原尿中 25% 的 Ca^{2+}、50%～60% 的 Mg^{2+} 在髓袢升支粗段被重吸收。因呋塞米降低髓袢升支粗段管腔内的正电位，故可降低 Mg^{2+} 和 Ca^{2+} 重吸收的驱动力，增加排出。长期应用呋塞米还可引起低镁血症。虽然 Ca^{2+} 的重吸收也减少，但当尿液流经远曲小管时，Ca^{2+} 仍可被重吸收，所以较少引起低钙血症。

（2）扩张血管：呋塞米可扩张肾血管，增加肾血流量；扩张小静脉，减轻心脏负荷，降低左室充盈压，减轻肺水肿。该作用发生在尿量增加之前，与利尿作用无明显关系。其机制可能与增加前列腺素类合成及对动脉阻力血管产生钾离子通道开放有关。

3）临床应用

（1）严重水肿：治疗心、肝、肾等病变引起的各类水肿。一般不作为首选应用，多用于其他利尿药无效的严重水肿患者。

（2）急性肺水肿和脑水肿：静脉注射呋塞米 20 ~ 40 mg，是治疗急性肺水肿有效、快速的急救用药方式。对伴有左心衰竭的肺水肿患者也有效。其利尿作用使血液浓缩，血浆渗透压增高，也有利于消除脑水肿，对脑水肿合并心力衰竭者尤为适用。

（3）急、慢性肾衰竭：早期使用呋塞米，对急性肾衰竭有预防作用。呋塞米可利尿和扩张肾血管，增加肾血流量和肾小球滤过率，促进排钠利尿，维持一定的尿量；也可减轻细胞水肿和肾小管阻塞，对肾脏有一定保护作用。

现在认为，呋塞米在急性肾衰竭治疗中主要有以下作用：①降低髓祥升支粗段的代谢，使耗氧量降低，可保护上皮细胞避免损伤加重。②冲刷肾小管，清除管型和结晶等管腔内的阻塞物。③降低肾小管中血红蛋白、肌红蛋白等浓度，防止阻塞肾小管。④促进少尿型肾衰转变为多尿型肾衰，使得治疗和液体管理较为容易，但并不改变肾衰竭的病程。

慢性肾衰竭时根据需要应用呋塞米等祥利尿剂，对增加尿量、防治水钠紊乱、防治高血钾、防治高血压等都有一定的好处。

本药禁用于无尿的肾衰竭患者。

（4）高钙血症：可在一定程度上抑制 Ca^{2+} 重吸收，降低血钙。高钙血症危象时，可静脉注射呋塞米 40 ~ 80 mg 治疗。

（5）加速毒物的排泄：应用呋塞米的同时配合输液管理，使机体 24 h 尿量达 5 L 以上，可加速某些毒物排出，这一作用仅对以原形从肾排出的毒物有效。

4）不良反应及注意事项

呋塞米的使用剂量应以逐步增加为妥，要注意其副作用，特别是在大剂量使用时更为突出。

（1）水与电解质紊乱：常在过度利尿时引起，主要表现为低血容量、低血钾、低血钠、低氯性碱中毒等，长期应用还可引起低镁血症。其中以低血钾最为常见，在用药后 1 ~ 4 周出现，症状可为恶心、呕吐、腹胀、无力及心律失常等。如血钾浓度低于 3.0 mmol/L，应及时补充钾盐。联合应用保钾利尿药有一定的预防作用。当低血钾和低血镁同时存在时，应纠正低血镁，否则单纯补钾不易纠正低血钾，因为 Mg^{2+} 有稳定细胞内 K^+ 的作用。心功能不全、肝硬化、肾病综合征或老年患者，用药期间可能发生低血钾反应。发生低血钠时，应停药，适当补充钠、钾离子。

（2）耳毒性：可表现为眩晕、耳鸣、听力下降或出现暂时性耳聋等毒性。其呈剂量依赖性。这可能与内耳淋巴液电解质成分的改变和耳蜗毛细胞损伤有关。应当避免与具有耳毒性的氨基糖苷类抗生素等药物合用。常用同类药中布美他尼的耳毒性最小，为呋塞米的 1/6。

（3）其他：可见恶心、呕吐、上腹部不适等症状，大剂量可引起胃肠道出血。呋塞米和尿酸均通过近曲小管的阴离子转运系统分泌排泄，两者有竞争性抑制作用，用药期间可减少尿酸排出。此外，利尿后血容量降低，细胞外液容积减少，能增强近曲小管对尿酸的重吸收增加，所以长期用药可出现高尿酸血症。亦可发生过敏反应，停药后可迅速恢复。

（4）药物相互作用：不能与氨基糖苷类抗生素联用，以免加重耳毒性反应。丙磺舒可减弱呋塞米的利尿作用，吲哚美辛可抑制本药的排钠作用。不宜与肾上腺糖皮质激素、盐皮质激素及雌激素配伍。

2. 布美他尼

布美他尼（bumetanide）为间氨苯磺氨基衍生物，利尿作用、作用机制以及临床用途都与呋塞米相同。布美他尼作用强而持久，利尿作用强度为呋塞米的 40 ～ 60 倍。口服后生物利用度为 80% ～ 95%，95% 与血浆蛋白结合，表观分布容积 12 ～ 35 L。不良反应与呋塞米相似但较轻，耳毒性也较低。大剂量使用时可出现肌疼痛和痉挛不良反应。

（二）噻嗪类利尿药

本类药物是临床上常用的一类口服中效能利尿药和典型降压用药。根据作用维持时间不同，噻嗪类药物可以分为以下几类。①短效类：代表药有氢氯噻嗪（hydrochlorothiazide）和氯噻嗪（chlorothiazide），作用时间 < 12 h。②中效类：主要有苄噻嗪（benzthiazide）、氢氟噻嗪（hydroflumethiazide）、环噻嗪（cyclothiazide）、三氯噻嗪（trichlormethiazide）等，作用时间为 12 ～ 24 h。③长效类：有苄氟噻嗪（bendrofluazide）、甲氯噻嗪（methyclothiazide）、环戊噻嗪（cyclopenthiazide）、泊利噻嗪（polythiazide）等，作用时间 > 24 h。

还有一类利尿作用与噻嗪类相似的非噻嗪类药物，其药理作用与临床应用均与噻嗪类相同。代表药有氯噻酮（chlortalidone）、吲达帕胺（indapamide）等。

氢氯噻嗪又称双氢克尿噻，是此类药中最常用的药物。

1. 体内过程

噻嗪类药物脂溶性较高，口服后多吸收迅速而完全。本类药物主要以原形从肾小管分泌排出，$t_{1/2}$ 约为 2.5 h。脂溶性高的苄氟噻嗪等部分药物可被肾小管再吸收，故作用维持时间超过 24 h。所有的噻嗪类药物均以有机酸的形式从肾小管分泌，因而可与尿酸分泌竞争，使尿酸分泌速率降低。此外，吲达帕胺主要经过胆汁排泄，但仍有足够的活性形式存在经过肾脏清除，故能发挥其在远曲小管的利尿作用。

2. 药理作用及临床应用

（1）利尿作用：噻嗪类抑制始段远曲小管 Na^+-Cl^- 同向转运体，使 NaCl 的重吸收减少，可降低肾脏的稀释功能，但对浓缩功能没有影响。本类药物对碳酸酐酶有轻度抑制作用，使 HCO_3^- 排出略有增加；也可增加 K^+ 的分泌。所以服用噻嗪类药后，

尿中 Na^+、Cl^-、K^+、Mg^{2+}、HCO_3^- 排出均有增加，久用可引起低血钾、低血镁。

与祥利尿药相反，噻嗪类药物可促进远曲小管甲状旁腺激素（parathyroid hormone，PTH）调节的 Ca^{2+} 重吸收，减少尿液中 Ca^{2+} 浓度，减少 Ca^{2+} 在肾小管腔内沉积，抑制因高尿钙所致的肾结石形成。可用于治疗高钙尿症。

噻嗪类利尿药一般在用药后 1~2 h 内出现利尿作用，但维持时间不同，有短、中、长效之分。其适用于轻、中度心源性水肿，对肾性水肿疗效与机体肾功能损害程度有关，受损较轻者效果较好。肝性水肿慎用，以避免低血钾诱发肝性昏迷。

（2）降压作用：本类药物是常用的抗高血压一线药物，早期用药通过利尿作用，可降低血容量而降压；长期用药则主要通过扩张血管的作用而降压。

（3）抗利尿作用：能明显减少尿崩症患者的尿量和改善口渴等症状，主要因排 Na^+ 使血浆渗透压降低而减轻口渴感，其抗利尿机制尚未阐明，临床主要用于肾性尿崩症及加压素无效的垂体性尿崩症。

3. 不良反应及注意事项

（1）电解质紊乱：临床表现较多见低血钾症，长期用药或伴有腹泻、呕吐的患者更易产生。还可发生低血钠、低血镁、低氯血症等。给药应从小剂量开始，视机体情况逐渐增加剂量，并宜间歇用药。必要时与保钾利尿药合用。

（2）代谢性障碍：长期应用噻嗪类可引起高血糖、高脂血症、高尿酸血症、肾功能减退患者的血尿素氮升高等。这些不良反应与用药剂量有关。糖尿病和痛风患者慎用，肾功能不全的患者禁用。

（3）变态反应：可见皮疹、血小板减少、光敏性皮炎等。此类药物与磺胺药有交叉变态反应。

注意事项：①应从最小有效剂量开始用药，以减少副作用的发生。采用间歇给药方式，以预防电解质紊乱的发生。长期服用宜适当补钾或与保钾利尿药合用，与强心苷类药物合用时更应注意补钾，以免增加强心苷的心脏毒性。②痛风患者慎用，以免诱发痛风；糖尿病患者应慎用，因本类药物直接抑制胰岛 β 细胞的功能，引起血糖升高。③严重肝、肾功能不全，高钙血症、胰腺炎患者及孕妇、哺乳期妇女等应慎用。

（三）保钾利尿药

本类药物为低效能利尿药，作用于末段远曲小管和集合管，轻度抑制 Na^+ 的再吸收，减少 K^+ 的分泌，具有保钾排钠的利尿作用。利尿作用弱，常与其他类利尿药合用增加利尿效果，减少 K^+、Mg^{2+} 的排泄。常用药一类为醛固酮（盐皮质激素）受体拮抗药，另一类为肾小管上皮细胞 Na^+ 通道抑制药。

1. 螺内酯

螺内酯（spironolactone，antisterone，安体舒通）的化学结构与醛固酮相似，对后者具有竞争性拮抗作用。

1）体内过程：口服易吸收，原形药无明显药理活性，需经肝代谢为有活性的坎利酮（canrenone）后才能发挥作用，故起效缓慢，口服后 1 天左右起效，2~4 天出现最大利尿效应。坎利酮的 $t_{1/2}$ 约为 18 小时，作用时间长，停药后可持续 2~3 天。

2）药理作用及机制：本药及其代谢产物坎利酮在结构上与醛固酮相似，所以在远曲小管远段和集合管部位与醛固酮竞争受体，阻止醛固酮－受体复合物的形成，从而干扰醛固酮的作用，抑制 Na^+ 的重吸收和减少 K^+ 的分泌，表现出排钠保钾的利尿作用。另外，该药也能干扰细胞内醛固酮活性代谢物的形成，影响醛固酮作用的充分发挥，表现出排钠保钾的作用。

3）临床应用：螺内酯利尿作用弱，起效缓慢而持久，其利尿作用与体内醛固酮的水平有关，对醛固酮增高的水肿患者作用较好。对切除肾上腺的动物无利尿作用。因抑制 Na^+ 重吸收和利尿作用弱，故而临床上较少单用，常与其他利尿药合用。治疗伴有醛固酮升高的顽固性水肿，如肝硬化、心力衰竭等引起的水肿。本药用于治疗心力衰竭时，除通过排 Na^+ 和利尿消除水肿以外，还可通过抑制心肌纤维化等多方面作用改善患者的状况。

4）不良反应及注意事项：不良反应较轻

（1）高血钾：久用螺内酯可引起高血钾，肾功能不良的患者尤易发生，常表现为嗜睡、极度疲乏、心率减慢及心律失常等。肾功能不全者禁用。

（2）胃肠道反应：可见恶心、呕吐、腹痛、便秘、腹泻及胃溃疡、胃出血等，溃疡病患者禁用。

（3）性激素样作用：可见男性乳腺发育，女性多毛，月经不调等症状，停药可消失。

（4）中枢神经系统反应：少数患者使用后可见头痛、倦怠、步态不稳及精神错乱等反应。

2. 氨苯蝶啶和阿米洛利

（1）体内过程：氨苯蝶啶半衰期为 4.2 小时，阿米洛利为 6~9 小时。氨苯蝶啶需频繁用药。起效较快，服药后 2 小时即起效。

（2）药理作用及机制：肾小管上皮细胞钠离子通道抑制药主要有氨苯蝶啶（triamterene）和阿米洛利（amiloride），两者化学结构不同，但有相同的药理作用，均作用于末段远曲小管和集合小管，阻滞 Na^+ 通道，减少 Na^+ 重吸收。Na^+ 重吸收与 K^+ 向管腔分泌相耦联，Na^+ 重吸收减少，管腔中的负电位变小，继发性使 K^+ 向管腔分泌的驱动力减少，因而产生排钠、保钾、利尿作用。此两种药并非竞争性地拮抗醛固酮，对肾上腺切除的动物仍有保钾利尿作用。

阿米洛利高浓度时，阻滞 Na^+-H^+ 和 Na^+-Ca^{2+} 交换，可能抑制 H^+ 和 Ca^{2+} 的排泄。

（3）临床应用：临床上常与排钾利尿药合用，治疗顽固性水肿。

（4）不良反应及注意事项：两种药长期服用，可引起高血钾症，肾功能不全、糖尿病及老年患者较易发生。常见有恶心、呕吐、腹泻等消化系统症状。氨苯蝶啶抑制二氢叶酸还原酶，可引起叶酸缺乏。肝硬化患者服用此药，可发生巨幼红细胞性贫血。在氨苯蝶啶和阿米洛利用药期间，尿液可呈现淡蓝色荧光尿。

高血压病、充血性心力衰竭、糖尿病及严重肝肾损害、痛风、低钠血症患者及孕妇慎用。

（四）碳酸酐酶抑制药

乙酰唑胺（acetazolamide）又称醋唑磺胺（diamox），是磺胺类药物的衍生物。

1）药理作用及机制

抑制碳酸酐酶活性，治疗量时乙酰唑胺抑制近曲小管约 85% HCO_3^- 的重吸收，由于 Na^+ 在近曲小管与 HCO_3^- 结合而排出，故可减少近曲小管内 Na^+ 的重吸收。但会增加集合管内 Na^+ 重吸收概率，相应增加 K^+ 分泌（Na^+-K^+ 交换增多）。因此，该类药使尿中 HCO_3^-、K^+ 和水的排出增加。由于碳酸酐酶还可参与集合管酸的分泌，集合管也是这类药物利尿的另一个次要部位。

乙酰唑胺还抑制眼睫状体的碳酸酐酶活性，减少 HCO_3^- 及房水生成，降低眼内压；还能作用于脉络丛，减少脑脊液的生成。

2）临床应用

（1）治疗青光眼：青光眼患者睫状体上皮细胞的碳酸酐酶活性增高，本药可抑制其活性，减少房水的生成，从而降低眼内压，口服可用于治疗多种类型的青光眼。

（2）急性高山病：乙酰唑胺可减少脑脊液的生成和降低脑脊液及脑组织的 pH，减轻高山病的症状，改善机体功能。在开始登山前 24 小时预防性服用本药，可减轻高山反应中的脑水肿等。

（3）碱化尿液：在用药早期有效，可增加尿中 HCO_3^- 排出而碱化尿液，促进尿酸及弱酸性药物（如阿司匹林等）的排泄。长期服用应注意补充碳酸氢盐。

（4）纠正代谢性碱中毒：用于心力衰竭患者过多使用利尿药造成的代谢性碱中毒，或呼吸性酸中毒继发的代谢性碱中毒。

（5）其他：乙酰唑胺还可用于癫痫的辅助治疗、伴有低血钾的周期性瘫痪、严重高磷酸盐血症等。

3）不良反应

少见严重的不良反应，常见的有以下几种

（1）变态反应：乙酰唑胺作为磺胺的衍生物，可引起骨髓抑制、皮肤反应、肾损害等，对磺胺类药物过敏的患者更易发生多种变态反应。

（2）代谢性酸中毒：长期用药后，由于体内贮存的 HCO_3^- 消耗，可导致高氯性酸中毒。

（3）尿结石：增加尿中 HCO_3^- 排出可引起磷酸盐尿和高钙尿症，长期用药会减弱肾脏对可溶性物质（如枸橼酸盐）的排泄能力，而且钙盐在碱性尿中相对难溶，故易形成肾结石。

（4）失钾：同时给予 KCl 补钾可纠正。

（5）其他：可产生四肢及面部麻木感、嗜睡和感觉异常。肾衰竭患者可因药物蓄积而造成中枢神经系统毒性。

二、脱水药

脱水药（dehydrant agents）又称渗透性利尿药。代表药物有甘露醇、山梨醇（甘露醇的同分异构体）、高渗葡萄糖等。静脉注射给药后可提高血浆渗透压，产生组织脱水作用。通过肾脏排出体外时，可增加尿液渗透压，促进水和部分离子排出，产生渗透性利尿作用。本类药物多具有以下主要特点：①大剂量静脉注射后，不易通过毛细血管进入组织，能提高血浆渗透压。②对机体无明显毒性作用和免疫反应。③体内不易被代谢，能通过肾小球滤过，但不被肾小管重吸收，可迅速排出体外。

1. 甘露醇

甘露醇（mannitol）可溶于水，临床主要采用20%的高渗溶液静脉注射或静脉滴注。

1）药理作用及临床应用

（1）脱水作用：水溶性高，静脉注射后不易通过毛细血管渗入组织，在体内不被代谢，可迅速提高血浆渗透压，进而促使组织间液向血液内转移。对脑、眼前房等具有屏障功能的组织，脱水作用更明显。本药是治疗脑水肿、降低颅内压安全而有效的首选药物。青光眼患者急性发作时及术前应用，可降低眼内压。

甘露醇口服用药则造成渗透性腹泻，可选择用于从胃肠道清除毒性物质。

（2）利尿作用：本药可经肾小球滤过，但几乎不被肾小管重吸收，使肾小管中尿液呈高渗状态，管内外渗透压差的改变使水在近曲小管、髓袢降支和集合管的重吸收减少，甚至可使肾间质的水吸入肾小管和集合管，产生利尿作用；而且可降低髓质高渗区渗透压，增加肾小球滤过率，也帮助利尿。另外，由于排尿速率的增加，减少了尿液和肾小管上皮细胞的接触时间，使电解质的重吸收也减少。早期应用可预防和治疗急性肾衰竭。对肾衰竭伴有低血压患者效果较好。

2）不良反应及注意事项：不良反应少见。注射过快可产生一过性头痛、视物模糊、眩晕、畏寒等反应。心功能不全及活动性颅内出血者禁用。

注意事项：①静脉注射时不要渗漏出血管外，否则可导致局部组织肿胀甚至坏死，一旦外漏应及时给予热敷等对症处理。②使用时注意观察患者的血压、呼吸、脉搏等情况，防止出现因循环血量增加而产生急性肺水肿。③气温较低时，易析出结晶，可用热水浴适当加温，促溶解后使用。④禁与其他药物混合静脉滴注。

2. 高渗葡萄糖

50%浓度的高渗葡萄糖也有典型脱水和渗透性利尿作用，但因其易被代谢，部分葡萄糖能从血管弥散到组织中，故作用不持久，停药后可出现颅内压回升从而产生反跳现象。临床上可与甘露醇或山梨醇合用，治疗脑水肿、肺水肿等疾病。

（张艳敏　李景新　郭　玲　王　进）

第三章　肾小球疾病

- **■ 概述**
  - ◎ 病因与发病机制
  - ◎ 肾小球疾病的常见诊断方法
  - ◎ 肾小球疾病常见的病理改变
  - ◎ 临床表现
- **■ 蛋白尿、肾病综合征及其相关肾小球疾病**
  - ◎ 主要病理类型
- ◎ 实验诊断
- **■ 急性肾炎综合征及其相关肾小球疾病**
  - ◎ 急性感染后肾小球肾炎
  - ◎ IgA 肾病
- **■ 快速进行性肾炎综合征及其相关肾小球疾病**

第一节　概　述

　　肾小球疾病（glomerular diseases）是以肾小球损伤和病变为主的一组疾病。根据发病原因，肾小球疾病可分为原发性肾小球疾病（primary glomerular diseases）、继发性肾小球疾病（secondary glomerular diseases）和遗传性肾小球疾病（hereditory glomerular diseases）。原发性肾小球疾病原发于肾，并且肾是唯一或主要受累的脏器；继发性肾小球疾病是由免疫性、血管性或代谢性疾病引起的肾小球病变，肾病变是系统性疾病的组成部分，比如狼疮性肾炎、糖尿病肾病等；遗传性肾小球疾病是指一组以肾小球病变为主的遗传性家族性疾病，例如由于编码Ⅳ型胶原纤维的基因突变导致的 Alport 综合征和薄基底膜肾病等。本章主要介绍原发性肾小球疾病。

一、病因与发病机制

　　抗原抗体反应导致的肾小球损伤和病变是大部分原发性肾小球疾病以及许多继发性肾小球疾病的原因。

　　抗原抗体反应造成肾小球损伤主要通过两种机制：一种是在血液循环中形成的抗原 - 抗体复合物在肾小球内沉积，引起肾小球病变；一种是抗体与肾小球内的抗原在原位发生反应，引起肾小球病变。因此，有关抗原分为内源性和外源性两大类。内源性抗原包括肾小球性抗原（肾小球基膜抗原、足细胞、内皮细胞和系膜细胞的细胞膜抗原等）和非肾小球性抗原（肾小球以外的自身抗原，如 DNA、核抗原、免疫球蛋白、肿瘤抗原和甲状腺球蛋白等）；外源性抗原包括细菌、病毒、寄生虫、真菌和螺旋体等生物性病原体的成分和药物、外源性凝集素、异种血清等。此外，针对肾小球细胞成分的细胞毒抗体等其他原因也可引起肾小球损伤。

抗原抗体免疫复合物形成后，需要多种炎症介质的参与才能引起肾小球病变，最终导致各种不同类型的原发性肾小球肾炎或疾病。其发病机制主要包括：

1. 循环免疫复合物沉积

血液循环中的抗原（非肾小球源性或者外源性的）与相应的抗体结合，形成免疫复合物，随血液流经肾脏，沉积于肾小球，并常与补体结合，引起肾小球病变。这种方式称为循环免疫复合物沉积（circulating immune complex deposition）。沉积的免疫复合物可以吸引中性粒细胞浸润，刺激内皮细胞、系膜细胞和脏层上皮细胞增生。

免疫复合物在电镜下表现为高电子密度的沉积物，沉积物位于内皮细胞与基膜之间称内皮下沉积（subendothelial deposits）；沉积物位于基膜与足细胞之间称上皮下沉积（subepithelial deposits）；此外，免疫复合物还可以沉积于系膜区等（图 3-1-1）。免疫复合物分子的大小和所携带的电荷是决定其是否在肾小球沉积，以及沉积的部位和数量的两个最主要因素。大分子复合物常被血液中的吞噬细胞清除，小分子复合物易通过肾小球滤过膜，两者均不易在肾小球内沉积，只有中等大小的复合物易沉积在肾小球内。带阳性电荷复合物可穿过基膜，易沉积于上皮下；带阴性电荷的复合物不易通过基膜，常沉积于内皮下；电荷中性的复合物易沉积于系膜区。肾小球血流动力学、系膜细胞的功能和滤过膜的电荷状况等也会影响免疫复合物的沉积。免疫复合物在肾小球内沉积后，可被巨噬细胞和系膜细胞吞噬和降解。在抗原作用为一过性时，炎症很快消退。如果大量抗原持续存在，免疫复合物不断形成和沉积，则可引起肾小球的慢性炎症，称为循环免疫复合物性肾炎（nephritis caused by circulating immune complex）。

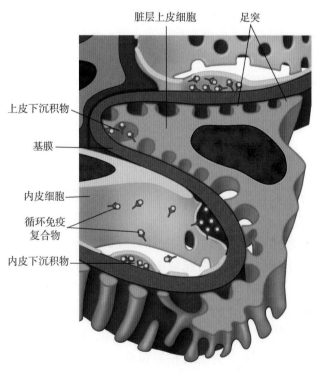

图 3-1-1　循环免疫复合物性肾炎示意图

2. 原位免疫复合物沉积

抗体直接与肾小球本身的抗原成分或经血液循环植入肾小球的抗原发生反应，在肾小球内形成原位免疫复合物沉积（immune complex deposition in situ）引起肾小球损伤。此种途径所致的肾炎称原位免疫复合物性肾炎（nephritis caused by in situ immune complex）。可见下述几种情况：

（1）抗体与植入性抗原的反应（antibodies against planted antigens）：植入性抗原是肾小球以外的成分，随血液流经肾脏时沉积于肾小球。植入性抗原与体内产生的相应抗体结合，免疫荧光检查表现为散在的颗粒样荧光（图 3-1-2）。

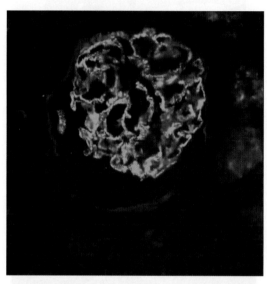

图 3-1-2　沿肾小球毛细血管壁基膜颗粒样阳性分布（抗 IgG 免疫荧光染色 ×400）

（2）抗肾小球基膜抗体引起的肾炎（anti-GBM antibody-induced nephritis）：机体产生针对自身肾小球基底膜（glomerular basement membrane，GBM）成分的抗体，与肾小球基底膜反应，形成原位免疫复合物沉淀，引起肾小球病变（图 3-1-3）。此种肾炎属于自身免疫性肾炎。抗体沿 GBM 沉积，免疫荧光检查显示特征性的连续的线性荧光（图 3-1-4）。GBM 抗原的形成可能是由于感染或其他因素使 GBM 结构发生改变，也可能是由于病原微生物与 GBM 成分具有共同抗原性而引起免疫交叉反应。

（3）Heymann 肾炎：Heymann 肾炎（Heymann nephritis）是人类原发性膜性肾病的经典动物模型。由于机体针对脏层上皮（足细胞）基底侧小凹细胞膜外表面的某种成分产生了抗体，抗原抗体形成复合物，从上皮细胞脱落形成上皮下沉积物，并激活补体，造成肾损伤（图 3-1-5）。大鼠的 Heymann 抗原是分子量为 330 kD 的糖蛋白，又称巨蛋白（megalin），可与 44 kD 的受体相关蛋白（receptor-associated protein，RAP）构成抗原复合物。免疫荧光检查显示弥漫颗粒状分布的免疫球蛋白或补体沉积。电镜检查显示毛细血管基膜与足细胞之间有许多小块状电子致密沉积物。与人的膜性肾病相关的抗原尚未被确定。

内皮细胞

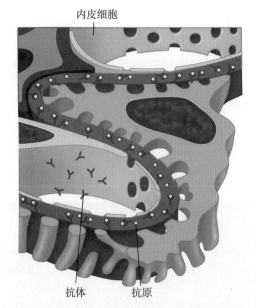

抗体　　抗原

图 3-1-3　抗肾小球基膜抗体引起的肾炎示意图

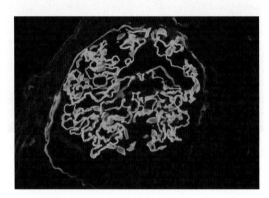

图 3-1-4　沿肾小球基底膜呈连续的线性阳性荧光分布（抗 IgG 免疫荧光染色 ×400）

内皮细胞

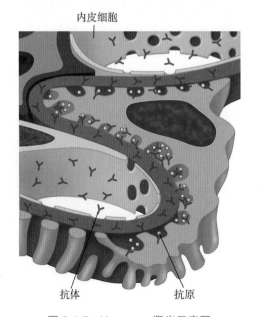

抗体　　　　　　抗原

图 3-1-5　Heymann 肾炎示意图

Note

　　抗肾小球基膜抗体引起的肾炎和膜性肾病都是由于抗体与内源性抗原发生反应所引起的自身免疫性疾病。自身抗体形成的机制尚不明确。研究显示，氯化汞等药物、感染产物（如内毒素）和移植物抗宿主反应等均可导致自身免疫性肾小球肾炎。

　　除了上述两种机制，一些原发性肾小球疾病患者体内未发现抗原抗体反应。在这些患者中，细胞免疫可能是肾炎发病的主要机制。有证据表明细胞免疫产生的致敏 T 淋巴细胞可以致肾小球损伤，引起细胞介导的免疫性肾小球肾炎（cell-mediated immunity glomerulonephritis）；抗肾小球细胞抗体和补体替代途径的激活也可引起肾小球损伤。

　　3. 导致肾小球损伤的其他辅助机制

　　除了抗原抗体复合物的形成和致敏 T 淋巴细胞的激活，还需要多种炎症介质的参与才会最终造成肾小球的损伤和病变。

　　（1）补体 - 白细胞介导的机制：由补体 C5-C9 构成的膜攻击复合物可引起上皮细胞剥脱，刺激系膜细胞和上皮细胞分泌损伤性化学介质。膜攻击复合物还可上调上皮细胞表面的转化生长因子受体的表达，使细胞外基质合成过度、肾小球基膜增厚。补体激活后产生 C5a 等趋化因子，吸引中性粒细胞和单核细胞浸润，产生蛋白酶、氧自由基和花生四烯酸代谢产物等介质。蛋白酶使肾小球基膜降解，氧自由基引起细胞损伤，花生四烯酸代谢产物使肾小球滤过率降低。补体和白细胞途径可单独发挥作用，也可相互促进共同导致肾小球损伤。

　　（2）抗肾小球细胞抗体的作用：在有的肾小球疾病中未发现免疫复合物沉积，抗肾小球细胞抗体可能是引起细胞损伤的主要原因。比如抗系膜细胞抗原的抗体造成系膜溶解，并使系膜细胞增生；抗内皮细胞抗原的抗体引起内皮细胞损伤和血栓形成；抗脏层上皮细胞糖蛋白抗体引起的损伤可导致蛋白尿等。

　　（3）介质的作用：其他引起肾小球损伤的介质包括以下几种：①单核细胞和巨噬细胞被激活时释放大量生物活性物质，加剧肾小球损伤；②血小板聚集在肾小球内可释放二十烷类花生酸衍生物和生长因子等，促进肾小球的炎性改变；③肾小球固有细胞（resident glomerular cells）包括系膜细胞、上皮细胞和内皮细胞。在免疫损伤中生成的多种细胞因子、系膜基质和 GBM 降解产物等可作用于可被激活并释放多种介质；④纤维素及其产物可引起白细胞浸润和肾小球细胞增生。

二、肾小球疾病的常见诊断方法

　　肾小球疾病的诊断常常需要进行肾组织穿刺活检。对穿刺的活检标本，不仅要进行常规的苏木精 - 伊红（HE）染色和光镜观察，还需要进行特殊染色、免疫荧光染色和透射电镜观察。

　　常用的特殊染色有过碘酸希夫（PAS）染色、过碘酸六胺银（PASM）和 Masson 三色染色等。PAS 染色可显示系膜基质和基膜；PASM 对基膜的显示更为清晰；Masson 染色可显示特殊蛋白性物质（包括免疫复合物），也可显示胶原纤维等；此外，还可用纤维素（fibrin）染色显示血栓和纤维素样坏死。免疫荧光可以显示免疫球蛋白（IgG、IgM 或 IgA 等）和补体成分（C3、C4 和 C1q 等）的沉积情况。

透射电镜用于观察肾小球的超微结构改变以及免疫复合物等的沉积情况，包括沉积部位、方式、形态和数量。

三、肾小球疾病常见的病理改变

无论是原发性还是继发性肾小球病变，其常见的病理改变相似，主要有以下几种。

1. 细胞增多

肾小球病变时，系膜细胞和毛细血管内皮细胞可以增生或肥大，同时可伴有中性粒细胞、单核细胞和淋巴细胞等的浸润。壁层上皮细胞增生时可导致肾小囊内新月体形成，弥漫新月体形成则导致新月体肾小球肾炎（crescentic glomerulonephritis）。

2. 基膜增厚

在炎症介质刺激下，基膜本身可以增厚，也可以由于内皮下、上皮下或者基膜内免疫复合物沉积引起基膜反应性增厚。光镜下，PAS 和 PASM 染色可以显示基膜增厚，电镜可以观察以及明确基膜增厚的程度及原因。

3. 炎性渗出和坏死

急性肾小球肾炎时可观察到中性粒细胞和单核细胞浸润和纤维素的渗出，即炎性渗出（inflammatory exudation）；毛细管壁可发生纤维素样坏死（fibrinoid necrosis），可伴有血栓形成。

4. 玻璃样变和硬化

肾小球玻璃样变和硬化为各种肾小球病变发展的最终结果，也可以是机体衰老的正常表现。肾小球玻璃样变（hyalinization）在光镜下 HE 染色呈均质伴有嗜酸性的改变，电镜下可见细胞外出现无定形物质，其成分为沉积的血浆蛋白、增厚的基膜和增多的系膜基质。严重时毛细血管管腔狭窄和闭塞，肾小球固有细胞减少甚至消失，胶原纤维增加，最终导致节段性或整个肾小球的硬化。

5. 肾小管和间质的改变

由于肾小球血流和滤过功能的改变，肾小管上皮细胞常发生变性，管腔内可出现由蛋白质、细胞或细胞碎片浓聚而形成的管型。肾间质可发生充血、水肿和炎细胞浸润。肾小球发生玻璃样变和硬化时，相应肾小管萎缩或消失，间质发生纤维化。

不同类型的肾小球病变表现为以上述一种或几种病理变化为主。如急性弥漫性增生性肾小球肾炎以弥漫性毛细血管内皮细胞和系膜细胞增生，伴炎症细胞浸润为主；膜性肾病以基膜增厚为主。当病变累及全部或大多数（通常为 50% 以上数量）肾小球时称为弥漫性病变；病变仅累及部分（50% 以下数量）肾小球时称为局灶性病变。对于病变的单个肾小球而言，如果整个肾小球的全部或大部分毛细血管袢受累，称为球性病变；如果病变仅累及肾小球的部分毛细血管袢（不超过肾小球切面的 50% 范围）则称为节段性病变。

四、临床表现

肾小球疾病主要的临床表现主要包括尿量、尿性状的改变，以及水肿和高血压等。

Note

1. 尿量的改变

包括少尿、无尿、多尿或夜尿。24 小时尿量少于 400 ml 为少尿，少于 100 ml 为无尿，24 小时总尿量超过 2500 ml 为多尿。肾小球疾病时，肾小球细胞增多，压迫肾小球毛细血管袢，造成肾小球滤过率下降，可导致少尿或无尿；肾小管结构受累，重吸收功能下降时可出现多尿、夜尿（nocturia）等。

2. 尿性状的改变

包括血尿（hematuria）、蛋白尿（proteinuria）和管型尿（cylinderuria）。血尿分为肉眼血尿和显微镜下血尿。尿中蛋白含量超过 150 mg/d 为蛋白尿，超过 3.5 g/d 则为大量蛋白尿。如尿中主要为低分子量的白蛋白和转铁蛋白，称为选择性蛋白尿（selective proteinuria），提示滤过膜的损伤相对较轻。损伤严重时大分子量的蛋白也可滤过，形成非选择性蛋白尿（non-selective proteinuria）。管型由蛋白质、细胞或细胞碎片在肾小管凝集形成，尿中出现大量管型则为管型尿。

3. 水肿

一方面，由于蛋白随尿液丢失导致低蛋白血症，使得血浆胶体渗透压降低，造成全身组织间隙水肿；另一方面，肾小球滤过率下降，致使水钠潴留，水肿加重。

4. 高血压

高血压的形成一方面由于水钠潴留使血容量增加所致，另一方面由于肾小球硬化和（或）严重缺血，可导致肾素 - 血管紧张素系统被激活。而高血压导致小动脉、细小动脉硬化，使肾缺血加重，导致血压持续增高。

5. 高脂血症

高脂血症可能与低蛋白血症时刺激肝脏脂蛋白合成有关，还可能与血液循环中脂质运送障碍和外周脂蛋白的分解障碍有关。

6. 贫血

贫血主要由于肾组织破坏，促红细胞生成素分泌减少引起。此外，体内代谢产物堆积会对骨髓造血功能产生抑制作用。

7. 氮质血症和尿毒症

肾小球病变可使肾小球滤过率下降、大量肾单位受损使代谢产物不能及时排出，导致血尿素氮（blood urea nitrogen，BUN）和血浆肌酐水平增高，形成氮质血症（azotemia）。尿毒症（uremia）发生于急性和慢性肾衰竭晚期，除氮质血症的表现外，还具有一系列自体中毒的症状和体征。尿毒症时常出现胃肠道、神经、肌肉和心血管等系统的病理变化。急性肾衰竭表现为少尿和无尿，并出现氮质血症；慢性肾衰竭时可持续出现尿毒症的症状和体征。肾小球肾炎的临床表现还与病变的程度和阶段等因素有关。

不同的肾小球疾病可引起相似的临床表现，几种相互关联的症状组合称为综合征（syndrome）。

第二节 蛋白尿、肾病综合征及其相关肾小球疾病

肾病综合征（nephrotic syndrome）是一组以大量蛋白尿（heavy proteinuria）及其所导致的一系列伴随症状为主要临床表现的疾病。患者尿中蛋白含量达到或超过 3.5 g/d，并伴有低蛋白血症，明显水肿及高脂血症。

正常尿液中含有微量的蛋白质，通常不高于 150 mg/d，一般是一些低分子量蛋白穿过肾小球滤过膜而未被肾小管重吸收，还有一些是肾小管所分泌的蛋白，比如 Tamm-Horsfall 蛋白（T-H 蛋白）。健康个体在高强度运动、发热或者长时间站后可能出现尿蛋白增加的现象。大分子量蛋白在正常尿液中含量甚微。在肾小球疾病时，由于肾小球滤过膜损伤，尿蛋白含量升高。在一些类型的肾小球疾病中，如微小病变性肾小球肾炎，滤过膜损伤较轻，尿液中主要是白蛋白和更低分子量的蛋白（选择性蛋白尿），而滤过膜损伤严重的肾小球病变可在尿中查见免疫球蛋白等较大分子量蛋白（非选择性蛋白尿）。

由于大量蛋白尿（特别是白蛋白）导致血液中白蛋白含量降低，血浆胶体渗透压下降，水分滞留在组织间隙中形成水肿。白蛋白降低使得肝脏合成载脂蛋白障碍，血液中载脂蛋白分解加快可以导致高脂血症和脂尿。

一、主要病理类型

以肾病综合征为主要临床表现的肾小球肾炎的类型有膜性肾病、微小病变性肾小球肾炎、膜增生性肾小球肾炎和局灶节段性肾小球硬化症等。

（一）膜性肾病

膜性肾小球病（membranous glomerulopathy）是引起成人肾病综合征最常见的原因。本病早期光镜下肾小球炎性改变不明显，所以又称膜性肾病（membranous nephropathy）。病变特征是肾小球毛细血管壁弥漫性增厚，肾小球基膜上皮下出现免疫球蛋白，即电子致密物沉积。约有 85% 的膜性肾病为原发性，其余病例为系统性疾病的组成部分，属继发性膜性肾病。

1. 病因和发病机制

膜性肾病是免疫复合物介导的肾小球疾病。原发性膜性肾病被认为是与 Heymann 肾炎相似的与易感基因有关的自身免疫病，患者体内产生自身抗体与肾小球脏层上皮细胞膜抗原反应，在上皮细胞与基膜之间形成免疫复合物并沉积下来。研究发现，70% 的原发性膜性肾病患者的血清中出现了抗 M 型磷脂酶 A2 受体（PLA2R）的抗体，因此 PLA2R 在膜性肾病的发生及诊断中具有重要价值。病变通常没有中性粒细胞、

单核细胞等炎症细胞浸润和血小板沉积，但多数伴有补体出现。补体 C5b-C9 组成的膜攻击复合物在膜性肾病的发病中起重要作用。C5b-C9 可激活肾小球上皮细胞和系膜细胞，使之释放蛋白酶和氧化剂，引起毛细血管壁损伤和蛋白漏出。

2. 病理变化

肉眼观表现为双肾肿大，颜色苍白，有"大白肾"之称。

光镜及电镜下膜性肾病分为四个时期：Ⅰ期光镜下毛细血管壁僵硬而没有可见的沉积物可能是其仅有的表现，之后肾小球基膜逐渐增厚，电镜下基膜与足细胞之间出现颗粒样电子致密沉积物，伴脏层上皮细胞肿胀，足突消失。沉积物引起基膜反应，在免疫复合物间弥漫性增生，形成钉状突起，此为Ⅱ期膜性肾病的典型改变。六胺银染色时肾小球基膜呈黑色，可清晰显示出增厚的基膜及与之垂直的钉状突起（spike-like protrusions），形如梳齿（图 3-2-1）。钉突不断向沉积物表面延伸并将其覆盖，使基膜弥漫性显著增厚，此为Ⅲ期改变（图 3-2-2）。沉积在基膜内的免疫复合物可被溶解吸收，导致基膜呈虫蚀状改变，为膜性肾病Ⅳ期改变（图 3-2-3）。光镜下可见近曲小管上皮细胞内常含有被吸收的蛋白小滴，间质可见炎细胞浸润。膜性肾病示意图见图 3-2-4。

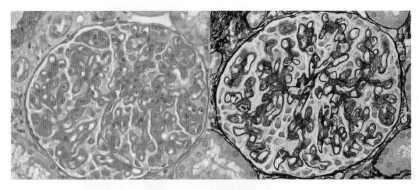

图 3-2-1 Ⅱ期膜性肾病

左图为 PAS 染色，右图为六胺银染色，显示肾小球基膜弥漫性均匀增厚（光镜 ×400）

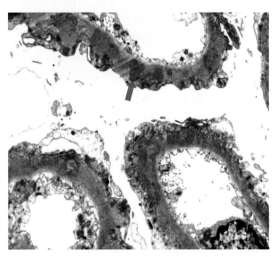

图 3-2-2 电镜下Ⅱ期膜性肾病

显示肾小球基膜弥漫性增厚，伴大量电子致密物沉积，钉突形成，节段性（上方毛细血管袢）基膜包绕电子致密物（箭头所示），呈Ⅲ期改变（透射电镜 ×7500）

Note

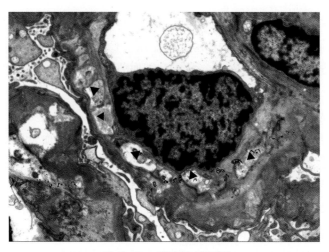

图 3-2-3　膜性肾病Ⅳ期

基膜不规则增厚，部分电子致密物吸收溶解，呈虫噬样改变（三角箭头示虫噬样空洞）（透射电镜 ×7500）

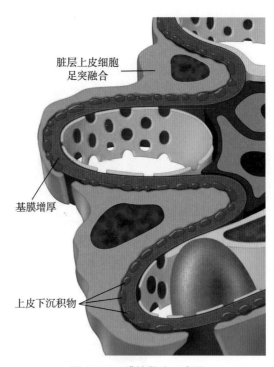

脏层上皮细胞足突融合

基膜增厚

上皮下沉积物

图 3-2-4　膜性肾病示意图

免疫荧光染色检查显示免疫球蛋白 IgG 和补体 C3 沉积，表现为典型的沿肾小球毛细血管壁分布的颗粒状荧光。几乎所有膜性肾病 IgG 呈阳性，C3 阳性可见于大多数的膜性肾病。

3. 临床病理联系及预后

膜性肾病多见于成人，发病高峰年龄为 40~50 岁，男女比例约为 2 : 1，临床常表现为肾病综合征，为成人肾病综合征最常见的病因，部分患者伴有血尿或轻度高血压。

临床治疗主要采用免疫抑制类药物，30%~40% 的患者会在 5~15 年进展为终末期肾病。肾小球出现节段性硬化和肾间质纤维化提示预后差。

（二）微小病变性肾小球肾炎

微小病变性肾小球肾炎（minimal change glomerulonephritis）又称微小病变性肾病（minimal change nephrosis），因其在光镜下肾小球结构正常而命名。病变特点是弥漫性肾小球脏层上皮细胞（足细胞）足突消失。光镜下肾小球形态基本正常，肾小管上皮细胞内有脂质沉积，故有脂性肾病（lipoid nephrosis）之称。

1. 病因和发病机制

肾小球内无免疫复合物沉积，但很多证据表明本病与免疫机制有关。

有研究显示发病机制与异常的细胞因子和足细胞之间的相互作用有关，影响肾小球通透性；另有学者提出细胞毒性 T 淋巴细胞抗原 4（cytoxic T lymphocyte antigen-4，CTLA-4）与足突细胞 CD80 之间作用失调，但并未证实其导致微小病变性肾病发生。药物如非甾体抗炎药诱导的超敏反应可致本病发生，此外还与霍奇金淋巴瘤、蜜蜂蜇咬或暴露于其他毒物、病毒感染或特应性发作有关，提示免疫功能障碍是其诱发因素。

2. 病理变化

肉眼观肾脏肿胀，颜色苍白。切面肾皮质因肾小管上皮细胞内脂质沉积而出现黄白色条纹。

光镜下肾小球结构基本正常（图 3-2-5），近曲小管上皮细胞内出现大量脂滴和蛋白小滴。免疫荧光检查为阴性，无免疫球蛋白或补体沉积。电镜观察肾小球基膜正常，无沉积物，主要改变是弥漫性脏层上皮细胞足突融合和消失（图 3-2-6），胞体肿胀，胞质内常有空泡形成，细胞表面微绒毛增多。

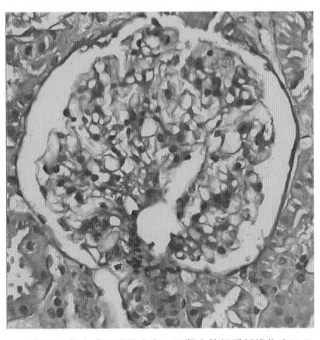

图 3-2-5　光镜显示肾小球无明显病变，无肾小管间质纤维化（PAS×400）

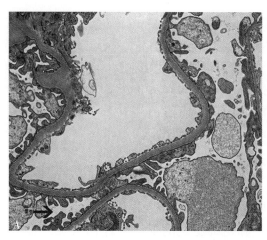
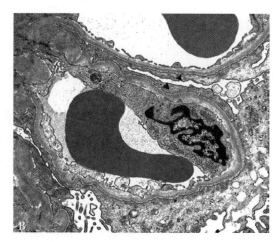

图 3-2-6　微小病变性肾病（透射电镜 × 7500）

A. 脏层上皮细胞正常足突形态（箭头示足突起存在）；B. 脏层上皮细胞足突广泛融合和微绒毛化（三角标记示），肾小球基膜无明显改变，未见电子致密物沉积

3. 临床病理联系及预后

本病多见于儿童，占 10 岁以内儿童肾病综合征的 70% ~ 90%，是引起儿童肾病综合征最常见的原因。可发生于呼吸道感染或免疫接种之后。多表现为单纯性肾病综合征，血尿和高血压少见，肾功能多正常。治疗上，本病对糖皮质激素治疗敏感，多数患者可完全康复，预后较好。

（三）膜增生性肾小球肾炎

膜增生性肾小球肾炎（membranoproliferative glomerulonephritis，MPGN）的组织学特点是肾小球基膜增厚、肾小球细胞增生和系膜基质增多。由于系膜细胞明显增生，本病又称为系膜毛细血管性肾小球肾炎（mesangiocapillary glomerulonephrilis）。

1. 病理变化

肉眼观双侧肾脏对称性肿大，颜色苍白。

光镜下肾小球体积增大，弥漫性系膜和内皮细胞增加，可有中性粒细胞浸润。由于肾小球系膜细胞增生和基质增多，沿毛细血管内皮细胞下向毛细血管基膜广泛插入，导致毛细血管基膜弥漫增厚，血管球小叶分隔增宽，呈分叶状。因插入的系膜基质与基底膜染色特点相似，所以在六胺银染色时基底膜呈双线或双轨状改变：外侧为原有的基底膜，内侧为新形成的基膜样物质（图 3-2-7）。其内有系膜细胞、内皮细胞或炎细胞突起的嵌入。部分病例伴有新月体形成。

MPGN 免疫荧光表现不一。典型者可见 IgG、IgM 和 C3 在毛细血管、系膜区呈不规则、斑块状分布。若以 C3 沉积为主而免疫球蛋白染色较弱，则提示为 C3 肾小球肾炎。

电镜下，MPGN 可见大量内皮下和系膜区电子致密物沉积，伴新的基底膜样物质形成，即肿胀的内皮细胞下有新的基膜样物质出现，与银染基膜的双轨征相对应，周围被覆的足细胞可见足突融合。

Note

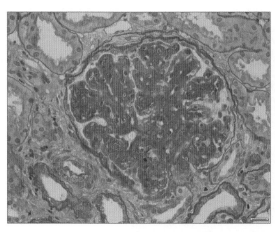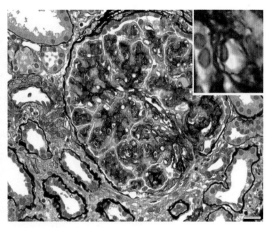

图 3-2-7 膜增生性肾小球肾炎

左图 PAS 染色示肾小球血管袢呈分叶状，弥漫性系膜细胞、系膜基质增生和毛细血管内皮细胞增生，右图六胺银染色，示毛细血管基底膜"双轨征"形成，右上角放大图示双轨征（×400）

2. 临床病理联系及预后

原发性 MPGN 多见于儿童和青年人，而成人的 MPGN 样病变多继发于慢性感染。典型的 MPGN 表现为肾病综合征伴低补体血症，常伴有血尿，也可仅表现为蛋白尿。本病常为慢性进展性，预后较差。患者多会出现进行性肾脏疾病，10 年肾存活率约为 50%。临床上预后不良的指标包括高血压、肾功能损害。约 1/3 的 MPGN 患者在肾移植后会复发，并可能导致移植肾失去功能，尤其是当伴有新月体形成时。

（四）局灶性节段性肾小球硬化症

局灶性节段性肾小球硬化（focal segmental glomerulosclerosis，FSGS）的病变特点为部分肾小球的部分毛细血管袢发生硬化，即硬化性病变仅见于部分肾小球而非全部（局灶性），仅累及肾小球毛细血管袢的一部分而非全部（节段性）。

1. 病因和发病机制

本病病因和发病机制尚未阐明，原发性 FSGS 可能由一种或多种未确定的循环因子引起，这些因子引起肾小球通透性异常，最终导致硬化。随着对足细胞分子生物学的研究逐渐深入，人们发现了越来越多的与 FSGS 相关的基因突变。此外，FSGS 患者在接受肾移植后常在很短时间内出现蛋白尿，提示其体内可能有损伤内皮细胞的细胞因子存在。

2. 病理变化

光镜下病变呈局灶性分布，最初的节段性硬化发生在近髓肾小球，之后逐渐波及皮质全层。肾小球节段硬化性病变会出现 PAS 染色阳性的无细胞性物质。硬化过程中，随着基质增多，肾小球毛细血管袢逐渐塌陷、消失，病变逐渐从小的、早期损伤到基膜塌陷，严重者管腔闭塞，最终可引起整个肾小球的硬化，并导致该肾单位的肾小管萎缩和间质纤维化（图 3-2-8）。

Note

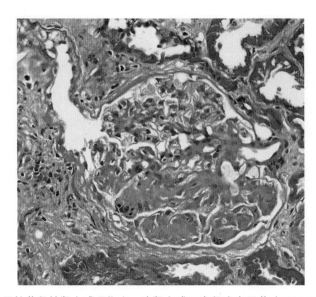

图 3-2-8　局灶节段性肾小球硬化症，该肾小球下半段病变显著（MASSON×400）

典型的节段性病变为：基质增多，毛细血管腔闭塞，常伴玻璃样变及球囊粘连，周围肾小管间质纤维化。

电镜下的改变与微小病变性肾小球病相似，显示弥漫性脏层上皮细胞足突融合和消失，组织中无免疫复合物沉积。即使在没有节段性硬化的肾小球也能见到广泛的足突融合，因此不能根据足突融合的程度来判断 FSGS 和 MCD。

免疫荧光检查呈阴性，也可见 IgM 和 C3 非特异性沉积于硬化区或系膜基质增多区。

3. 临床病理联系及预后

FSGS 临床主要表现为肾病综合征，多为非选择性蛋白尿，同时出现血尿、肾小球滤过率降低和高血压的比例较高。FSGS 有多种病理形态亚型，不同的亚型显示出不同的治疗反应性，预后差异明显。多数患者皮质类固醇治疗效果不佳，疾病逐渐进展为慢性肾小球肾炎，临床则表现为进行性肾功能不全。

二、实验诊断

典型肾病综合征患者的实验诊断特点如下。

1. 血液常规检查

部分患者由于肾实质受损导致肾脏合成的促红细胞生成素减少，可出现进行性贫血。

2. 尿液异常

大量蛋白尿（24 小时尿蛋白超过 3.5 g）为该综合征的显著特征。尿沉渣镜检中可特异性查见脂肪管型。

3. 肾功能检查

进行性肾功能损伤，肾小球滤过功能、肾小管重吸收功能和浓缩功能均有不同程度受损，Cys-C、β_2-MG、视黄醇结合蛋白（RBP）、N-乙酰-β-D-氨基葡萄糖苷酶（NAG）等实验室检测指标可协助判断病情、指导治疗。

4. 其他

血浆总蛋白、白蛋白显著降低。明显低蛋白血症使肝脏代偿性合成更多的蛋白质以补充丢失的蛋白质，尤其是血浆极低密度脂蛋白（very low density lipoprotein，

Note

VLDL）、低密度脂蛋白（low density lipoprotein，LDL）和脂蛋白（α）［lipoprotein（α），Lp（α）］升高，高密度脂蛋白（high density lipoprotein，HDL）变化不大；血浆总胆固醇（total cholesterol，TC）、胆固醇酯（cholesterol ester，CE）和磷脂（phospholipid，PL）增高，甘油三酯（triacylglycerol，TG）增高不明显。血液黏度显著增高，凝血与血小板功能亢进。

第三节　急性肾炎综合征及其相关肾小球疾病

　　急性肾炎综合征（acute nephritic syndrome）起病急，常表现为明显的血尿、轻至中度蛋白尿，伴有水肿和高血压。严重者出现氮质血症。

　　尿沉渣检查对于明确诊断具有重要意义。正常情况下，每毫升尿液中红细胞不高于 500 个，白细胞不高于 2000 个，透明管型不高于 15 个。当超过这些数值或者出现颗粒管型时提示有炎症存在。由于肾小球毛细血管袢炎症损伤，红细胞漏出至肾小球囊腔里，形成血尿。同时，肾小球滤过率下降，体内代谢产物排出障碍，血肌酐、尿素氮升高，形成氮质血症；水钠潴留导致水肿及血压升高。

　　以急性肾炎综合征为主要临床表现的肾小球肾炎有急性感染后肾小球肾炎和 IgA 肾病等。

一、急性感染后肾小球肾炎

　　急性感染后肾小球肾炎（postinfectious glomerulonephritis）常起病于细菌感染后，最常见于链球菌感染后，其他细菌、病毒、真菌，甚至原虫感染后也可导致同类型肾小球肾炎。根据感染病原体的类型，又分为链球菌感染后性肾炎（poststreptococcal glomerulonephritis）和非链球菌感染性肾炎。其病变特点是弥漫性毛细血管内皮细胞和系膜细胞增生，伴中性粒细胞和巨噬细胞浸润。病变由免疫复合物引起，临床简称急性肾炎。

　　1. 病因和发病机制

　　本型肾炎主要由 A 族乙型溶血性链球菌中的致肾炎菌株感染引起。肾炎通常发生于咽部或皮肤链球菌感染 1～4 周之后。大部分患者血清抗链球菌溶血素 "O"（ASO）滴度增高，说明患者近期有链球菌感染史。主要的抗原是链球菌外毒素 B（SpeB），它可以激活替代补体途径导致血清补体水平降低。目前认为感染导致患者体内形成免疫复合物，循环免疫复合物沉积可导致肾小球损伤，此外抗原可能穿过肾小球基膜附着于上皮下，刺激抗体产生并活化补体也可引起肾小球损伤。

　　2. 病理变化

　　双侧肾脏轻到中度肿大，被膜紧张。肾脏表面充血，有的肾脏表面有散在粟粒大小的出血点，故有"大红肾"或"蚤咬肾"之称。

光镜下病变为弥漫性，累及双肾的绝大多数肾小球。急性期的显著特征是弥漫的伴有渗出性改变的增生性肾小球肾炎：肾小球体积增大，内皮细胞和系膜细胞弥漫性增生，可见明显中性粒细胞浸润。毛细血管腔狭窄或闭塞，肾小球血量减少（图 3-3-1）。肾小球由于缺血缺氧，毛细血管袢可发生纤维素样坏死，局部出血，甚至伴有血栓形成。少数病例伴有壁层上皮细胞增生。近曲小管上皮细胞多有变性，肾小管管腔内可出现蛋白管型、红细胞或白细胞管型。肾间质充血、水肿并有炎症细胞浸润。

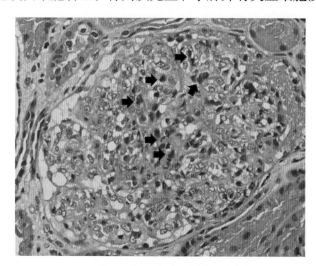

图 3-3-1　急性感染后肾小球肾炎（HE×400）

可见毛细血管内细胞增生，毛细血管袢及系膜区大量中性粒细胞浸润（箭头示中性粒细胞）

免疫荧光染色可见散在颗粒样荧光沿肾小球基底膜沉积，伴少量的系膜区沉积。沉积物主要为 IgG，数周后 C3 沉积更为明显。葡萄球菌感染后肾小球肾炎常出现 IgA 强阳性，除此之外，急性感染后肾小球肾炎不常见 IgM 和 IgA 沉积。

疾病急性期典型的电镜下表现为散在的上皮下驼峰状或小丘样电子致密物沉积，沉积物电子密度较高，多位于脏层上皮细胞和肾小球基膜之间，不伴有周围的基底膜反应，偶为内皮下、基膜内或系膜区沉积（图 3-3-2）。

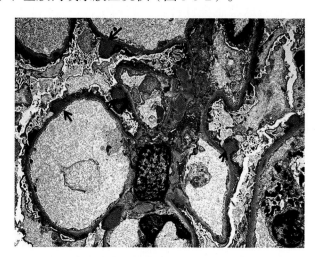

图 3-3-2　急性感染后肾小球肾炎（透射电镜 ×3000）

上皮下可见驼峰状或小丘样沉积物（箭头示）

3. 临床病理联系及预后

急性感染后肾小球肾炎常见于儿童和青少年，男性多于女性，典型特征是起病急，通常于咽部等处感染后 10 天左右出现，转归迅速，主要表现为急性肾炎综合征。血尿为常见症状，多数患者出现镜下血尿，可有轻度蛋白尿，常出现水肿和轻到中度高血压。血浆肾素水平一般不增高。成人患者的症状不典型，可表现为高血压和水肿，常伴有血尿素氮增高。

总体预后较好，儿童患者预后好于成人。多数患儿肾脏病变逐渐消退，症状缓解和消失，约 1% 的患者转变为急进性肾小球肾炎，1% 患者在急性肾炎消退后长期存在肾功能异常。

4. 实验室检查

（1）血细胞检查：患者可有轻度贫血，白细胞计数可升高，急性期血沉加快。

（2）尿液检查：发病初期肾小球滤过功能下降，水钠潴留，尿量减少（常在 400～700 ml/d），少数患者甚至出现少尿（< 400 ml/d），多数发病 1～2 周后尿量可逐渐恢复。几乎所有患者均有镜下血尿，部分患者可见肉眼血尿，尿中畸形红细胞增高，尿红细胞容积分布曲线左移（肾小球源性血尿）。24 小时尿蛋白定量明显增加，但一般达不到大量蛋白尿诊断标准。白细胞和上皮细胞轻度增多，可见颗粒管型、红细胞管型等。

（3）肾功能异常：肾小球滤过功能可一过性受损，肌酐清除率减低，肌酐水平轻中度升高，于利尿后数日可逐渐恢复正常。肾小管功能常影响不大。

（4）免疫学检验异常：链球菌感染后肾小球肾炎患者血清抗链球菌溶血素"O"（ASO）滴度升高。发病初期血清总补体和 C3 水平下降，常在 8 周内恢复。

二、IgA 肾病

IgA 肾病（IgA nephropathy）是全球范围内最常见的肾炎类型，尤其东南亚地区发病率较高。其特点是系膜区 IgA 沉积，临床表现为反复发作的镜下血尿或肉眼血尿，伴不同程度的蛋白尿。本病由 Berger 于 1968 年最先描述，又称 Berger 病（Berger disease）。IgA 肾病可为原发、独立的疾病，也可以继发于过敏性紫癜、肝脏和肠道疾病等其他系统性疾病。

1. 病因和发病机制

IgA 分为 IgA1 和 IgA2 两种亚型，IgA1 可导致肾脏内免疫复合物的沉积。目前多数相关研究集中在黏膜免疫反应异常，较为公认的发病机制是由于各种因素（病毒、细菌和食物蛋白等）对呼吸道或消化道的刺激，黏膜 IgA 合成增多，IgA1 或含 IgA1 的免疫复合物沉积于肾小球系膜区，激活补体替代途径，引起肾小球损伤。

2. 病理变化

IgA 肾病光镜下表现各不相同，从轻微的系膜扩增增生至弥漫增生性损害伴新月体形成或广泛性硬化。最常见的是系膜增生性病变，通常可见到系膜细胞增殖、系膜基质积聚和免疫复合物沉积而导致的系膜区扩大（图 3-3-3）。可有毛细血管内细胞增生，呈局灶节段性或弥漫性分布，严重病变可有节段性坏死和新月体形成。

在慢性病例中，通常有节段性硬化伴相应的肾小管萎缩和肾间质纤维化。

免疫荧光以特征性的 IgA 沉积为主，沉积可局限于系膜区，或扩展至外周毛细血管袢，常伴有 C3 沉积，偶见少量 IgG 和 IgM 沉积，其强度明显弱于 IgA。

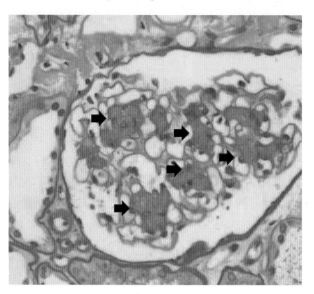

图 3-3-3　IgA 肾病

可见系膜区扩张（箭头所示）

电镜下，电子致密物沉积于系膜区和系膜区旁基膜内侧（图 3-3-4）。伴有毛细血管内细胞增生的病例可见由系膜区扩展而来的内皮下沉积。

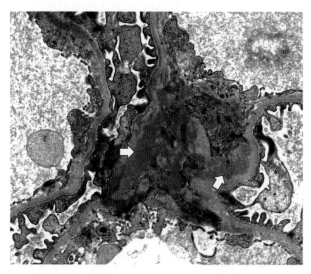

图 3-3-4　IgA 肾病（深灰色区域，透射电镜 ×7500）

可见系膜区高密度电子致密物沉积（箭头所示）

3. 临床病理联系及预后

IgA 肾病可发生于各个年龄段。发病前常有上呼吸道感染，少数发生于胃肠道或尿路感染后。典型临床表现为以血尿为突出症状的急性肾炎综合征。本病预后差异很大，许多患者肾功能可长期维持正常，预后不良的因素包括发病年龄大、出现大量蛋白尿、高血压或肾活检时发现血管硬化或新月体形成者等。约 1/3 的患者经过 20 ~ 30 年逐渐进展为终末期肾病。

4. 实验室检查

（1）尿液检测：表现为镜下血尿或肉眼血尿，尿红细胞增多，相差显微镜显示变形红细胞为主，尿红细胞容积分布曲线左移，表现为肾小球源性血尿的特点。但有时可见混合性血尿。尿蛋白可阴性，也可表现为大量蛋白尿。

（2）免疫学检查：30% ~ 50% 的患者血 IgA 升高。

第四节 快速进行性肾炎综合征及其相关肾小球疾病

快速进行性肾炎综合征（rapidly progressive nephritic syndrome）以起病后快速进展为肾衰竭为特征，患者出现水肿、血尿和蛋白尿等改变后，迅速发展为少尿或无尿，伴氮质血症，并发生急性肾衰竭。最常见的病理类型为弥漫性新月体性肾小球肾炎（crescentic glomerulonephritis，CrGN），又称快速进行性肾小球肾炎（rapidly progressive glomerulonephritis，RPGN）或急进性肾小球肾炎。

病理改变特征为肾小囊壁层上皮细胞增生，伴单核巨噬细胞增生及纤维素沉积，形成新月体（crescent）并累及 50% 以上的肾小球，故又称新月体性肾小球肾炎。RPGN 的发生率占肾穿刺活检患者的 2%，该病病情危重，若不及时治疗，90% 以上的患者于 6 个月内死亡或依赖透析生存，所以需要根据肾脏病理早期明确诊断并针对不同的病因及时采取正确的治疗措施以改善患者的预后。

1. 病因和发病机制

RPGN 可以是原发性的，也可以继发于狼疮肾炎和过敏性紫癜肾等系统性疾病。

根据免疫学和病理学检查结果，RPGN 分为三种类型。

Ⅰ型为抗肾小球基膜抗体引起的肾小球肾炎，免疫荧光检查显示特征性的平滑线性荧光，主要为 IgG 沉积，部分病例可伴 C3 沉积（图 3-4-1）。有患者的抗 GBM 抗体与肺泡基膜发生交叉反应，患者除出现血尿、蛋白尿、高血压甚至肾衰竭等肾炎症状外，还会出现严重的、危及生命的肺出血表现，如咯血等。RPGN 和肺出血并发时称为 Goodpasture 综合征（Goodpasture syndrome）。

Ⅱ型为免疫复合物型。光镜以弥漫新月体形成为突出镜下表现，免疫荧光检查显示有免疫复合物沉积，电镜检查显示电子致密沉积物。

Ⅲ型又称免疫反应缺乏型或寡免疫复合物型。免疫荧光和电镜检查均不能显示病变肾小球内有抗 GBM 抗体或抗原 - 抗体复合物沉积。近年研究表明，此型肾炎中 70% ~ 80% 的患者血清中存在抗中性粒细胞胞质抗体（anti-neutrophil cytoplasmic antibody，ANCA），临床为系统性小血管炎患者，此类病例称为 ANCA 相关性肾小球肾炎。其发病机制与中性粒细胞和单核细胞的激活有关。

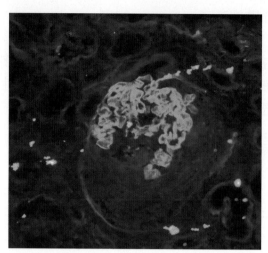

图 3-4-1　抗肾小球基底膜抗体介导的肾小球肾炎（抗 IgG 免疫荧光 ×400）

IgG 沿 GBM 线性沉积，为本病诊断依据

三种类型的急进性肾炎中约有 50% 的病例原因不明，为原发性疾病，其余的则与已知的肾脏和肾外疾病有关。三种类型均有严重的肾小球损伤。

2. 病理变化

肉眼观双肾体积增大，颜色苍白，表面可有点状或片状出血区，切面见肾皮质增厚。

光镜下组织学特征是肾小囊内弥漫性新月体形成。新月体主要由增生的肾小囊壁层上皮细胞和渗出的单核细胞构成，可有中性粒细胞和淋巴细胞浸润及纤维素沉积。这些成分附着于球囊壁层，在毛细血管球外侧形成新月形或环状结构，严重者可充填整个肾小囊（图 3-4-2）。新月体细胞成分间有较多纤维素，纤维素渗出是刺激新月体形成的重要原因。早期新月体以细胞成分为主，称为细胞性新月体；之后胶原纤维增多，转变为纤维细胞性新月体；后期纤维持续增多，于数日或数周机化形成纤维性新月体。新月体使肾小囊腔变窄或闭塞，并压迫毛细血管丛，造成肾小球萎缩、纤维素样坏死，结构严重破坏，最终整个肾小球纤维化、玻璃样变，功能丧失。肾小管上皮细胞变性，因蛋白吸收导致细胞内发生玻璃样变，部分肾小管萎缩甚至消失。肾间质水肿，炎症细胞浸润，甚至可能出现肉芽肿或异物巨细胞反应，后期发生纤维化。

免疫荧光检查对于 Ⅰ 型 RPGN 具有诊断性价值：荧光见 IgG 沿肾小球基膜呈线性、强阳性染色（图 3-4-1），C3 几乎均为阳性，但通常较 IgG 弱；Ⅱ 型表现为免疫球蛋白呈颗粒状荧光沉积；Ⅲ 型免疫荧光检查显示肾小球为阴性。

电镜检查除见新月体外，几乎所有病例均可见肾小球基膜的缺损和断裂，Ⅱ 型病例出现电子致密物沉积。

3. 临床病理联系及预后

临床表现为急进性肾炎综合征，由蛋白尿、血尿等症状迅速发展为少尿和无尿，如不及时治疗，患者常在数周至数月内死于急性肾衰竭。Goodpasture 综合征的患者可有反复发作的咯血，严重者可导致死亡。此类肾炎预后差，但随着甲泼尼龙和环磷酰胺冲击治疗的广泛应用、血浆置换和特异性免疫治疗等，本病的转归有所改善。

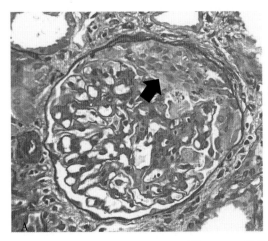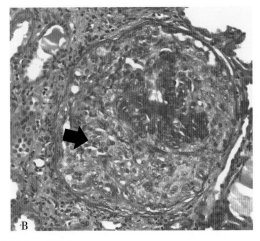

图 3-4-2 新月体（PAS × 400）

A.肾小球毛细血管球尚完整，肾小囊腔右上方可见早期细胞性新月体形成；B.细胞性大新月体（环形体）形成，毛细血管球受压皱缩

4. 实验室检查

（1）血细胞检查：患者常有中度贫血，并伴血沉加快。

（2）尿液检查：患者常有少尿甚至无尿、血尿、蛋白尿，可见红细胞管型。

（3）肾功能检查：肾功能急剧减退，肾小球滤过功能相关检测指标，如血清胱抑素 C、肌酐、尿素升高等升高，肾小管重吸收功能相关指标 α_1-MG、β_2-MG 升高。部分患者肾功能损伤严重，可发展成为尿毒症。

（4）免疫学检查：Ⅰ型患者抗肾小球基底膜抗体阳性；Ⅱ型患者循环免疫复合物阳性，血清 C3 降低；Ⅲ型抗中性粒细胞胞质抗体阳性。

（孙玉静　甄军晖）

第四章 肾小管、肾间质损伤

■ **肾小管损伤**
　　◎ 急性肾小管坏死
　　◎ 慢性肾小管损伤
■ **肾小管间质性肾炎的常见类型**
　　◎ 感染性间质性肾炎
　　◎ 药物性间质性肾炎

■ **高血压性肾损害**
　　◎ 病理表现
　　◎ 病理生理学表现
　　◎ 诊断
　　◎ 治疗原则

第一节 肾小管损伤

　　肾小管包括近曲小管、髓袢和远曲小管。近曲小管和髓袢降支粗段称为近端小管，近端小管又可分为 S1、S2、S3 三段，S1 段对应近曲小管的前 1/2 ~ 1/3，S2 段对应近曲小管的其余部分以及近直小管的起始端，S3 段对应近直小管的其余部分，主要位于外髓质区外条带；髓袢升支粗短和远曲小管称为远端小管。肾小管损伤是临床上常见的疾病，根据起病情况分为急性肾小管损伤和慢性肾小管损伤，其中急性肾小管损伤主要见于急性肾小管坏死，慢性肾小管损伤包括 Fanconi 综合征和肾小管酸中毒。

一、急性肾小管坏死

　　急性肾小管坏死（acute tubular necrosis，ATN）是肾脏遭受严重缺氧损伤时发生的肾小管细胞损伤和死亡。最常见的原因是长期低血压导致肾脏缺血，其他原因包括内源性化学物质对肾小管的直接毒性损伤，如肌红蛋白（横纹肌溶解时由受损的肌细胞释放）或血红蛋白（急性溶血时由红细胞释放）。少数情况下，ATN 也可由肾毒性药物和重金属导致。

（一）病理表现

　　ATN 变化主要在近端肾小管上皮细胞中最为明显，尤其是 S3 段肾小管。顶部刷状缘出现小泡，随着刷状缘膜脱落进入管腔或卷入细胞质。同时细胞间紧密连接的完整性被破坏，上皮细胞极性丧失。整合素能够促进细胞间黏附，受损时整合素被重新分配到顶膜，导致活细胞和死细胞脱落进入管腔，导致管型形成和管状梗阻。由于小管液通过受损的管壁回漏，引起间质水肿。

（二）病理生理学表现

ATN 早期肾小球滤过率进行性下降，影响 GFR 的因素主要包括持续性肾血管收缩、肾小球通透性下降、脱落的细胞和管腔内蛋白管型造成的机械性梗阻、滤液从小管管腔回漏。肾功能受损和少尿通常持续 1 周或更长时间，之后细胞可完全恢复，随着 GFR 恢复至正常，尿量显著增加。这种细胞的恢复受肽生长因子（如胰岛素样生长因子 1 和表皮生长因子）调控。GFR 下降期间，通过纠正电解质紊乱和保证患者充足的营养，患者肾功能可恢复至正常水平。

（三）诊断

详见急性肾损伤章节。

二、慢性肾小管损伤

（一）慢性肾小管损伤的分类

慢性肾小管损伤主要包括 Fanconi 综合征和肾小管酸中毒两种类型。

1. Fanconi 综合征

Fanconi 综合征的特征是广泛的近端肾小管功能障碍。近端肾小管主要负责重吸收钠和水及葡萄糖、磷、氨基酸等有机酸，其功能发生障碍时，导致对溶质的重吸收障碍和排出增多，如尿葡萄糖、氨基酸、磷酸盐、碳酸氢盐等。病因包括原发性和继发性，原发性主要是常染色体隐性遗传，可与其他遗传性疾病并存，如胱氨酸病、肝豆状核变性、糖原贮积症。继发性病因是继发于慢性间质性肾炎、多发性骨髓瘤、异常蛋白血症、重金属及其他毒物引起的中毒性肾损害。

2. 肾小管酸中毒

肾小管酸中毒分为 I 型、II 型和 IV 型。I 型肾小管酸中毒是由于远端肾小管泌氢障碍引起；II 型肾小管酸中毒是由于近端肾小管重吸收碳酸氢盐障碍引起；IV 型肾小管酸中毒是醛固酮产生减少或抵抗引起。

（1）I 型肾小管酸中毒（远端肾小管性酸中毒）是由于远端肾小管泌氢功能障碍，不能维持正常的小管液和管周液之间形成 H^+ 梯度，因此不能酸化尿液，导致尿铵及可滴定酸排出减少，引起代谢性酸中毒。

（2）II 型肾小管酸中毒（近端肾小管酸中毒）是由于近端肾小管重吸收碳酸氢盐功能障碍，未被吸收的碳酸氢盐超过远端肾小管重吸收能力，产生碱性尿，体内碱储备减少，引起代谢性酸中毒。

（3）IV 型肾小管酸中毒是由于醛固酮减少或抵抗引起，属于高钾型肾小管酸中毒一类。其发病机制主要为：①主细胞重吸收钠障碍，管腔内负电荷不能维持，影响细胞泌氢。②近端小管产氨减少，由于血钾升高，细胞泌氢增加，细胞内呈碱性环境，抑制氨的产生和分泌。③主细胞泌氨受阻，高血钾导致钠铵交换减少，尿铵减少。

（二）诊断

1. Fanconi 综合征

（1）结合患者临床表现，表现为肾性糖尿、肾小管性蛋白尿（以小分子蛋白为主）、磷酸盐尿、碳酸盐尿、氨基酸尿、近端肾小管酸中毒等。一般患者出现典型的肾性糖尿、氨基酸尿和磷酸盐尿即可诊断。

（2）尿液检查可见尿蛋白、尿糖、尿钙、钾、磷增加，血液检查见血钙、磷、尿酸、二氧化碳结合力下降，血氯升高，血碱性磷酸酶增加。

2. 肾小管酸中毒

1）定性诊断：动脉血气显示代谢性酸中毒，血氯离子升高，阴离子间隙正常范围；反常性碱性尿，尿 pH > 5.5，肾小管酸化功能障碍；尿液阴离子间隙为正值说明尿液中阴性离子排泄增加，符合肾小管酸中毒尿液表现。

2）定位诊断：近端肾小管酸中毒可通过碳酸氢钠负荷实验确诊。输注碳酸氢钠后，酸中毒的近端肾小管对碳酸氢根离子重吸收阈值下降，碳酸氢根离子排泄增加。远端肾小管酸中毒可通过氯化铵负荷试验、尿铵排泄率测定、远端肾单位氢离子和钾离子排泌刺激试验确诊。

（1）Ⅰ型肾小管酸中毒（远端肾小管性酸中毒）临床表现：高血氯，代谢性酸中毒；低血钾（泌氢障碍，为维持电中性导致钾离子排泄增加）；肾结石（肾钙化、高尿钙、骨病等表现）。

（2）Ⅱ型肾小管酸中毒（近端肾小管性酸中毒）临床表现：高血氯、代谢性酸中毒、低血钾（重吸收碳酸氢根障碍导致阳离子钠重吸收减少，容量不足刺激醛固酮，引起钾排泌），肾结石（肾钙化、高尿钙、骨病等）。

（3）Ⅳ型肾小管酸中毒：由于醛固酮减少或抵抗引起，原发性和获得性低醛固酮血症均引起高肾素血症。继发性低醛固酮血症可能与患者使用 ARB、ACEI 类药物或非甾体抗炎药、肝素、低分子量肝素相关。醛固酮抵抗与遗传性疾病相关，伴有高血钾和高血压。

（三）治疗原则

1. 病因治疗

寻找原发因素，针对原发病进行治疗。

2. 对症治疗

近端和远端肾小管酸中毒：补充碳酸氢钠和柠檬酸钾，若补碱不见效，可给予噻嗪类利尿剂，促进钠的重吸收，增加碳酸氢盐的重吸收；Ⅳ型肾小管酸中毒：低肾素型低醛固酮血症给予盐皮质激素治疗，高肾素型低醛固酮血症或醛固酮抵抗的给予祥利尿剂和噻嗪类利尿剂，低钾饮食。

第二节　肾小管间质性肾炎的常见类型

肾小管间质性肾炎（tubulointerstitial nephritis）是一组累及肾小管和肾间质的炎性疾病。根据引起间质性肾炎的病因，临床上可分为感染性间质性肾炎和药物性间质性肾炎；根据临床和病理特征，肾小管间质性肾炎分为急性和慢性两种类型，急性表现为间质水肿、中性粒细胞浸润和不同程度的肾小管坏死，临床表现轻重不一，如能找到病因并针对性治疗，可以不同程度恢复肾脏功能；慢性表现为肾小管萎缩、间质炎症细胞浸润及纤维组织增生等病变，临床表现为进展性肾功能不全。

一、感染性间质性肾炎

感染性间质性肾炎通常是尿路感染后，通过上行性感染或血源性或下行性感染等途径进入肾脏，引起肾盂肾炎。尿路感染主要由革兰氏阴性菌引起，以大肠埃希菌最为常见，也可以由变形杆菌、克雷伯菌、肠杆菌和假单胞菌等引起，亦可由葡萄球菌、粪链球菌等其他细菌和真菌引起。免疫力低下时，多瘤病毒、巨细胞病毒和腺病毒也可引起。

（一）感染途径

1. 上行性感染

上行性感染是引起肾盂肾炎的主要途径，细菌常由下尿路沿输尿管上行至肾盂、肾盏和肾间质。下尿路感染或导尿、膀胱镜检查和逆行性肾盂造影等医源性操作或膀胱输尿管反流均可引起上行性感染。

2. 血源性感染

血源性感染较少见，常见于败血症或感染性心内膜炎。

3. 淋巴道感染

当盆腔和下腹部器官感染时，病原菌可从淋巴道感染泌尿系统。

4. 直接感染

直接感染较少见，见于泌尿系统周围器官、组织发生感染时。

（二）病理表现

1. 急性肾小管间质性肾炎

病理特征为肾间质的灶状化脓性炎症或脓肿形成。上行性感染首先累积肾盂，肾盂黏膜充血、水肿伴大量中性粒细胞浸润，逐渐向肾髓质和皮质内延伸。血源性感染首先累及肾皮质，形成以肾小球为中心的栓塞性小脓肿，之后逐渐向外扩散，最后扩展至肾髓质和肾盂。急性期后，肾组织内中性粒细胞浸润减少，淋巴细胞、浆细胞和单核细胞增多，病变局部组织纤维组织增生，形成瘢痕。

2.慢性肾小管间质性肾炎

病理特征为肾盂、肾盏黏膜和肾间质灶状淋巴细胞、浆细胞浸润和纤维化。部分区域肾小管萎缩和消失，部分区域肾小管扩张。扩张的肾小管管腔内可见均质红染的胶样管型，形似甲状腺滤泡，有时可见厚壁脓肿形成。早期肾小球很少受累，可发生肾小球球囊周围纤维化。后期部分肾小球玻璃样变和硬化。肾内细、小动脉壁因继发性高血压发生玻璃样变和硬化。慢性肾盂肾炎急性发作时，间质出现大量中性粒细胞浸润，伴脓肿形成。

（三）诊断

1.临床表现

（1）急性感染性间质性肾炎：主要表现为发热、寒战、外周血白细胞增多等炎症的全身症状，并常伴有腰部酸痛和肾区叩击痛及尿急、尿频、尿痛等尿道和膀胱刺激症状。

（2）慢性感染性间质性肾炎：可起病缓慢，也可表现为急性肾盂肾炎的反复发作。肾小管损害严重，尿浓缩和重吸收功能明显下降或丧失，患者表现为多尿、夜尿增多以及低钠低钾和代谢性酸中毒。肾组织不断破坏和肾小球硬化，肾素水平增高和肾功能进行性减退，最终导致高血压、氮质血症和尿毒症。

2.实验室检查

（1）急性感染性间质性肾炎：尿液检查有脓尿、蛋白尿、管型尿和菌尿。

（2）慢性感染性间质性肾炎：肾盂造影、B超或CT检查显示双肾不对称缩小，伴不规则瘢痕形成，肾盂、肾盏变形和积水。

（四）治疗原则

积极去除诱因，控制感染，及时处理原发病。若进展为慢性肾衰竭，应及时给予保守治疗或肾脏替代治疗。

二、药物性间质性肾炎

许多药物会引起间质性肾炎，药物可作为半抗原与肾小管、肾间质的抗原成分结合，产生抗原性，引起以细胞免疫反应为主的变态反应，导致肾小管间质炎症。临床上引起间质性肾炎的常见药物包括β内酰胺类抗生素、磺胺药物、利福平、环氧化酶抑制剂、利尿剂、质子泵抑制剂、抗惊厥药、别嘌呤醇、抗肿瘤药物、钙调磷酸酶抑制剂、锂制剂、含有马兜铃酸的中草药物。临床上根据临床表现将药物引起的间质性肾炎分为急性药物性间质性肾炎和慢性药物性间质性肾炎。

（一）病理表现

间质炎症反应和嗜酸性粒细胞浸润为特征，可见血尿和蛋白尿，尿液显微镜下可见颗粒管型。间质炎症和水肿引起肾脏血流量和GFR下降。多种免疫细胞浸润，包括 T 淋巴细胞和 B 淋巴细胞、浆细胞、自然杀伤细胞和巨噬细胞。在多数情况下，T 淋巴细胞中 $CD4^+T$ 细胞亚群占主导地位。外周嗜酸性粒细胞增加较为常见，偶尔伴有全身性过敏反应引起皮疹及关节疼痛。

1. 急性药物性间质性肾炎

肾间质严重水肿，淋巴细胞和巨噬细胞、嗜酸性粒细胞大量浸润，肾小管出现不同程度的变性和坏死，NSAIDs 药物相关性间质性肾炎可伴有肾小球受损，足细胞广泛融合。重症患者出现局灶肾小管坏死，单核细胞穿透肾小管基底膜插入肾小管上皮细胞之间形成"小管炎"现象。

2. 慢性药物性间质性肾炎

间质病变呈灶状、片状分布；不同程度的纤维组织增生、炎症细胞浸润；肾小管不同程度萎缩。伴肾乳头坏死，局部结构破坏，仅见残存的肾小管轮廓伴钙化灶。慢性间质性肾炎患者双肾萎缩，大小不一。

（二）诊断

停用相关药物后观察肾功能是否逐步改善，恢复时间从几天到几个月不等。一般在患者出现严重的肾功能受损或由于全身反应出现血管炎时，通常需要肾脏活检辅助诊断。短期使用皮质类固醇可能有利于缩短肾功能恢复时间。多数病例中，患者 GFR 可恢复基线水平，但是仍然有一部分患者发展为肾功能进行性下降，间质纤维化及肾小球硬化。初始严重的肾衰竭、停用不良药物后恢复速度较慢、组织损伤较严重、年龄较大、缺乏初始类固醇治疗等因素均可导致肾功能下降。

1. 急性药物性间质性肾炎

典型的三联征表现为发热、皮疹、嗜酸性粒细胞增加。但是 NSAIDs 引起的间质性肾炎很少有典型的三联征表现。起病急，短期内进展迅速，尿检显示血尿、蛋白尿，尿沉渣中少许白细胞、嗜酸性粒细胞，可见颗粒样管型。间质炎症和水肿引起肾血流量下降，肾功能不全，合并肾小管功能障碍的患者应考虑急性间质性肾炎。影像学检查可见双肾增大。

2. 慢性药物性间质性肾炎

存在引起慢性药物性间质性肾炎的病因，存在既往服药史。早期以肾小管受损为主，晚期出现慢性肾衰竭表现。影像学检查显示双肾萎缩，肾乳头坏死，肾脏外形凹凸不平，肾盂肾盏变形。

（三）治疗原则

去除病因，急性药物性间质性肾炎可考虑应用激素和免疫抑制剂治疗。停用相关药物后，肾功能仍旧未恢复可给予短期激素治疗，当出现急性肾衰竭时考虑给予激素冲击治疗。对于慢性药物性间质性肾炎，除去除病因治疗外，注意纠正水、电解质、酸碱平衡紊乱，控制并发症，如高血压、贫血、低钙、高磷等，进展至终末期肾病患者采取肾脏替代治疗。

第三节　高血压性肾损害

高血压性肾损害是最常见的肾血管损害，是高血压造成的肾脏结构和功能改变，根据病情进展速度又分为良性小动脉肾硬化症（benign arteriolar nephrosclerosis）和恶性小动脉性肾硬化症（malignant arteriolar nephrosclerosis）。高血压性肾损害危险因素包括不可逆和可逆因素。不可逆因素包括出生时低体重、年龄、男性、高血压性肾损害家族史；可逆危险因素包括不良生活方式、精神紧张等社会心理因素、炎症、长期严重高血压、肥胖、糖尿病、高脂血症、高尿酸血症及阻塞性睡眠呼吸暂停综合征。肾既是高血压的致病因素，也是靶向损伤器官，高血压一旦对肾造成损害，会导致肾的体液平衡调节及血管活性物质代谢功能发生障碍，进一步加重高血压，造成肾损害与高血压之间的恶性循环，因此通过积极地降压和保护肾的治疗方案是临床医生的关键任务。

一、病理表现

高血压的基本病理基础是动脉树末梢的结构改变。高血压相关的机械压力导致血管壁各层发生变化，尤其是血管壁中层，平滑肌肥厚导致动脉壁增厚，管腔向心性变窄。这些血管病变导致肾脏出现不同程度缺血，早期肾脏增大，晚期缩小。早期引起肾小球基底膜皱缩，肾脏小动脉如入球小动脉、小叶间动脉、弓形动脉内膜增厚，透明样变性，管腔狭窄，导致进行性肥大和肾小球硬化、肾小管萎缩、间质炎症，最终导致肾脏纤维化。

对于恶性小动脉性肾硬化症来说，除具备上述病理改变外，还往往伴有节段性坏死增生性表现，如节段性纤维素样坏死、微血栓形成、系膜细胞增生、新月体出现等。

二、病理生理学表现

1. 肾血流量下降

高血压时，肾脏小动脉收缩，肾血管阻力升高，造成肾血流量（renal blood flow，RBF）下降。高血压引起肾小动脉硬化，顺应性下降，小动脉管壁增厚，管腔狭窄，RBF 进一步下降，导致缺血性肾实质损害。肾小球内高灌注、高压力及高滤过引起肾小球硬化。

2. 肾素 - 血管紧张素 - 醛固酮系统激活

肾素 - 血管紧张素 - 醛固酮（RAAS）系统激活，血管紧张素 Ⅱ 刺激生成内皮素，与其他生长因子协同作用，加速肾脏硬化。

3. 中枢交感神经过度兴奋

神经信号沿交感传出神经依次作用于心脏、血管壁和肾脏。交感神经信号作用于肾脏内小动脉，造成血管收缩，血压升高，降低肾小球灌注；使肾小管钠吸收增多作用于球旁器细胞，使肾素分泌增多，激活 RAAS，又进一步加重交感神经系统的激活。

三、诊断

结合病史，多见于中老年，合并长期高血压病史。早期以夜尿增多、低比重尿等肾小管浓缩功能受损为主要表现，尿液中蛋白以小分子蛋白为主。当肾小球缺血受损后，尿液中可见少量蛋白尿，红细胞及管型。晚期则表现为进行性肾功能损害，肌酐、尿素氮升高，肾小球滤过率进行性下降，导致终末期肾病。恶性高血压引起的肾损害进展迅速，肾小球滤过率急剧下降，可快速进入终末期肾病。

四、治疗原则

积极控制可逆的危险因素，积极稳妥地控制血压是高血压病性肾损害的治疗原则。对于已经发生肾衰竭的患者应积极进行肾脏替代治疗。恶性高血压属于内科急症，应及时严格控制高血压，但血压控制不宜过快、过低，以免影响肾脏灌注，加重肾脏损伤。

1. 调整生活方式

戒烟限酒，控制体重，适当体育锻炼。

2. 饮食与血压控制

根据 2021 版 KDIGO 指南，严格控制钠摄入量 < 2 g/d，血压控制在 120/80 mmHg，对于大多数患者来说，收缩压控制在 120 ~ 130 mmHg 较为合理。

3. 降压药物选择

首选血管紧张素抑制剂（ACEI）或与血管紧张素 Ⅱ 受体阻滞剂（ARB）联用作为一线降压药物，注意监测患者肾功能和肌酐水平，若肌酐水平升高未超过基线的 30%，可继续应用药物，若出现肾功能进行性下降，则需停止使用。此外国内外高血压治疗指南将 ACEI、ARB、钙通道阻滞剂（CCB）、β- 受体阻滞剂及利尿剂作为降血压的一线治疗药物。最有效的组合之一是小剂量利尿剂与血管紧张素抑制剂或血管紧张素 Ⅱ 受体阻滞剂联用。

（杨向东　肖晓燕　刘　蕾）

第五章 肾脏肿瘤

- **肾细胞癌**
  - ◎ 透明细胞性肾细胞癌
  - ◎ 乳头状肾细胞癌
  - ◎ 嫌色细胞癌
- ◎ 集合管癌
- **其他类型常见肾肿瘤**
  - ◎ 肾母细胞瘤
  - ◎ 血管平滑肌脂肪瘤

第一节 肾细胞癌

肾细胞癌（renal cell carcinoma，RCC）又称肾癌，男性发病多于女性，发病年龄 40～70 岁。流行病学统计数据显示，吸烟和肥胖是肾细胞癌高危因素。其他危险因素包括职业暴露（特别是长期接触镉等物质）、慢性肾脏疾病（尤其是囊肿形成）等。遗传因素包括 von Hippel-Lindau 病（VHL）和结节性硬化症（tuberous sclerosis complex，TSC）等均可增加肾癌发病风险，前者发病风险可高达 35%。

透明细胞性肾细胞癌（clear cell renal cell carcinoma，CCRCC）是肾细胞癌最常见的组织学类型，起源于肾小管上皮。其他组织学类型包括乳头状肾细胞癌、嫌色细胞癌、集合管癌等。

一、透明细胞性肾细胞癌

多见于肾脏上、下极，上极更多见。大体观常为单个圆形或类圆形肿块，直径 3～15 cm。肿瘤界限清楚，可有假包膜形成。切面灰黄色或灰白色，肿瘤较大时常伴有出血、坏死、囊性变及黏液变性等，表现为红、黄、褐、白等多种颜色交错的"多彩状"外观（图 5-1-1）。肿瘤较大时可蔓延至肾盂及肾窦脂肪，并常侵犯肾静脉形成静脉内癌栓。

镜下肿瘤细胞圆形或多边形，胞质透明或颗粒状，呈巢团状分布并可见腺泡状结构，间质有特征性的纤细的血管网（图 5-1-2）。肾细胞癌具有散发性和遗传性两种类型，其中，散发性病例约占 95%。已证实，大多数散发病例与 VHL 抑癌基因突变有关。由于血管生成因子激活，肿瘤通常是高度血管化的。

肾细胞癌早期常无症状，大多数通过腹部超声或 CT 扫描偶然发现。肉眼血尿、腰痛和腹部肿块为其具有诊断意义的三个典型症状，但比较少见。体积较大的肿瘤可能会出现全身症状，如发热、体重减轻和贫血。由于肿瘤可产生异位激素和激素样物质，患者可出现肾细胞癌相关副肿瘤综合征，包括高钙血症、高血压、肝功能障碍、肌病和红细胞增多症等。肾细胞癌容易发生转移，最常见部位是肺和骨，也可转移至局部淋巴结、肾上腺、肝和脑等部位。

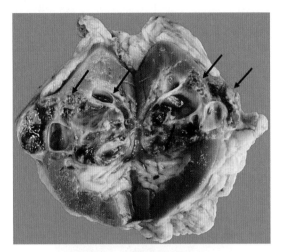

图 5-1-1　肾细胞癌

　　黑色箭头示，肾中上极见一球形肿物，切面灰黄、灰红相间，可见出血坏死、囊性变及黏液变性，界限清楚

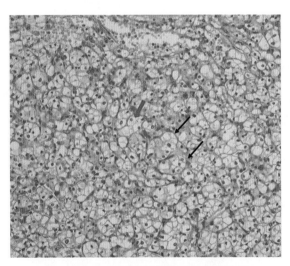

图 5-1-2　透明细胞性肾细胞癌镜下表现

　　癌细胞呈圆形或多边形，腺泡状结构或巢状分布，胞质丰富透明（红色箭头），间质富含纤细血管网（黑色箭头）

　　大多数患者的肿瘤局限于肾脏或伴有区域侵犯。5 年总体生存率相对较高，为60%～90%；淋巴结受累或远处转移患者 5 年生存率降至 10%～30%。具有高级别病理特征的肿瘤在任何阶段都预后较差。

二、乳头状肾细胞癌

　　乳头状肾细胞癌是一种具有乳头状或管状乳头状结构的肾小管上皮来源的恶性肿瘤，是第二常见的肾细胞癌类型，占肾细胞癌的 13%～20%。包括家族性和散发性两个类型，其发病分子机制具有异质性。常见的遗传学改变包括 7 号染色体和 17 号染色体三体、Y 染色体丢失、*MET* 基因突变等。

　　大体观肿瘤偏心位于肾皮质，边界清楚，可见假包膜，病变可累及双侧或呈多灶性分布。可见明显乳头结构，易碎，常伴出血坏死及囊性变，切面呈灰红、灰黄或灰白色颗粒状（图 5-1-3）。

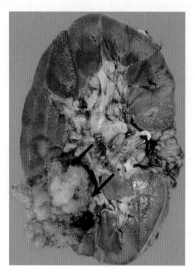

图 5-1-3　乳头状肾细胞癌

　　肾下极见一囊实性肿物，囊内含大小不一的细乳头状或乳头状肿物（黑色箭头示），肿物易碎，极易脱落

　　镜下可见具有纤维血管轴心的乳头状结构或管状乳头状结构，内衬嗜碱性或嗜酸性立方状或柱状细胞。乳头轴心水肿并常可见泡沫细胞和砂砾体成分。肿瘤细胞分为 2 型：Ⅰ型：乳头表面衬覆单层立方状小细胞，胞质稀少、淡染，核小而圆，核仁不清；Ⅱ型：粗大的乳头表面衬覆假复层柱状细胞，细胞较大，胞质丰富、嗜酸，核大而圆，常见明显核仁（图 5-1-4）。

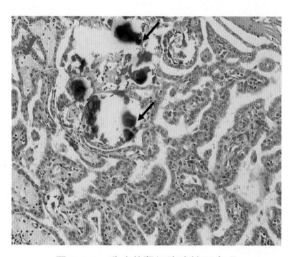

图 5-1-4　乳头状肾细胞癌镜下表现

　　癌细胞排列呈乳头状结构，可见纤细的纤维血管轴心，癌细胞较大，胞质宽大，嗜酸性，核仁明显（黑色箭头示砂砾体，红色箭头示泡沫细胞）

　　乳头状肾细胞癌的预后好于透明细胞性肾细胞癌，多数学者认为Ⅱ型乳头状肾细

胞癌较 I 型预后差，核分级和 TNM 分期是影响其预后的重要因素。

三、嫌色细胞癌

嫌色细胞癌是一种以细胞膜清楚、细胞核皱缩伴核周空晕，胞质粉染、嗜酸为主要特征的肾细胞癌。占肾细胞癌的 5%~7%，平均发病年龄为 59 岁。

大体观肿瘤呈实性，常较大，平均直径 8 cm，多数边界清楚，切面呈均匀一致的淡棕褐色或浅灰色，约 15% 的肿瘤中央有纤维瘢痕，偶见出血坏死（图 5-1-5）。

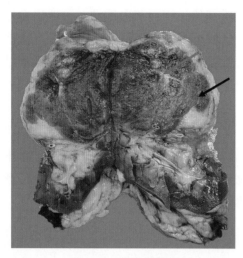

图 5-1-5　嫌色细胞癌

肾上极见一灰红灰褐类圆形肿物（黑色箭头示），界尚清，中央可见星状纤维瘢痕（红色箭头示）（本图由山东大学齐鲁医院泌尿外科蒋学文医师惠赠）

镜下肿瘤细胞呈实性片状排列，被不完整玻璃样变性的厚壁血管分割，细胞体积大，呈多角形，胞质透明或泡沫状略呈网状，细胞膜厚而清晰，类似"植物细胞"。这些细胞常与嗜酸颗粒状小细胞混杂存在。细胞核不规则，常皱缩，可见核周空晕（图 5-1-6）。

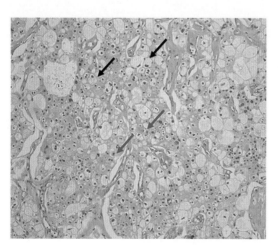

图 5-1-6　嫌色细胞癌

癌细胞膜厚而清晰，呈"植物细胞样"，核皱缩，可见核周空晕（黑色箭头所示），周边可见嗜酸性颗粒状小细胞（红色箭头所示）

与乳头状肾细胞癌和透明细胞性肾细胞癌相比，嫌色细胞癌预后较好，5 年生存率为 78% ~ 100%。肿瘤分期、肉瘤样变和肿瘤性坏死是独立预后影响因素。

四、集合管癌

集合管癌（collecting duct carcinoma，CDC）是一种高级别、管状结构为主的肾髓质癌，起源于 Bellini 集合管上皮。此病罕见，占肾脏恶性肿瘤的比例 < 1%。发病年龄为 13 ~ 87 岁。

大体观肿瘤位于肾髓质部位，切面灰白质硬，可伴出血坏死。肿瘤常不规则，边界不清，或呈多结节状，延伸至皮质和肾窦。周围常见卫星灶。

特征性组织学表现为管状和管状乳头状，伴浸润性导管结构，周围常有明显促纤维组织增生反应及较多炎细胞浸润。边界不清，肿瘤浸润周围邻近肾组织。胞质淡粉染或嗜酸，异形性明显，具有高级别细胞核特征，细胞核大，泡状，高度多形性，核仁显著，核分裂象增多。常可见细胞凋亡及凝固性坏死，并可见肉瘤样或横纹肌样分化（图 5-1-7）。因集合管癌的组织学特征与其他高级别肾肿瘤如乳头状肾细胞癌、肾髓质癌、腺性分化的尿路上皮癌等有形态学重叠，应在广泛取材的前提下，排除上述疾病及其他器官的转移才可诊断。

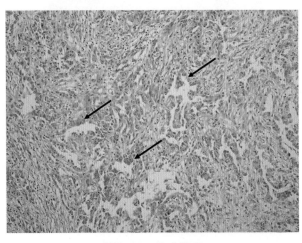

图 5-1-7　集合管癌

肿瘤细胞排列呈管状或管状乳头状（黑色箭头示），浸润性生长，管壁衬覆靴钉样或立方状上皮；肿瘤细胞明显异型性，具有高级别细胞核特征，核仁显著；周围可见明显间质反应及少量炎细胞浸润

集合管癌是高度侵袭性肿瘤，预后较差，约 2/3 的患者确诊后 2 年内死亡。患者对免疫治疗和化疗治疗反应不良。

第二节　其他类型常见肾肿瘤

一、肾母细胞瘤

肾母细胞瘤（nephroblastoma），由 Max Wilms 医师于 1899 年首次报道，又称 Wilms 瘤（Wilms tumor）。起源于后肾胚基细胞的恶性胚胎性肿瘤，其向后肾组织分化过程受到阻碍，常显示不同分化方向，是儿童腹膜后最常见的恶性肿瘤，常见于 10 岁以下儿童，偶见于成人。

肾母细胞瘤多数为散发性，但也有家族性病例报道。病因尚不清楚，10%～15% 的患者与先天性畸形综合征和基因异常有关。具有 WAGR 综合征、Denys-Drash 综合征和 Beckwith-Wiedemann 综合征的患者，肾母细胞瘤发病率明显增加。此外，与肾母细胞瘤相关的遗传分子标记包括 *WT1*、*IGF2*、*CTNNB1*、*TP53*、*MYNC* 和 *WTX* 基因等。*1p* 和 *16q* 缺失提示预后较差。

大体观肾母细胞瘤多表现为单个实性肿块，边界清楚，并有假包膜形成。切面实性，常质地柔软，灰白色或灰褐色，鱼肉状。当间质成分为主时可质地较硬，局灶可伴出血坏死及囊性变（图 5-2-1）。

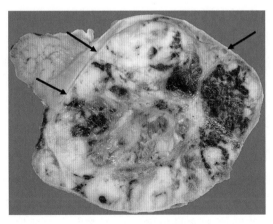

图 5-2-1　肾母细胞瘤

黑色箭头示肿瘤边界清楚，包膜完整，质地灰白细腻、鱼肉状，可见出血坏死

镜下具有肾脏不同发育阶段的组织学结构。典型的肾母细胞瘤呈三相分化，由未分化的胚芽组织、多少不等的上皮成分和间叶成分组成（图 5-2-2）。三种成分在肿瘤中所占的比例不一，也可成两相或三相分化，因而形态学多样。

1. 未分化的胚芽组织

体积小、胞质稀少、核分裂活跃的小圆形或卵圆形原始细胞呈结节状、蛇状、栅栏状排列或弥漫性分布。

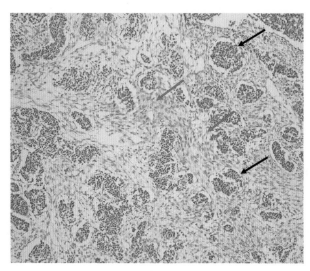

图 5-2-2　肾母细胞瘤镜下表现

圆形或卵圆形未分化小细胞构成胚芽成分及不同分化程度且数量不等的上皮成分和间叶成分，可见胚胎性肾小球形成（黑色箭头）、数量不等的间叶成分（红色箭头）

2. 上皮成分

小多边形或立方样细胞形成原始菊形团样结构、小管状或肾小球样结构，类似正常肾发生过程中各个阶段的组织学改变。异源性上皮分化以黏液性上皮和鳞状上皮常见。

3. 间叶成分

多为平滑肌、横纹肌和成纤维母细胞分化，横纹肌是最常见的异源性间叶成分。其他异源性分化包括脂肪组织、软骨、神经节细胞、神经胶质细胞等。

5%～8% 的肾母细胞瘤表现为间变。其定义为肿瘤细胞大而深染，多极核分裂。增大的细胞核至少是周围非间变细胞核的 3 倍。2 岁以内患者间变罕见，但 4 岁以上的患者间变比例可高达 15%。间变包括局灶性和弥漫性间变，其分类对临床治疗和预后评估具有重要影响。

二、血管平滑肌脂肪瘤

血管平滑肌脂肪瘤（angiomyolipoma，AML）是一种良性间叶性肿瘤，由不同比例的脂肪组织、梭形和上皮样平滑肌细胞及厚壁血管组成。是一种血管周细胞来源的家族性病变。通常是散发性，少数情况下，AML 与结节性硬化症密切相关。

肉眼观血管平滑肌脂肪瘤大多是单发，也可多发。主要发生于肾脏皮质和髓质，少数病例可能起源于腹膜后软组织。肿瘤实性，呈膨胀性生长，与周围组织边界清楚，通常无包膜。一般呈分叶状，黄色到红褐色，切面细腻。根据肿瘤成分含量不同呈不同的颜色变化。

经典的血管平滑肌脂肪瘤的组织学特征包括多少不等的成熟脂肪组织、不规则厚壁血管及平滑肌（即三联征）（图 5-2-3）。三种成分在肿瘤中所占的比例不一，肿瘤一般脂肪成分较多，也可血管成分或平滑肌成分为主，因而形态学多样。

经典型血管平滑肌脂肪瘤是良性的，偶可侵犯肾实质和肾静脉，但不应被误解为恶性肿瘤。也可出现区域性淋巴结转移。需要注意的是，上皮样血管平肌瘤具有一定

Note

的恶性潜能，可发生局部浸润和转移。

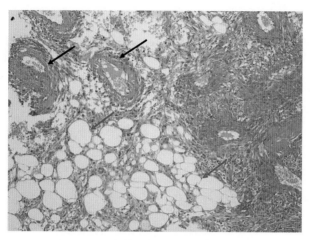

图 5-2-3　血管平滑肌脂肪瘤镜下表现

　　肿瘤由数量不等的成熟脂肪组织（红色箭头）、畸形厚壁血管（黑色箭头）和平滑肌组织（绿色箭头）组成

（戚　美）

第六章　水、电解质紊乱

　　水是机体的重要组成成分和生命活动的必需物质，人体的新陈代谢是在体液环境中进行的。体液是由水和溶解于其中的电解质、低分子有机化合物以及蛋白质等组成，广泛分布于组织细胞内外。水、电解质紊乱是临床常见的病理过程，一些全身性病理变化、许多器官疾病都可能引起或伴有水、电解质紊乱；外界环境的某些变化、医源性因素也可以引起水、电解质紊乱。水、电解质紊乱得不到及时纠正，可以引起各器官系统如心血管系统、神经系统等的生理功能和机体物质代谢发生异常，严重时可导致患者死亡。

第一节　正常水、钠平衡及其调节

一、体液组成、容量和分布

（一）体液的容量和组成

1. 体液容量及其影响因素

　　体液的含量与体重有关，也因性别、年龄和胖瘦而有差别。例如，男性体液含量较高，健康成年男性体液总量约占体重的60%，女性因脂肪较多体液含量相对较低，体液总量约占体重的50%。儿童的体液含量相对较成人高，年龄越小，体液含量越高，老年人体液含量相对减少（图6-1-1）。此外，不同的组织含水量也不同，脂肪含水量比较低（25%～30%），而肌肉组织含水量可达76%。

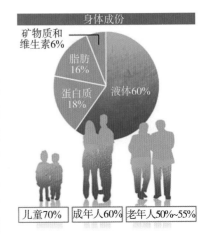

图 6-1-1　年龄和体液含量的关系

Note

2.体液的组成

体液包括细胞内液（intracellular fluid，ICF）（约占体重的 40%）和细胞外液（extracellular fluid，ECF）（约占体重的 20%），细胞外液中血浆约占体重的 5%，其余 15% 为浸润在细胞周围的组织间液（interstitial fluid）。组织间液中有极少的一部分分布于一些密闭的腔隙（如关节囊、颅腔、胸膜腔、腹膜腔）中，为一特殊部分，也称第三间隙液。由于这一部分是由上皮细胞分泌产生的，又称为跨细胞液（transcellular fluid）。细胞外液构成了人体的内环境，是沟通组织细胞之间和机体与外界环境之间的媒介。内环境相对稳定是机体维持正常新陈代谢和各种生理功能所必需的。

小儿体液占体重百分比显著高于成人，主要是细胞外液增加。小儿每天的出入水量约占细胞外液的 1/2，而成人仅为 1/7，小儿水的交换率比成人快 3~4 倍，另外小儿不显性失水比成人多，因此小儿对失水的耐受性比成人差。小儿摄入水不足，水分过量丢失，将比成人更易发生脱水。

（二）体液的电解质成分

细胞内液和细胞外液电解质成分有很大的差异。细胞外液的组织间液和血浆的电解质在构成和数量上大致相等，阳离子主要是 Na^+，其次是 K^+、Ca^{2+}、Mg^{2+} 等，阴离子主要是 Cl^-，其次是 HCO_3^-、HPO_4^{2-}、SO_4^{2-}、有机酸和蛋白质，两者的主要区别是血浆含有较高浓度的蛋白质，这与蛋白质不易透过毛细血管进入组织间液有关。

细胞内液中，钾是重要的阳离子，其次是 Na^+、Ca^{2+}、Mg^{2+}，主要的阴离子是 HPO_4^{2-} 和蛋白质，其次是 HCO_3^-、Cl^-、SO_4^{2-} 等。各部分体液中所含阴、阳离子数的总和相等，保持电中性。

（三）体液的渗透压

体液的渗透压包括晶体渗透压和胶体渗透压。渗透压取决于溶质的分子或离子的数目，与分子或离子的大小无关，因此体液的渗透压是由其所含的微粒总数决定的，包括阳离子、阴离子的个数和非电解质的分子个数，血浆总渗透压 = 阴离子浓度 + 阳离子浓度 + 非电解质浓度，正常值为 280~310 mmol/L。血浆和组织间液的渗透压 90%~95% 来源于电解质离子，称为晶体渗透压，在维持细胞内外水平衡中发挥决定作用。血浆蛋白质所产生的渗透压极小，仅占血浆总渗透压的 1/200，与血浆晶体渗透压相比微不足道，但由于其不能自由通透毛细血管壁，因此对于维持血管内外液体的交换和血容量具有十分重要的作用。细胞外液的渗透压主要由 Na^+ 和 Cl^- 决定，而细胞内液渗透压 50% 取决于 K^+。

二、正常水、钠平衡

水是机体中含量最多的组成成分，是维持人体正常生理活动的重要物质之一，其生理功能是多方面的。

（一）水的生理功能

1. 促进物质代谢

水本身参与水解、水化、加水脱氢等重要反应，是一切生化反应的场所；水是良好的溶剂，能使物质溶解，加速化学反应，有利于营养物质的消化、吸收、运输和代谢废物的排泄。

2. 参与体温调节

水的比热和蒸发热大，蒸发少量的汗就能散失大量的热量。水的流动性大，随血液迅速分布全身，体液中水的交换非常迅速，物质代谢产生的热量能够在体内迅速均匀分布。

3. 润滑和缓冲作用

水有润滑作用，泪液可以防止眼球干燥而有利于眼球转动；关节囊的滑液有利于关节转动；胸膜和腹膜腔的浆液可减少组织间的摩擦；羊水可以缓冲压力，对胎儿发挥保护作用。

4. 影响脏器质地

与蛋白质结合的结合水可以影响组织器官的坚实程度，例如心脏含水 79%，比血液仅少 4%，但由于心脏主要含结合水，故它的形态坚实柔韧，而血液则循环流动。

（二）钠的生理功能

钠是细胞外液中的主要阳离子，在细胞外液渗透压维持中具有重要作用，参与神经、肌肉、心肌细胞动作电位的形成，和神经、肌肉兴奋性维持有关；钠可影响酸碱平衡；钠离子影响某些酶的活性，参与代谢过程。

（三）水、钠平衡

正常人每日水的摄入和排出处于动态平衡。饮水、食物水、代谢水是机体水的来源，而排出水的途径有四个，即消化道（粪）、皮肤、肺（呼吸）和肾（尿）。每日由皮肤蒸发的水（非显性蒸发）约 500 ml，通过呼吸蒸发的水分约 350 ml，这两种不感蒸发排出的水是不可避免的，可以当作纯水来看待。汗液是一种低渗溶液，NaCl 含量约为 0.2%，并含有少量的钾离子，因此大量出汗会伴有电解质的丢失。健康成人每日经粪便排出的水分约为 150 ml，由尿排出的水为 1000 ~ 1500 ml。脂肪、蛋白质等营养物质在体内氧化生成的水称为代谢水，每日约为 300 ml；食物水含量为 700 ~ 900 ml；为维持水出入平衡，成人每日饮水量波动于 1000 ~ 1300 ml。

正常成人体内含钠总量为 40 ~ 50 mmol/kg 体重，其中约 60% 是可以交换的，约 40% 是不可交换的，主要结合于骨骼的基质。总钠量的 50% 左右存在于细胞外液，10% 左右存在于细胞内液。血清 Na^+ 浓度的正常范围是 135 ~ 145 mmol/L，细胞内液中的 Na^+ 浓度仅为 10 mmol/L 左右。摄入的钠主要来自食盐，成人每日摄入钠 100 ~ 200 mmol，钠几乎全部由小肠吸收，主要经肾随尿排出。摄入多，肾脏排出亦多；摄入少，排出亦少。随着汗液的分泌也可排出少量的钠，正常钠排出和摄入几乎相等。

Note

（四）水、钠平衡调节

机体内水、钠平衡密切相关，主要通过神经 - 体液机制的调节实现。水平衡主要受渴觉和血管升压素［抗利尿激素（antidiuretic hormone，ADH）］的调节，而钠平衡主要受醛固酮和心房钠尿肽调节。

1. 渴觉调节

当机体内水分不足或摄入较多的食盐而使细胞外液的晶体渗透压升高时，刺激下丘脑视上核渗透压感受器和侧面的口渴中枢，产生兴奋，可以反射性引起口渴的感觉，机体主动饮水，饮水后血浆渗透压回降，则渴感消失。

2. ADH 的作用

ADH 由下丘脑视上核和室旁核神经元分泌，储存在神经垂体。ADH 结合远曲小管和集合管上皮细胞管周膜上 V_2 受体，提高远曲小管和集合管对水的通透性，促进水的重吸收，减少水的排出。ADH 合成和分泌主要受血浆晶体渗透压和循环血容量的调节（详见第二章第六节）。

3. 醛固酮的作用

醛固酮是肾上腺皮质球状带合成和分泌的激素，醛固酮分泌入血后，促进远端小管和集合管对 Na^+ 的主动重吸收，同时通过 K^+-Na^+ 和 H^+-Na^+ 交换促进 K^+ 和 H^+ 的分泌，对 Cl^- 和水的重吸收也增多。

醛固酮分泌主要受肾素 - 血管紧张素系统和血浆钠、钾离子浓度的调节。血容量减少、血压下降等刺激肾入球小动脉牵张感受器而促进近球细胞分泌肾素，交感神经兴奋、血浆钠离子浓度下降等也可以刺激肾素分泌。

4. 心房钠尿肽

心房钠尿肽（atrial natriuretic peptide，ANP）是一组由心房肌细胞产生的多肽，由 21 ~ 33 个氨基酸残基组成。当心房扩张、血容量增加、血 Na^+ 增高或血管紧张素增多时，刺激心房肌细胞合成和释放 ANP。ANP 释放入血后，对抗肾素 - 血管紧张素 - 醛固酮系统的作用，减少肾素的分泌、抑制醛固酮分泌、对抗血管紧张素的缩血管效应、拮抗醛固酮作用。

（薛 冰）

第二节 水、钠代谢紊乱

水、钠代谢紊乱是临床常见的病理过程，两者常同时或相继发生，并且相互影响，关系密切，临床上常将两者同时考虑。由于两者变化不一定平行，一般可以根据血钠浓度、渗透压、体液容量等进行分类，从临床实际出发，结合临床工作习惯，本章根

Note

据体液容量的改变进行讨论。

一、体液容量减少——脱水

体液容量的明显减少在临床上称为脱水（dehydration），脱水常伴有血钠和渗透压的变化。根据其伴有的血钠或渗透压的变化，脱水可分为低渗性脱水（细胞外液减少合并低血钠）、高渗性脱水（细胞外液减少合并高血钠）和等渗性脱水（细胞外液减少而血钠正常）。

（一）低渗性脱水

低渗性脱水（hypotonic dehydration）特点是失 Na^+ 多于失水，血清 Na^+ 浓度 < 135 mmol/L，血浆渗透压 < 280 mmol/L，伴有细胞外液量的减少，也称为低血容量性低钠血症（hypovolemic hyponatremia）。

1. 原因和机制

常见原因是肾内或肾外丢失大量的液体或液体积聚在"第三间隙"（third space）后处理措施不当所致，例如只补水而未补充电解质平衡液。

（1）经肾丢失：主要见于各种原因引起的肾小管上皮细胞钠重吸收减少，尿钠排出增加。例如，长期连续使用利尿药，如呋塞米、依他尼酸、噻嗪类等，这些药物主要能抑制髓袢升支粗段和始段远曲小管对 Na^+ 的重吸收，导致钠从尿中排出增加；急性肾衰竭多尿期，渗透性利尿作用使得肾小管上皮细胞钠、水重吸收减少；肾上腺皮质功能不全（如艾迪生病，Addison disease）由于醛固酮分泌不足，肾小管对钠的重吸收减少；Ⅰ型肾小管酸中毒（renal tubular acidosis，RTA）是一种以肾小管排酸障碍为主的疾病，集合管泌 H^+ 功能障碍引起 H^+-Na^+ 交换减少，Na^+ 重吸收减少。

（2）肾外途径丢失：①消化道失液：丧失大量消化液而只补充水分是低渗性脱水最常见的原因。如呕吐、腹泻导致含 Na^+ 的消化液丧失，胃、肠吸引术丢失体液后只补充水分或输注葡萄糖溶液。②经皮肤丢失：汗液为含钠的低渗液，大量出汗也可伴有明显的钠丢失（每小时可丢失 30 ~ 40 mmol/L 的钠），大面积烧伤可导致液体和钠的大量丢失。如若只补充水分，患者可发生低渗性脱水。③液体在第三间隙积聚：如胸膜炎形成大量胸腔积液，腹膜炎、胰腺炎形成大量腹水等。

2. 对机体的影响

（1）易发生休克：细胞外液量减少，同时由于细胞外液处于低渗状态，水分从细胞外液向渗透压相对较高的细胞内转移，导致细胞外液进一步减少，低血容量加重，患者容易发生低血容量性休克，外周循环衰竭症状出现较早。患者有直立性眩晕、血压下降、四肢湿冷、脉搏细速、静脉塌陷等症状。

（2）明显的脱水征：细胞外液减少，血容量减少；同时由于血液浓缩，血浆胶体渗透压升高，组织间液向血管内转移增加，加重组织间液减少，因而脱水征明显。患者表现为皮肤弹性减退、眼窝凹陷、婴幼儿囟门下陷等（图 6-2-1）。

（3）细胞内水肿：由于细胞外液低渗，水分从细胞外转移到细胞内，发生细胞内水肿，引起细胞功能障碍。例如脑细胞水肿会引起中枢神经系统功能障碍。

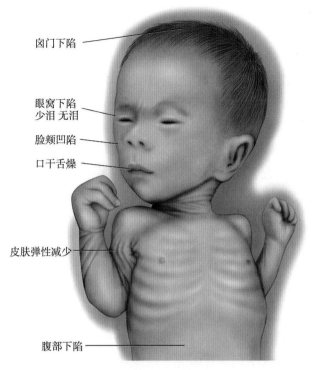

囟门下陷

眼窝下陷
少泪 无泪

脸颊凹陷

口干舌燥

皮肤弹性减少

腹部下陷

图 6-2-1 脱水征

（4）无明显渴感：血浆晶体渗透压下降，因此患者渴感不明显，不能主动进水。

（5）尿量：血浆渗透压降低，抑制下丘脑视上核渗透压感受器，ADH 分泌减少，远曲小管和集合管对水分重吸收减少，尿比重下降，尿量无明显减少。但晚期由于血容量显著降低，刺激 ADH 释放，肾小管对水的重吸收增加，可发生少尿。

（6）尿钠：经肾失钠的低渗性脱水患者，尿钠含量增多；肾外因素所致低渗性脱水者低血容量引起肾血流量减少，激活肾素 - 血管紧张素 - 醛固酮系统，醛固酮促进肾小管对钠的重吸收，尿钠含量减少。

3. **防治的病理生理基础**

（1）防治原发病，去除病因。

（2）适当补液：原则上给予等渗盐水（0.9% NaCl）以恢复细胞外液容量，病情危急时可给予高渗盐水（1.5% 或 3% NaCl）以快速纠正渗透压和细胞外液容量。发生休克时要按休克的处理方式积极抢救。

（二）高渗性脱水

高渗性脱水（hypertonic dehydration）的特点是失水多于失钠，血清 Na^+ 浓度＞150 mmol/L，血浆渗透压＞310 mmol/L，细胞外液量和细胞内液量均减少，又称低血容量性高钠血症（hypovolemic hypernatremia）。

血浆渗透压稍有升高就会刺激渴感中枢而饮水，血浆渗透压即可恢复，故对渴感正常的人来说，在能够喝水和有水喝的情况下，很少引起高渗性脱水。但如果没有及时得到水分补充，再加上皮肤和呼吸道蒸发引起纯水丢失，导致水的丢失大于钠的丢失，则发生高渗性脱水。

1. 原因和机制

（1）水摄入减少：一天不饮水，成年人失水约 1200 ml（约为体重的 2%），而婴儿失水可达体重的 10%，临床上应特别注意。常见于以下几种情况：①水源断绝：沙漠、航海、自然灾害等引起的水源断绝。②无法饮水：如食管疾病引起的进食或饮水困难、频繁呕吐、昏迷等情况。③渴感缺失：某些中枢神经系统损害的患者、年老体弱的患者因无口渴感而造成摄水减少。

（2）水丢失过多：单纯失水，由于损失的都是不含电解质的水分，故引起高渗性脱水。常见于以下几种情况：①呼吸道失水：任何原因引起的过度通气（如癔症、代谢性酸中毒等）都会使呼吸道黏膜不感蒸发加强，丢失纯水增加。②皮肤失水：高热、甲状腺功能亢进时，皮肤不感蒸发增加。③肾脏失水：中枢性尿崩症引起的 ADH 产生和释放不足或肾性尿崩症肾远曲小管和集合管对 ADH 反应缺乏，均可以引起肾小管对水的重吸收减少，尿液浓缩障碍，经肾排出大量水分。

（3）失水大于失钠：①经皮肤丢失：大量出汗，汗液为含钠的低渗液，大量出汗引起水丢失超过钠丢失。②经胃肠道失液：呕吐、腹泻及消化道引流等引起等渗或含钠量低的消化液丢失。胃液是等渗液，而水样便的钠离子浓度大约为 60 mmol/L，为低渗液。③经肾脏失液：脱水剂如甘露醇、高渗葡萄糖，昏迷的患者鼻饲浓缩的高蛋白饮食，均可通过渗透性利尿机制导致肾脏失水大于失钠。

2. 对机体的影响

（1）早期发生渴感：细胞外液渗透压升高，刺激渗透压感受器而兴奋渴觉中枢，引起渴感；循环血量减少及唾液分泌减少引起的口干舌燥，也促进渴感的发生。患者因为渴感而主动补水，这是机体重要的保护机制。

（2）尿量减少：细胞外液容量减少及渗透压升高均可以刺激下丘脑渗透压感受器，引起 ADH 分泌增加，促进肾小管对水的重吸收，尿量减少，尿比重增加。但尿崩症引起的高渗性脱水是例外。

（3）细胞内脱水：细胞外液高渗，渗透压相对较低的细胞内液向细胞外转移，这有助于循环血量的恢复，但同时引起细胞内脱水致使细胞皱缩。

（4）尿钠：早期血容量减少不明显，醛固酮分泌不增加，尿钠重吸收不变，尿钠浓度还可能因水分的重吸收增多而升高。在液体丢失达体重 4% 时，醛固酮分泌增加，因此晚期和重症病例，醛固酮分泌增多而引起尿钠含量减少。

（5）中枢神经系统功能障碍：严重的患者，由于细胞外液高渗引起脑细胞严重脱水时，可呈现一系列中枢神经系统功能障碍的表现，如嗜睡、肌肉抽搐、昏迷，甚至死亡。脑体积因脱水而显著缩小时，颅骨与脑皮质之间的血管张力增大，可导致静脉破裂而出现局部脑出血和蛛网膜下腔出血。

（6）脱水热：严重的病例，尤其是小儿，由于从皮肤蒸发的水分减少，散热受到影响，导致体温升高，称为脱水热。

在高渗性脱水时，由于渴感而主动补水，ADH 分泌增多使得尿量减少以及细胞内液向细胞外液的转移均有助于维持细胞外液容量和循环血量，因此高渗性脱水时细胞外液量及血容量的减少均没有低渗性脱水明显，血液浓缩程度轻，发生休克者也较少。

3. 防治的病理生理基础

（1）防治原发病，去除病因。

（2）补充体内缺少的水分，由于血钠浓度升高，不能进食者可由静脉滴入 5% 的葡萄糖溶液。

（3）虽然患者血钠浓度升高，但体内总钠量是减少的，因此待缺水情况得到一定程度纠正后，还应适当补充含钠溶液，避免细胞外液转为低渗。

（三）等渗性脱水

等渗性脱水（isotonic dehydration）的特点是水钠成比例丢失，血容量减少，血清 Na^+ 浓度和血浆渗透压在正常范围。

1. 原因和机制

任何等渗性液体的大量丢失所造成的血容量减少，短期内均引起等渗性脱水，如麻痹性肠梗阻、大量呕吐、腹泻、大面积烧伤、大量抽放胸腔积液、腹水，新生儿消化道先天畸形，如幽门狭窄、胎粪肠梗阻、胃肠瘘等引起的消化液丢失。

2. 对机体的影响

主要丢失细胞外液（血浆容量及组织间液减少），细胞内液变化不大。细胞外液的丢失引起血浆浓缩，血容量减少刺激 ADH 和醛固酮分泌，因此患者尿量、尿钠减少，可使得细胞外液得到部分补充。严重的细胞外液减少，也可以引起血压下降，甚至发生休克、肾衰竭。等渗性脱水如未得到及时处理，患者通过不感蒸发和呼吸等途径丢失水分则可转变为高渗性脱水；如果治疗中补给过多的低渗溶液则可转变为低钠血症或低渗性脱水。

3. 防治的病理生理基础

（1）防治原发病，去除病因。

（2）尽快补充细胞外液量，静脉滴注平衡盐溶液（如乳酸钠与复方氯化钠的混合液，碳酸氢钠与等渗盐水的混合液）或等渗盐水，尽快恢复血容量。

二、体液容量增多

根据血钠变化和体液分布特点，体液容量增多分为水肿、水中毒和盐中毒。

（一）水肿

过多的液体在组织间隙或体腔内积聚称为水肿（edema）。水肿是发生在多种疾病的重要病理过程，不是独立的疾病。水肿发生于体腔内，则称之为积水（hydrops），如心包积水、胸腔积水、腹腔积水、脑积水等。

按水肿波及的范围水肿可分为全身性水肿（anasarca）和局部性水肿（local edema）；按发病原因可分为肾性水肿、肝性水肿、心性水肿、营养不良性水肿、淋巴性水肿、炎性水肿等；按发生水肿的器官、组织可分为皮下水肿、脑水肿、肺水肿等。

水肿是多种原因引起的。全身性水肿多见于充血性心力衰竭（心性水肿）、肾病综合征和肾炎（肾性水肿）以及肝脏疾病（肝性水肿），营养不良（营养不良性水肿）

和某些内分泌疾病。有的全身性水肿至今原因不明，称"特发性水肿"。局部性水肿常见于器官组织的局部炎症（炎性水肿）、静脉阻塞及淋巴管阻塞（淋巴性水肿）等情况。比较少见的血管神经性水肿（angioneurotic edema）也属于局部水肿。

1. 发病机制

生理条件下体液容量和组织液容量相对恒定，这种恒定依赖于体内外液体交换的平衡和血管内外液体交换平衡。因此，水肿的发生可以归因于血管内外液体交换失衡导致的组织液生成超过回流，引起液体在组织间隙积聚，或者体内外液体交换失衡引起的细胞外液总量增加。

（1）血管内外液体交换失衡：正常情况下组织间液和血浆之间不断进行液体交换，组织液的生成和回流保持动态平衡，该平衡受有效流体静压、有效胶体渗透压和淋巴回流等因素影响（图 6-2-2）。

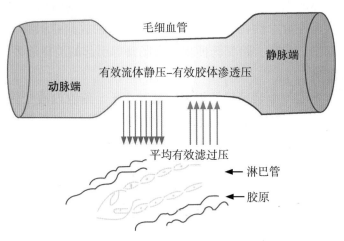

图 6-2-2　血管内外液体交换模式图

毛细血管流体静压和组织间隙的流体静压的差值为有效流体静压，是驱使血管内液体向外滤出的力量。血浆胶体渗透压和组织间液胶体渗透压的差值为有效胶体渗透压，是促使液体回流至毛细血管的力量。有效流体静压减去有效胶体渗透压之差值则是平均有效滤过压。正常情况下，组织液在动脉端的生成略大于静脉端的回流，剩余的部分需经淋巴系统回流进入血液循环，正常成人安静状态下每小时大约有 120 ml 液体经淋巴系统进入血液循环。淋巴管壁的通透性较高，蛋白质易通过，淋巴回流不仅把多生成的组织液送回体循环，还把毛细血管漏出的蛋白质、细胞代谢产生的大分子物质回吸收入体循环。上述任何一个或多个因素异常，都可能引起水肿。

血管内外液体交换失衡主要见于：①毛细血管流体静压增高：毛细血管流体静压增高可升高有效流体静压，导致有效滤过压增加，组织液生成增多，超过淋巴回流的代偿能力时，便可引起水肿。全身或局部静脉压增高是毛细血管流体静压增高的常见原因，如充血性心力衰竭、肿瘤压迫静脉或静脉的血栓形成，动脉充血也可引起毛细血管流体静压增高，成为炎性水肿发生的重要原因之一。②血浆胶体渗透压降低：血浆胶体渗透压主要取决于血浆白蛋白的含量，是限制液体向血管外滤出的主要力量。当血浆白蛋白含量减少时，血浆胶体渗透压下降，有效胶体渗透压下降，平均有效滤

Note

过压增大，组织液生成增加，当超过淋巴回流代偿能力时，则发生水肿。引起血浆白蛋白含量下降的主要原因：蛋白质合成障碍，如肝硬化、严重营养不良；蛋白质丢失过多，见于肾病综合征时大量的蛋白质从尿中丧失；蛋白质分解代谢增强，见于慢性消耗性疾病，如慢性感染、恶性肿瘤等。③微血管壁通透性增加：正常情况下，毛细血管只允许微量蛋白质滤出，因此在毛细血管内外存在很大的胶体渗透压梯度。当微血管壁通透性增高时，血浆蛋白从毛细血管和微静脉壁滤出，毛细血管静脉端和微静脉的胶体渗透压下降，而组织间液的胶体渗透压上升，最终导致有效胶体渗透压的下降，溶质及水分从血管滤出增加，超过淋巴回流能力时就会发生水肿。各种炎症，如感染、烧伤、冻伤、化学伤以及昆虫咬伤等，可直接损伤微血管壁或通过组胺、激肽类炎性介质而使微血管壁的通透性增高。这类水肿液的特点是所含蛋白量较高，可达 30 ~ 60 g/L。④淋巴回流受阻：正常情况下，淋巴回流不仅能把组织液及其所含蛋白回收到血液循环，在组织液生成增多时还能代偿回流，具有重要的抗水肿作用。在某些疾病时，淋巴管被堵塞，淋巴回流受阻或不能代偿性加强回流时，含高蛋白的水肿液在组织间隙中积聚，形成淋巴性水肿（lymph edema）。恶性肿瘤侵入并堵塞淋巴管，乳腺癌根治术摘除主干通过的淋巴结，可致相应部位水肿；丝虫感染时，主要的淋巴管道被丝虫成虫堵塞，引起下肢和阴囊的慢性水肿。这类水肿液的特点也是蛋白含量较高，可达 30 ~ 50 g/L。

（2）体内外液体交换失衡：正常人水、钠的摄入量和排出量处于动态平衡状态，保持体液量的相对恒定。肾脏在调节水、钠平衡中起重要的作用，血液经肾小球滤过形成原尿，原尿中只有不到 1% 形成终尿而排出，99% ~ 99.5% 被肾小管重吸收入血，其中 60% ~ 70% 由近端小管主动吸收，远端小管和集合管对水、钠重吸收受激素调节。当肾小球滤过率下降和（或）肾小管重吸收钠、水增加时，就会引起水钠潴留和细胞外液量增加，成为水肿的重要原因。

肾小球滤过率下降：当肾小球滤过钠水减少，但不伴有肾小管重吸收相应减少时，就会引起水钠潴留。引起肾小球滤过率下降的常见原因包括：①原发性肾小球滤过率下降：广泛的肾小球病变，如急性肾小球肾炎、慢性肾小球肾炎肾单位严重破坏，肾小球滤过面积显著减少。②继发性肾小球滤过率下降：主要是有效循环血量减少引起，如充血性心力衰竭、肾病综合征等使有效循环血量减少、肾血流量下降时均可能引起水肿。血容量减少引起交感 - 肾上腺髓质系统、肾素 - 血管紧张素系统兴奋，使入球小动脉收缩，可以使肾血流量进一步减少，进一步促进肾小球滤过率的下降。

肾小管重吸收水钠增加：①肾内血流重分布：有效循环血量减少时，交感神经兴奋，肾皮质交感神经相对于肾髓质丰富得多，因此交感神经兴奋引起皮质肾单位血管发生强烈收缩，流入皮质肾单位的血流减少，而血流集中流入近髓肾单位，发生肾内血流重分布。最终使得肾小管钠水重吸收增加，导致水钠潴留。② ANP 分泌减少：正常人血液循环中存在低浓度的 ANP，ANP 抑制近端小管对钠的主动重吸收。血容量减少、血压降低时，心房的牵张感受器兴奋性降低，抑制 ANP 分泌，近端小管对钠水的重吸收增加，导致或促进水肿的发生。③醛固酮分泌增加：醛固酮促进远端小管重吸收钠，进而引起水钠潴留。当有效循环血量下降或肾血流减少时，肾血管灌注压下降刺

Note

激入球小动脉壁的牵张感受器，促进近球细胞肾素分泌；另一方面肾小球滤过率下降使流经致密斑的钠量减少，通过致密斑感受器刺激近球细胞肾素分泌，肾素 - 血管紧张素 - 醛固酮系统被激活。充血性心力衰竭、肾病综合征及肝硬化腹水的水肿与此有关。肝硬化患者腹水的发生还与肝细胞灭活醛固酮的功能减退有关。④ADH 分泌增加：ADH 促进远端小管和集合管对水的重吸收，是引起水钠潴留的重要原因之一。充血性心力衰竭，有效循环血量减少，左心房和胸腔大血管的容量感受器所受的刺激减弱，反射性引起 ADH 分泌增加；肾素 - 血管紧张素 - 醛固酮系统被激活，血管紧张素 II 升高可刺激下丘脑 - 神经垂体 ADH 分泌和释放，醛固酮分泌增加促进肾小管对钠的重吸收而升高血浆渗透压，作用于下丘脑渗透压感受器，也促进 ADH 的分泌与释放。

水肿发生过程中往往是多个因素先后或同时发挥作用，即便是同一因素在不同的水肿发病机制中所居的地位也不同。因此，在临床治疗中，必须针对患者进行具体分析，找出引起水肿的主导因素，选择适宜的治疗方案。

2. 特点

（1）水肿液的性状：不同原因引起的水肿，根据蛋白含量的不同分为漏出液和渗出液（表 6-2-1）。

表 6-2-1　水肿液的性状

水肿液类型	原因	蛋白质浓度	外观	比重
漏出液	有效滤过压增大	小于 25 g/L	清亮	低于 1.015
渗出液	毛细血管壁通透性增加	30～50 g/L	浑浊	高于 1.018

（2）全身性水肿的特点：心性水肿、肾性水肿和肝性水肿是最常见的全身性水肿，水肿出现的部位各不相同。①心性水肿（cardiac edema）：水肿液的分布与心力衰竭部位有关，左心衰竭主要引起心源性肺水肿；右心衰竭由于受重力作用影响，水肿首先出现在低垂部位，坐、立位时以内踝和胫前部明显，卧床日久则骶部水肿最明显，严重时水肿可波及全身。②肾脏原发疾病引起的水肿为肾性水肿（renal edema），是肾脏疾病的重要体征。水肿液常分布在皮下组织疏松的部位，故先表现为晨起时眼睑或面部水肿，随后可逐渐扩展至全身。肾性水肿主要包括大量蛋白尿、低蛋白血症引起的肾病性水肿和肾小球滤过率下降明显所致的肾炎性水肿。③原发肝脏疾病导致的体液异常积聚称肝性水肿（hepatic edema），以腹水为多见。腹水最常见原因是肝硬化，失代偿期多见。④营养不良性水肿（nutritional edema）：进食过少（如长期饥饿或高度食欲缺乏）、吸收障碍（如严重胃肠疾病、吸收不良综合征等）、慢性消耗性疾病（如恶性肿瘤晚期）、重度烧伤等。患者先出现消瘦和体重下降，然后出现水肿。水肿初见于踝部和下肢，以后可逐渐向上蔓延至全身，严重时出现浆膜腔积液（serous membrane fluid）。水肿发生主要与营养不良导致的低蛋白血症或维生素 B_1 缺乏有关，皮下脂肪减少使组织松弛和组织压降低，可加重水肿。⑤妊娠性水肿（pregnancy edema）：正常妊娠后期孕妇常出现双下肢轻度水肿，休息后减轻，此为生理性反应。若休息后水肿不减轻，且日趋严重，应考虑为病理性。如妊娠期高血压（三大临床特点为高血压、蛋白尿和水肿）与水钠潴留、毛细血管通透性增加有关。正常妊娠时水肿较轻，妊娠期高血压时水肿较重，且呈全身性，并常伴有高血压和蛋白尿。⑥黏液

性水肿（myxedema）：主要原因是甲状腺功能减退症，部分甲状腺功能亢进症也可呈黏液性水肿。组织液中糖胺聚糖（主要由透明质酸和硫酸软骨素 B 组成）、黏蛋白等胶体物质沉积，致组织液胶体渗透压增高，形成黏液性水肿。水肿呈非凹陷性，不受体位影响，颜面及双下肢较明显，水肿部位皮肤增厚、粗糙、苍白、温度减低，患者伴有其他甲状腺功能减退的表现。⑦药物性水肿（pharmacal edema）：应用肾上腺皮质激素、雄激素、雌激素、胰岛素、萝芙木制剂、甘草制剂等的患者均可发生水肿，与水钠潴留有关。水肿常发生于药物治疗过程中，较其他类型水肿发生的快，停药后逐渐消退。⑧特发性水肿（idiopathic edema）：多见于妇女，病因不清，可能与内分泌功能失调、毛细血管通透性增加和直立体位反应的异常等有关，立卧位水试验有助于诊断。水肿发生于身体下垂部位，每天午后出现水肿，次日晨起又消失，每天体重亦相应发生变化（1kg 左右），月经期或活动劳累后加重，常伴心悸、焦虑、失眠（insomnia）等症状，少数伴迅速肥胖和月经紊乱。⑨经前期紧张综合征：育龄妇女月经来潮前 1～2 周出现眼睑、下肢水肿，可能与内分泌激素改变有关。⑩功能性水肿：患者受体位、体质、环境等因素的影响，体液循环功能发生改变而产生水肿，并无引起水肿的器质性疾病，称为功能性水肿，包括肥胖性水肿、老年性水肿、旅行者水肿、高温环境引起的水肿、久坐椅者水肿等。

（3）局部性水肿的特点：局部性水肿指局限发生于身体任何部位的水肿。局部性水肿常见的有：①局部静脉回流障碍性水肿：如血栓性静脉炎、肢体静脉血栓形成、静脉曲张，如上腔静脉阻塞综合征的水肿局限于胸廓以上伴胸壁静脉扩张充盈等。②淋巴回流障碍性水肿：丝虫病引起淋巴系统阻塞，引起阴囊和下肢淋巴回流受阻，出现非凹陷性水肿。慢性丝虫病晚期出现象皮肿（elephantiasis），伴有皮肤增厚、变粗、变硬，按压后呈非凹陷性，严重者呈疣状畸形。乳腺癌根治术后影响局部淋巴回流出现上肢水肿。③炎症性水肿：如丹毒（erysipelas）、疖、痈、蜂窝织炎（cellulitis）及蛇或虫咬中毒等，感染中毒常伴有局部皮肤有红、肿、热、痛。④变态反应性水肿（anaphylactic edema），又叫过敏反应性水肿，是变态反应原作用于机体后出现的一种水肿，如进食鱼虾后出现的口唇水肿、荨麻疹，天气寒冷引起的面部水肿等。此种水肿与神经系统敏感性增高、静脉系统血管扩张、淤血、渗出有关。⑤血管性水肿（angioedema），又称"巨大荨麻疹"，是因皮下疏松组织或黏膜下的小血管扩张和渗透性增加而引起的局限性水肿。⑥局部黏液性水肿（local myxedema），是自身免疫性甲状腺疾病的甲状腺外症状之一，多见于 Graves 病患者，因其发生在胫骨下段前部，故又称为"胫前黏液性水肿"。

3. 伴随症状与问诊要点

（1）伴随症状：伴肝脾大、腹壁浅静脉曲张、门静脉高压、腹水者，提示肝硬化；伴端坐呼吸、颈静脉怒张、心脏扩大、心率增快、心脏杂音、肝淤血肿大、肝颈静脉回流征阳性和中心静脉压升高等，心源性水肿可能性大；伴蛋白尿、血尿、高血压者常为肾源性水肿；伴皮肤干燥和苍黄、毛发脱落、反应迟钝，提示黏液性水肿的可能；伴明显食欲缺乏、消瘦者多为营养不良性水肿；与月经周期有关者多见于特发性水肿。

（2）问诊要点：除一般病史资料外，还应注意追问以下情况：①过去有无水肿，水肿的发展情况，呈持续性或间歇性，目前是趋于好转或恶化？②有无诱因或前驱表现，水肿发生的部位、时间及速度；全身性还是局限性。③最近是否接受过某些药物治疗（如大量盐水注射、肾上腺皮质激素、钙离子拮抗剂、睾酮、雌激素）等。患病以来的检查和治疗情况，可为诊断和鉴别诊断提供线索。既往有无相关病史和过敏性史，营养障碍性疾病史，其他病史如用药史、过敏史及月经生育史等。全身性水肿应注意询问有无心、肾、肝功能异常、内分泌功能紊乱及营养不良等。局限性水肿则应注意询问炎症感染、创伤、手术、肿瘤、血管疾患和过敏等状况。

4. 对机体的影响

除炎性水肿具有一定的抗损伤作用外，水肿对机体都有不同程度的不利影响，影响程度与水肿部位、程度、发生速度及持续时间等有关。

（1）炎性水肿的抗损伤作用：水肿液有稀释和中和局部毒素的作用，阻止细菌的扩散；炎症引起的血管壁通透性增加有助于抗体、药物到达炎症区域发挥作用。

（2）细胞营养障碍：过量的液体在组织间隙中积聚，细胞与毛细血管间的距离增大，增加了营养物质在细胞间弥散的距离，水肿组织细胞发生营养障碍，不利于伤口愈合。

（3）水肿对器官组织功能活动的影响：水肿对器官组织功能活动的影响取决于水肿发生的速度及程度。急性重度水肿因来不及适应及代偿，可能引起比慢性水肿更严重的功能障碍。与生命活动相关的器官水肿，有可能造成严重的后果，甚至死亡。如脑水肿引起颅内压升高，可引起脑疝致死；喉头水肿可引起气道阻塞，严重者窒息死亡。

5. 诊断与鉴别诊断

（1）对水肿患者需进行详细的问诊和全身体格检查，有助于了解水肿的来源与特征。

（2）针对水肿病因可选择进行血、尿、粪便三大常规检查、血浆白蛋白及总蛋白测定、肝肾功能测定、醛固酮、肾素活性测定、甲状腺功能检测、自身免疫性疾病检测以及心电图检查、胸部 X 线片、腹部 B 超和超声心动图检查等。

6. 防治的病理生理学基础

（1）治疗原发病。

（2）减轻水钠潴留：限制水钠摄入，促进水钠排泄。

（3）提高血浆胶体渗透压：补充人体白蛋白。

（4）改善血液循环，降低毛细血管流体静压。

（5）保护毛细血管壁，降低血管壁通透性。

（二）水中毒

水中毒（water intoxication）指患者体液量明显增多，血钠下降，血清 Na^+ 浓度 < 135 mmol/L，血浆渗透压 < 280 mmol/L，但钠总量正常或增多，故又称高血容量性低钠血症（hypervolemic hyponatremia）。

1. 原因和机制

过多的低渗性体液在体内潴留造成细胞内、外液量均增多，重要器官发生功能障碍。在肾功能良好的情况下，一般不易发生水中毒，水中毒最常发生于急性肾功能不全而又输液不恰当时。

（1）水的摄入过多：如用无盐水灌肠，肠道吸收水分过多；精神性饮水过量；静脉输入含盐少或不含盐的液体过多过快，水分的摄入超过肾脏的排水能力引起水中毒等。婴幼儿对水、电解质调节能力差，更易发生水中毒。

（2）肾脏排水减少：多见于急慢性肾衰竭少尿期，肾脏排水能力严重下降。

（3）ADH分泌过多：① ADH分泌失调综合征（syndrome of inappropriate secretion of ADH，SIADH）：恶性肿瘤（如肺燕麦细胞癌、胰腺癌、淋巴肉瘤等）、中枢神经系统疾病（脑肿瘤、蛛网膜下腔出血、细菌性或病毒性脑炎等）、肺疾病（肺结核、肺脓肿、病毒性及细菌性肺炎等）等情况下，可以通过肿瘤合成释放类似ADH的多肽类物质或者直接刺激下丘脑ADH合成分泌，导致血ADH异常增高。②药物作用：异丙肾上腺素、吗啡等药物可促进ADH释放；③应激：如恐惧、疼痛、手术、外伤、强烈精神刺激等，交感神经兴奋而副交感神经受抑制，解除了副交感神经对ADH分泌的抑制。

2. 对机体的影响

（1）细胞外液量增加：血液稀释，血钠浓度下降，血浆蛋白和血红蛋白浓度、血细胞比容降低。

（2）细胞内水肿：细胞外液低渗，水从细胞外向细胞内转移，引起细胞内水肿。由于细胞内液容量大于细胞外液，过多的水分大都聚集在细胞内，因此，早期潴留在细胞间液中的水分不足以产生凹陷性水肿，在晚期或重度患者中可出现凹陷症状。

（3）中枢神经系统症状：急性水中毒，由于脑细胞内水肿和颅内压升高，脑部症状出现较早，患者可表现各种中枢神经系统受压症状，如头痛、恶心、呕吐、记忆力减退、淡漠、意识混乱、失语、烦躁、嗜睡、视盘水肿等，严重者可发生脑疝而导致呼吸心跳停止。轻度或慢性病例，症状常不明显，多被原发病所掩盖。

（4）早期尿量增加（肾功能障碍者例外），尿比重下降。

3. 防治的病理生理学基础

（1）防治原发病：急性肾衰竭、术后及心力衰竭的患者，应严格限制水的摄入，预防水中毒的发生。

（2）轻症患者，停止或限制水的摄入可自行恢复。

（3）重症或急症患者，除严格限制进水外，应给予高渗盐水，迅速纠正脑细胞水肿，或静脉给予甘露醇等渗透性利尿、呋塞米等强利尿剂以促进体内水的排出。

（薛　冰　郭　玲）

第三节　钾代谢紊乱

一、正常钾代谢

（一）钾在体内的分布及钾平衡

正常人体内的含钾量为 50～55 mmol/kg 体重，其中约 98% 的钾在细胞内，只有 2% 左右的钾存在于细胞外液。细胞内钾浓度为 160 mmol/L，血清钾浓度为 3.5～5.5 mmol/L。成人每日随饮食摄入 50～120 mmol 钾，摄入的钾 90% 经肾随尿排出，其余随粪便和汗液排出，钾的摄入和排出处于动态平衡。肾脏排钾量与摄入量相关，多吃多排、少吃少排、不吃也排（详见第二章第三节）。

（二）钾平衡维持

钾平衡主要依赖于钾离子跨细胞转移和肾脏调节两大机制，在某些情况下，结肠也可承担重要的排钾功能。

1. 钾离子的跨细胞转移

钾离子跨细胞转移依赖于泵 - 漏机制（pump-lcak mcchanism）：泵指 Na^+-K^+ 泵或称 Na^+-K^+-ATP 酶，消耗能量逆浓度梯度将细胞外钾泵入细胞内；漏指钾离子顺浓度差从细胞内转移到细胞外液。以下因素可以影响钾离子的跨细胞转移。

（1）影响 Na^+-K^+-ATP 酶活性的因素：胰岛素、β- 肾上腺素受体激动剂、醛固酮或者细胞外钾离子浓度升高可激活 Na^+-K^+-ATP 酶，促进细胞外钾向胞内转移。相反，α- 肾上腺素受体激动剂则抑制 Na^+-K^+-ATP 酶活性，促进钾离子从细胞内移出。

（2）影响钾离子顺浓度差移动的因素：细胞内外的 H^+-K^+ 交换，如酸中毒促进 H^+ 转移入细胞内，同时细胞内钾离子与氢离子交换从细胞内移出，碱中毒则产生相反的作用；细胞外液渗透压升高、细胞膜通透性增加、剧烈运动肌肉收缩等也促进钾离子从细胞内移出。

2. 肾排钾

钾离子从肾小球滤过，被近端小管、髓袢重吸收，一般情况下肾小球滤过及近端小管和髓袢重吸收对钾通常无重要调节作用，机体通过调节远端小管和集合管对钾的分泌和重吸收来改变终尿中的钾排泄量，以适应变动的外源性钾摄入，维持机体钾平衡。

（1）醛固酮：醛固酮增强远端小管和集合管上皮细胞 Na^+-K^+-ATP 酶活性，增加主细胞腔面胞膜对钾的通透性，促进肾脏钾排泄。

（2）细胞外液钾离子浓度升高：细胞外液钾离子浓度升高可增加 Na^+-K^+-ATP 酶活性，增加肾小管管腔面胞膜对钾的通透性，从而显著增加远端小管和集合管泌钾。

（3）远端小管原尿流速：原尿流速增加，可迅速移去从小管细胞分泌到管腔中的钾，降低小管液中钾离子浓度，增加远端小管钾离子分泌。

（4）酸碱平衡的影响：H^+浓度升高抑制主细胞 Na^+-K^+-ATP 酶活性，抑制主细胞泌钾；碱中毒则促进泌钾。

3. 结肠排钾

正常时，摄入的钾只有 10% 经由肠道排出，结肠泌钾也受醛固酮调节。肾衰竭、肾小球滤过率显著下降时，结肠泌钾量可达摄入钾量的 1/3，成为机体重要的排钾途径。

4. 汗液排钾

汗液中仅有少量的钾，但大量出汗时，也可经皮肤丢失一定数量的钾。

（三）钾的生理功能

1. 维持细胞新陈代谢

钾离子参与多种新陈代谢过程，细胞内钾与糖原和蛋白质合成关系密切。钾离子还参与细胞内酶活性的调节，如 Na^+-K^+-ATP 酶。

2. 维持细胞静息膜电位

细胞膜静息电位取决于细胞膜对钾离子的通透性和细胞内外钾离子浓度差，钾离子是维持细胞膜静息电位的物质基础。

3. 调节细胞内外的渗透压和酸碱平衡

大量钾离子储存于细胞内，可维持细胞内液的渗透压和酸碱平衡，也影响细胞外液的渗透压和酸碱平衡。

二、低钾血症

血清钾浓度低于 3.5 mmol/L 称低钾血症（hypokalemia）。多数情况下，低钾血症常伴有缺钾。但在某些特殊情况下，低钾血症并不意味着患者体内钾总量的减少，如钾离子跨细胞转移引起的低钾血症。

（一）原因和机制

1. 钾摄入不足

消化道梗阻、昏迷、神经性厌食及手术后较长时间禁食的患者，在静脉补液中未同时补钾或补钾不够，可发生低钾血症。

2. 钾丢失过多

这是低钾血症最常见的原因，常见于下列情况：

（1）消化道失钾：主要见于严重呕吐、腹泻、胃肠引流及肠瘘等。发生机制：①消化液含钾量较血浆高，故消化液丧失会丢失大量钾。②消化液大量丢失引起血容量减少时，刺激醛固酮分泌增加，导致肾排钾增多。

（2）经肾失钾：主要见于以下几种情况。①长期大量使用利尿剂：髓襻或噻嗪类利尿剂以及抑制近端小管碳酸酐酶活性的利尿剂，抑制近端小管水、钠、氯的重吸收，一方面导致远端小管钠 - 钾交换增加，促进钾分泌，另一方面远端小管原尿流速增加，也可以促进钾分泌；渗透性利尿剂如甘露醇也可以通过增加原尿流速，促进钾分泌。②醛固酮分泌增加：见于原发性、继发性醛固酮增多症、库欣综合征（Cushing 综合征）等，由于醛固酮的保钠排钾作用加强而促进钾排泄。③各种肾脏疾病，尤其是肾间质性疾病如肾盂肾炎和急性肾衰竭多尿期，由于远端小管原尿流速增加，肾排钾增加。肾间质性疾病远端小管液流速增加的原因与钠水重吸收障碍有关，而急性肾衰竭多尿期与渗透性利尿有关。④肾小管性酸中毒：Ⅰ型肾小管性酸中毒（远端小管性酸中毒），远端小管泌氢障碍，K^+-Na^+ 交换代偿性增加，尿钾排泄增多。⑤镁缺失：肾小管上皮细胞 Na^+-K^+-ATP 酶的激活依赖镁离子，镁不足引起该酶活性下降，髓袢升支钾重吸收障碍，尿钾丢失增加。⑥远端小管中难以重吸收的阴离子（如乙酰乙酸、β- 羟丁酸、SO_4^{2-}、HCO_3^- 等）增加，小管液中负电荷增加，促进正电荷的钾离子向管腔分泌，钾排泄增加。

（3）经皮肤失钾：汗液含钾比较低，为 5 ~ 10 mmol/L，因此一般出汗不易引起低钾血症。但大量出汗时，如高温环境下进行体力劳动，可丢失较多的钾，如没有及时补充则可引起低钾血症。

3. 细胞外钾转入细胞内增加

（1）急性碱中毒：碱中毒时，通过细胞膜上的 H^+-K^+ 交换，H^+ 从细胞内转移到细胞外缓解碱中毒，与此同时钾离子进入细胞内，以维持体液的电荷平衡。在肾小管上皮细胞，为代偿碱中毒，远端小管和集合管 H^+-Na^+ 交换减弱，泌氢减少，而 K^+-Na^+ 交换增强，尿钾排出增多。

（2）过量胰岛素：胰岛素促进糖原合成，细胞外钾同葡萄糖一起转入细胞内；胰岛素增强细胞膜 Na^+-K^+-ATP 酶活性，促进细胞外钾转入细胞内。

（3）β- 肾上腺素受体激动剂：β- 肾上腺素受体被激活后增强 Na^+-K^+-ATP 酶活性，促进细胞外钾转入细胞内。

（4）钡中毒：特异性引起细胞膜钾通道阻滞，细胞内钾外流减少。

（5）低钾性周期性麻痹：常染色体显性遗传的少见病，发作时细胞外液钾离子进入细胞内，血浆钾离子浓度急剧下降。发生机制不清，剧烈运动、应激等是其常见的诱发因素。

（二）对机体的影响

低钾血症的临床表现与血钾浓度降低的速度和程度及缺钾严重程度密切相关，表现为膜电位异常引发的一系列障碍、细胞代谢障碍引发的损害及酸碱平衡异常。一般来说，血清钾浓度低于 3 mmol/L 时才出现严重的临床症状。

1. 低钾血症对神经肌肉的影响

（1）神经肌肉组织兴奋性降低：神经肌肉兴奋性降低，表现为肌肉松弛无力，以下肢肌肉最为常见，严重时可累及躯干、上肢肌肉，甚至发生呼吸肌麻痹，导致患者死亡。胃肠道平滑肌也被累及，由于兴奋性下降患者会发生胃肠道蠕动障碍、腹胀、肠鸣音减弱、便秘等症状。

由于细胞内外钾浓度比值是决定静息电位的重要因素，低钾血症对神经肌肉兴奋性的影响主要取决于细胞内外钾浓度比值变化，临床症状与细胞内外钾浓度比值变化速度密切相关。

急性低钾血症时，轻症可无症状或仅觉倦怠和全身软弱无力，重症可发生弛缓性麻痹。其机制主要是超极化阻滞引起的神经肌肉兴奋性下降。细胞外液钾浓度急剧降低，细胞内液钾浓度和细胞外液钾浓度比值变大，静息电位（Em）负值增大，静息电位与阈电位（Et）之间的距离（Em-Et）变大，细胞处于超极化阻滞状态，细胞去极化障碍，兴奋性降低，引起肌肉无力，严重时甚至不能兴奋，发生弛缓性麻痹（图 6-3-1）。

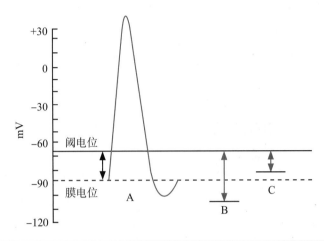

	静息膜电位（mV）	阈电位（mV）	膜电位到阈电位的距离（mV）	神经肌肉兴奋性
A. 正常	−90	−65	−25	正常
B. 低血钾	增大	−65	加大（超极化）	降低
C. 高血钾	减少	−65	减小（部分去极化）	升高 - 降低

图 6-3-1　血钾对神经肌肉兴奋性的影响

慢性低钾血症时，由于病程缓慢，低钾血症发生缓慢，细胞内液钾逐渐移到细胞外，细胞内外钾离子浓度梯度变化不大，静息电位基本正常，细胞兴奋性无明显变化，故临床表现不明显。长期慢性低钾血症，可影响细胞内合成代谢，导致肌肉萎缩。

（2）横纹肌溶解：钾对骨骼肌血流量有调节作用。运动时骨骼肌细胞释放 K^+，局部 K^+ 浓度增加引起血管扩张，增加骨骼肌血流量。严重低钾血症，肌肉运动时不能从细胞内释放足够的钾，骨骼肌由于缺血缺氧而发生肌痉挛、缺血性坏死和横纹肌溶解，甚至引起急性肾衰竭。另外，严重低钾血症引起的横纹肌溶解还与肌肉代谢障碍有关。

2. 低钾血症对心肌的影响

主要表现为心肌生理特性的改变及相应的心电图变化和心肌功能损害（图 6-3-2）。

1）心肌生理特性的改变

（1）兴奋性增高：影响心肌细胞兴奋性的主要因素是静息电位和阈电位之间的距离，静息电位为 K^+ 外流形成的钾平衡电位，主要受细胞内外钾离子浓度差和细胞膜对钾离子通透性影响。当细胞膜对钾离子通透性降低时，通透性是影响胞内钾离子外流的主要因素，而细胞内外钾离子浓度差此时成为次要影响因素；当细胞膜对钾离子通透性正常或增加时，细胞内外钾离子浓度差则是影响静息电位的首要因素。低钾血症时，虽然细胞内外钾离子浓度差增加，但心肌细胞膜内向整流钾通道（inwardly rectifying potassium channels，Kir）活性下降，细胞膜对钾离子通透性下降，因此钾离子外流减少，静息电位绝对值减少，静息电位和阈电位间距离缩短，更易于引起动作电位，心肌兴奋性增高。

（2）自律性增高：自律细胞的自律性依赖于动作电位复极化4期自动去极化。低钾血症时，心肌细胞膜对钾的通透性下降，快反应自律细胞 - 浦肯野纤维复极化4期钾外流减慢，净内向钠离子流相对加快，引起4期自动去极化加速，心肌自律性增高。窦房结细胞对细胞外钾浓度变化不敏感，窦房结自律性可不变或稍有增高。

（3）传导性降低：心肌传导性与动作电位0期去极化的速度和幅度有关。低钾血症时，心肌细胞膜静息电位绝对值减少，0期去极化 Na^+ 内流速度减慢、幅度变小，兴奋扩布减慢，心肌传导性降低。

（4）收缩性增强：血钾抑制钙离子内流，低钾血症时，钾离子对钙内流的抑制作用减弱，复极化2期钙内流增加，心肌收缩性增强。此外，低钾血症抑制 Na^+-K^+-ATP 酶活性，细胞内 Na^+ 浓度升高，促进 Na^+-Ca^{2+} 交换，钙向细胞内转运增加，心肌收缩性增强。但是在严重或慢性低钾血症时，心肌细胞由于缺钾引起的代谢障碍而发生变性坏死，心肌收缩性减弱。

2）心电图变化（图 6-3-2）

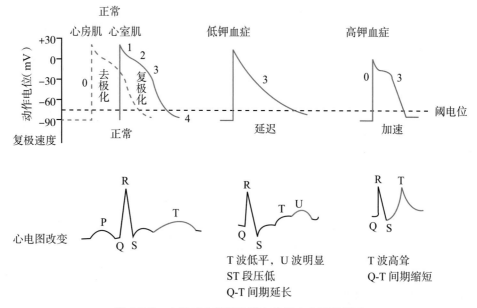

图 6-3-2　血钾对心肌细胞膜电位及心电图的影响

低钾血症时心肌细胞电生理特性的变化引起特异性心电图表现。① ST 段压低，T 波低平：低钾血症对钙内流的抑制作用减弱，复极化2期（平台期）钙内流加速，复极化2期缩短，表现 ST 段压低；钾外流减慢，心室肌复极化3期延长，表现 T 波低平和增宽。② P-R 间期延长：传导性降低，去极化波从心房传到心室时间延长。

③ QRS 波群增宽：心肌传导性降低。④明显的 U 波：U 波的产生与浦肯野纤维动作电位延长有关。低钾血症导致浦肯野纤维动作电位复极 3 期延长，其延长比心室肌更明显，出现明显的 U 波。

3）心肌功能改变的临床表现

由于心肌兴奋性、自律性增高，可出现窦性心动过速、异位起搏的插入而出现期前收缩、阵发性心动过速等；传导性降低引起传导阻滞、有效不应期缩短等，患者易发生心律失常，甚至心室纤颤。低钾血症时，洋地黄与 Na^+-K^+-ATP 酶的亲和力增高而增强洋地黄毒性作用，并会降低其治疗效果。

3. 对肾脏影响

钾缺乏时，近端小管上皮细胞发生空泡变性，髓质集合管上皮细胞肿胀、增生等，重者可累及各段肾小管，甚至肾小球，出现间质性肾炎样表现。功能上，远端小管和集合管上皮细胞受损，对 ADH 的反应性降低，水的重吸收障碍；髓袢升支粗段对 NaCl 的重吸收障碍，妨碍了肾髓质渗透压梯度的形成而抑制了水的重吸收，表现为尿浓缩功能障碍引起的多尿。

4. 对酸碱平衡的影响

低钾血症可引起代谢性碱中毒，但此时尿液呈酸性，称为反常性酸性尿（机制见第七章第三节）。

（三）防治的病理生理基础

1. 积极治疗原发病，尽快恢复饮食和肾功能

2. 补钾

对严重低钾血症或出现明显的并发症，如心律失常及肌肉瘫痪等，应及时、分次补钾，补钾过程密切观察。首选口服补钾，不能口服或病情严重时，考虑静脉滴注补钾，严禁静脉推注。24 h 尿量大于 500 ml 才可以静脉补钾，溶液应缓慢滴注，每小时滴入量 10~20 mmol，每天滴入量不宜超过 120 mmol，输入液中钾离子浓度不得超过 40 mmol/L。补钾时应观察心率、心律，定时测定血钾浓度。细胞内缺钾恢复较慢，有时需 4~6 天才能达到细胞内外钾平衡，严重病例需补 10 天甚至更长时间，治疗缺钾切勿操之过急。

3. 积极治疗并发症

纠正水和其他电解质代谢紊乱，例如钠、镁异常。

三、高钾血症

血清钾浓度高于 5.5 mmol/L 称高钾血症（hyperkalemia）。

（一）原因和机制

1. 钾摄入过多

在肾功能正常时，单纯摄入过多引起的高钾血症罕见。主要见于静脉过快、过多输入钾盐或输入大量库血，尤其是合并肾功能低下时。

2. 钾排出减少

肾排钾减少是高钾血症最主要的原因。

（1）急/慢性肾衰竭：急性肾衰竭少尿期、慢性肾衰竭晚期，肾小球滤过率减少，钾滤过障碍或肾小管排钾功能障碍，往往发生高钾血症。

（2）醛固酮功能异常：醛固酮的生理作用是促进远端小管和集合管对钠的重吸收和氢、钾分泌。肾上腺皮质功能减退、双侧肾上腺切除引起的醛固酮分泌减少以及某些肾小管疾病（如间质性肾炎、狼疮肾、移植肾等）引起肾小管对醛固酮反应低下，均可以引起远端小管和集合管排钾障碍，血钾升高。

（3）长期应用保钾利尿剂：螺内酯和氨苯蝶啶等通过拮抗醛固酮作用而利尿，长期大量应用可引起高钾血症。

3. 细胞内钾转到细胞外

当细胞内钾迅速转到细胞外，超过了肾的排钾能力时，就会引起血钾浓度升高。

（1）酸中毒：主要见于固定酸增加引起的酸中毒，如乳酸性酸中毒、糖尿病酮症酸中毒、急性肾功能不全引起的酸中毒。细胞外液 H^+ 浓度升高，通过细胞膜上的 H^+-K^+ 交换，H^+ 进入细胞内缓冲酸中毒，同时细胞内 K^+ 被转到细胞外以维持电荷平衡；在远端小管和集合管上皮细胞，H^+-Na^+ 交换和 K^+-Na^+ 交换均引起钠离子重吸收，两者存在竞争性拮抗，酸中毒时 H^+-Na^+ 交换加强以促进 H^+ 排出，但与此同时 K^+-Na^+ 交换减弱，尿钾排出减少。

（2）高血糖合并胰岛素不足：见于糖尿病。胰岛素抑制 Na^+-K^+-ATP 酶活性，妨碍钾进入细胞内合成糖原；高血糖引起血浆渗透压增高引起细胞内脱水，细胞内钾浓度相对增高，细胞内外钾离子浓度差增大，促进钾离子跨细胞外移。

（3）组织分解：组织细胞内含有大量钾离子，溶血、挤压综合征引起组织分解，组织细胞内钾大量释出而引起高钾血症。

（4）缺氧：缺氧时由于 ATP 生成不足，细胞膜上 Na^+-K^+-ATP 酶功能障碍，细胞内钠外移减少，细胞外钾进入细胞被抑制。缺氧引起的酸中毒也促进高钾血症的发生。

（5）高钾性周期性麻痹：一种较少见的常染色体显性遗传性疾病，主要见于北欧国家，发作时钾离子自肌肉进入血浆，血钾升高，可达 5～6 mmol/L。发病机制可能是骨骼肌电敏感型钠通道 α 亚单位基因突变，苏氨酸被甲硫氨酸替代。

（二）对机体的影响

主要表现为膜电位异常引发的一系列功能障碍及酸碱平衡异常。

1. 对神经肌肉的影响

（1）急性高钾血症：轻度高钾血症（血清钾 5.5～7.0 mmol/L）时，细胞内外钾离子浓度差减少，细胞内钾外流减少，静息电位绝对值减少，与阈电位间距离缩短，神经肌肉兴奋性增高。主要临床症状为手足感觉异常、刺痛、肌肉轻度震颤等，但常被原发病症状所掩盖。重度高钾血症（血清钾 7.0～9.0 mmol/L）时，由于细胞外钾离子浓度过高，静息电位绝对值显著减少以至接近阈电位水平，钠通道失活，细胞处于去极化阻滞状态而不能兴奋。患者表现为肌肉软弱无力，腱反射减少，甚至发生弛缓性麻痹。

（2）慢性高钾血症：很少发生神经肌肉兴奋性改变引起的相关症状，血清钾缓慢增加时，细胞内也有一定程度的钾离子升高，因此与细胞内外钾浓度梯度变化不大，$[K^+]_i/[K^+]_e$ 比值变化不明显，神经肌肉功能的变化也不如急性高钾血症那么明显。

2. 对心脏的影响

高钾血症对心脏的毒性作用极强，可发生致命性心室纤颤和心脏停搏。

1）心肌生理特性的改变

（1）兴奋性：急性轻度高钾血症时，心肌的兴奋性增高；急性重度高钾血症时，心肌的兴奋性降低；慢性高钾血症时，心肌兴奋性变化不甚明显。其发生机制与高钾血症对神经肌肉兴奋性影响的机制类似。

（2）自律性降低：高钾血症时，浦肯野纤维细胞膜对钾离子的通透性增高，动作电位复极化 4 期 K^+ 外流加速，导致净内向 Na^+ 流相对缓慢，4 期自动去极化减慢，自律性降低，因此高钾血症不易产生异位心律。窦房结细胞对高钾血症不敏感。

（3）传导性降低：心肌细胞静息电位绝对值变小，与阈电位距离变小，动作电位 0 期去极化的速度减慢、幅度变小，心肌兴奋扩布减慢，传导性降低。细胞外钾快速升高时，传导性立即降低，可发生窦房结、心房内、房室间或心室内传导阻滞。严重高钾血症，由于心肌兴奋性消失，浦肯野纤维不能产生异位心律，会因严重传导阻滞而发生心室停搏。

（4）收缩性减弱：细胞外液 K^+ 浓度增高抑制复极化 2 期 Ca^{2+} 内流；高钾血症激活 Na^+-K^+-ATP 酶，心肌细胞内 Ca^{2+} 浓度降低，心肌收缩性减弱。

2）心电图变化（图 6-3-2）

心肌细胞膜钾通道通透性增加，复极 3 期钾外流加速，3 期复极时间缩短引起 T 波狭窄高耸；传导性降低引起 P 波压低、增宽或消失（心房去极波），代表房室传导的 P-R 间期延长；相当于心室内传导的 QRS 综合波增宽。高钾血症时心肌传导性降低可引起传导延缓和单向阻滞，同时有效不应期缩短，易形成兴奋折返，引起严重心律失常。

3. 对酸碱平衡的影响

可引起代谢性酸中毒，并出现反常性碱性尿（机制详见第七章第三节）。

（三）防治的病理生理基础

1. 防治原发病，以去除引起高钾血症的原因

2. 减少钾摄入

3. 促进钾排泄

用透析疗法（腹膜透析和血液透析）增加肾脏排钾，口服或灌肠阳离子交换树脂促进肠道排钾。

4. 促进细胞外钾向细胞内转移

葡萄糖和胰岛素静脉内注射，促进钾离子向细胞内转移以合成糖原；输入碳酸氢钠提高血液 pH，促使钾向细胞内转移，降低血钾浓度，钠离子还能拮抗钾离子对心肌的毒性作用。

5. 保护心脏

应用钙剂可以使阈电位上移，从而改善阈电位和静息电位之间的距离，恢复心肌兴奋性。应用钠盐增加细胞外液钠离子浓度，可促进 0 期 Na^+ 内流，增加 0 期去极化速度、幅度，改善心肌传导性。

6. 纠正其他电解质代谢紊乱

高钾血症时很可能伴有高镁血症，应及时检查处理。

（薛　冰）

第七章　酸碱平衡和酸碱平衡紊乱

- ■ 酸碱平衡
  - ◎ 体内酸碱物质的生理来源
  - ◎ 酸碱平衡的生理调节
- ■ 酸碱平衡常用血气检测指标
  - ◎ 酸碱平衡常用的血气检测指标
  - ◎ 酸碱平衡紊乱的分类
- ■ 单纯型酸碱平衡紊乱
  - ◎ 代谢性酸中毒
  - ◎ 呼吸性酸中毒
- ◎ 代谢性碱中毒
- ◎ 呼吸性碱中毒
- ■ 混合型酸碱平衡紊乱
  - ◎ 双重性酸碱平衡紊乱
  - ◎ 三重性酸碱平衡紊乱
- ■ 判断酸碱平衡紊乱的病理生理基础
  - ◎ 单纯型酸碱平衡紊乱的判断
  - ◎ 混合型酸碱平衡紊乱的判断

生理状态下，机体每天会摄入一些酸性或碱性物质，代谢过程也不断生成酸性或碱性物质，但通过各种缓冲系统、肺和肾的调节，体液的酸碱度维持相对稳定，动脉血 pH 值稳定在 7.35～7.45。机体自动调节酸碱物质的含量和比例，维持体液 pH 值相对稳定的过程称为酸碱平衡（acid-base balance）。体内酸碱负荷过度和（或）调节机制障碍，导致酸碱稳态破坏，称为酸碱平衡紊乱（acid-base disturbance）。酸碱平衡紊乱见于多种疾病或病理过程，一旦发生，病情更趋严重和复杂。因此，及时发现和正确地处理酸碱平衡紊乱常常是治疗的关键。

第一节　酸碱平衡

一、体内酸碱物质的生理来源

在化学反应中，能解离出 H^+ 的物质为酸，能接受 H^+ 的物质为碱。酸解离出 H^+ 的同时会伴有一个碱性物质形成；同样，当碱接受 H^+ 的同时也必然会伴有酸性物质形成。因此，一个酸总是与相对应的碱形成一个共轭体系。

（一）酸的来源

根据排出途径，机体内的酸分为挥发酸（volatile acid）和固定酸（fixed acid）。

Note

1. 挥发酸

糖、脂肪和蛋白质在分解代谢过程中可产生大量 CO_2，CO_2 与水结合生成 H_2CO_3，正常情况下，该反应缓慢。在肾小管上皮细胞、红细胞、肺泡上皮细胞及胃黏膜上皮细胞等细胞中存在碳酸酐酶（carbonic anhydrase，CA）能够催化该反应，使速度加快。H_2CO_3 是机体代谢过程中产生最多的酸性物质，既可解离出 H^+ 和 HCO_3^-，也可转变为水和 CO_2，CO_2 经肺排出体外，因此 H_2CO_3 被称为挥发酸。

$$CO_2 + H_2O \rightleftharpoons H_2CO_3 \rightleftharpoons H^+ + HCO_3^-$$

正常成人在安静状态时每天可产生 300～400 L 的 CO_2，如果全部与水结合成 H_2CO_3，则可解离出 15 mol 左右的 H^+；运动、代谢率增加时，CO_2 产生显著增加。

2. 固定酸

固定酸指不能变成气体经肺呼出，只能经肾随尿排出的酸性物质，又称非挥发酸。固定酸主要来自机体的物质代谢，如蛋白质分解代谢产生的磷酸、硫酸；糖酵解产生的丙酮酸及乳酸；脂肪代谢产生的 β- 羟丁酸、乙酰乙酸等。固定酸的另一来源是机体摄入的一些酸性食物或酸性药物，如氯化铵、水杨酸等。正常成人每日固定酸解离的 H^+ 为 50～100 mmol。

（二）碱的来源

机体内的碱主要来源于食物（主要是蔬菜、瓜果）中的有机酸盐，如柠檬酸钠、苹果酸钠和草酸钠等；其次来源于体内物质代谢产生的碱性物质，如氨基酸脱氨基所生成的氨，肝功能正常时经鸟氨酸循环转化为尿素，对体液酸碱度影响不大。与酸相比，机体碱的生成量则较少。

二、酸碱平衡的生理调节

正常情况下体液 pH 稳态是通过血液缓冲、组织细胞以及肺和肾对酸碱平衡的调节作用来维持的。

（一）血液缓冲作用

血液缓冲作用是由缓冲系统来完成的，缓冲系统是由弱酸（缓冲酸）及其相应的共轭碱（缓冲碱）组成的，主要有碳酸氢盐缓冲系统（HCO_3^-/H_2CO_3）、磷酸盐缓冲系统（$HPO_4^{2-}/H_2PO_4^-$）、血浆蛋白缓冲系统（Pr^-/HPr）、血红蛋白和氧合血红蛋白缓冲系统（Hb^-/HHb 和 $HbO_2^-/HHbO_2$）（表 7-1-1）。

血液中最为重要的缓冲系统是碳酸氢盐缓冲系统，其特点是：含量最高，超过血液缓冲总量的 50%（表 7-1-2），缓冲能力强；该系统可进行开放性调节，能通过肺和肾对碳酸和碳酸氢根的调节，使缓冲物质易于补充和排出；该系统只能缓冲固定酸，不能缓冲挥发酸。

磷酸盐缓冲系统存在于细胞内外液中，主要在细胞内液和肾小管中发挥缓冲作用；蛋白质缓冲系统存在于血浆及细胞内，只有当其他缓冲系统都被调动后，其作用才显示出来；血红蛋白和氧合血红蛋白缓冲系统是红细胞特有的缓冲系统，主要在缓冲挥

Note

发酸中发挥主要作用。

血液缓冲系统是维持pH稳定的第一道防线，反应最为迅速，但缓冲后自身被消耗，故作用不持久。

表 7-1-1　血液缓冲系统

缓冲酸		缓冲碱
H_2CO_3	$\rightleftharpoons$	$HCO_3^-+H^+$
$H_2PO_4^-$	$\rightleftharpoons$	$HPO_4^{2-}+H^+$
HPr	$\rightleftharpoons$	Pr^-+H^+
HHb	$\rightleftharpoons$	Hb^-+H^+
$HHbO_2$	$\rightleftharpoons$	$HHbO_2^-+H^+$

7-1-2　血液各缓冲体系的含量与分布

缓冲系统	占血液缓冲系统百分比（%）
血浆碳酸氢盐缓冲系统	35
红细胞碳酸氢盐缓冲系统	18
血红蛋白和氧合血红蛋白缓冲系统	35
血浆蛋白缓冲系统	7
磷酸盐缓冲系统	5

（二）组织细胞的作用

组织细胞的调节作用主要是通过离子交换实现的，如 H^+-K^+、H^+-Na^+、Na^+-K^+、Cl^--HCO_3^- 交换以维持电中性。酸中毒时，细胞外液 H^+ 弥散入细胞内，而细胞内的 K^+ 从细胞内移出；反之，碱中毒时，H^+ 由细胞内移出，而细胞外 K^+ 移入细胞内。通常，酸中毒时血钾升高，碱中毒时血钾降低。Cl^- 是可以自由交换的阴离子，急性呼吸性酸碱平衡紊乱时，红细胞 Cl^--HCO_3^- 的交换发挥了重要的调节作用。此外肝脏可以通过尿素的合成清除 NH_3 调节酸碱平衡，骨骼的钙盐分解有利于对 H^+ 的缓冲，如：Ca_3（PO_4）$_2+4H^+ \rightarrow 3Ca^{2+}+2H_2PO_4^-$，因此，慢性酸中毒会导致骨质脱钙和骨质疏松。

组织细胞的缓冲作用强于细胞外液，但 2~4 h 后才发挥调节作用，且容易出现钾代谢紊乱。

（三）肺的作用

肺对酸碱平衡的调节是通过改变肺泡通气量来调节 CO_2 的排出量，以此调节体内 H_2CO_3 浓度，从而调整血浆中 HCO_3^- 与 H_2CO_3 的比值，以维持 pH 值相对稳定。

1. 呼吸运动的中枢调节

中枢化学感受器对脑脊液及局部细胞外液中的 H^+ 变化敏感，H^+ 浓度升高，呼吸中枢兴奋，呼吸加深加快。血液中 H^+ 不易通过血脑屏障，因此对中枢化学感受器的刺激作用很弱；CO_2 能迅速通过血脑屏障，增加脑脊液的 H^+ 含量，兴奋呼吸中枢，使肺泡通气量增加。但脑脊液中碳酸酐酶较少，所以 CO_2 的效应有一定的延迟。$PaCO_2$ 较正常升高 2 mmHg，肺通气量就可增加。$PaCO_2$ 超过 80 mmHg 时，呼吸中枢反而受到抑制，称为 CO_2 麻醉。

2. 呼吸运动的外周调节

外周化学感受器主动脉体尤其是颈动脉体能感受低氧以及 $PaCO_2$、H^+ 升高刺激，反射性引起呼吸加深加快，增加肺泡通气量。外周化学感受器主要感受缺氧，但动脉血氧分压过低对呼吸中枢有直接抑制作用，因此严重缺氧抑制呼吸中枢。与中枢化学感受器相比，外周化学感受器对 $PaCO_2$ 的刺激不敏感，$PaCO_2$ 需升高 10 mmHg 才能刺激外周化学感受器。$PaCO_2$ 和 H^+ 同时升高对外周化学感受器的刺激较单一因素作用强。

肺的调节作用迅速，几分钟内开始，30 min 时达高峰，是维持血液 pH 稳态的第二道防线，但肺仅能调节挥发酸，不能缓冲固定酸。

（四）肾的作用

机体代谢过程中产生的大量酸性物质不断消耗 $NaHCO_3$ 和其他碱性物质，如不能及时补充碱性物质和排出多余的 H^+，血液 pH 就会发生变动，肾脏发挥了重要调节作用（详见第二章第三节肾小管与集合管的结构与功能）。肾小管上皮细胞泌 H^+ 的同时，将肾小球滤过的 HCO_3^- 重吸收入血，防止细胞外液 HCO_3^- 的丢失。同时，肾通过磷酸盐酸化和泌氨生成新的 HCO_3^- 以补充机体的消耗，从而维持血液 HCO_3^- 浓度的相对恒定。酸中毒越严重，碳酸酐酶、谷氨酰胺酶的活性越高。如果体内 HCO_3^- 含量过高，肾脏可减少 HCO_3^- 的生成和重吸收，增加 HCO_3^- 的排泄。总之，肾脏通过泌 H^+、泌 NH_4^+ 及重吸收 $NaHCO_3$ 等过程调节酸碱平衡，常在 12 ~ 24 h 才发挥作用，3 ~ 5 天达高峰，作用缓慢，但调节能力强大且作用持久。

第二节 酸碱平衡常用血气检测指标

血气分析是临床上酸碱平衡紊乱诊断的基本手段，血气分析的样本为全血，临床上常采集动脉血，一般采集后 30 min 内通过血气分析仪完成测定。血气分析仪可测定出血液氧分压、二氧化碳分压和 pH 值，根据这三个指标计算出其他酸碱平衡相关的诊断指标如实际碳酸氢盐、标准碳酸氢盐、缓冲碱、碱剩余和阴离子间隙。

一、酸碱平衡常用的血气检测指标

（一）pH

溶液的酸碱度取决于溶液中的 H^+ 浓度。血液 H^+ 浓度约 40 nmol/L，通常采用 H^+ 浓度的负对数即 pH 表示。正常人动脉血 pH 为 7.35 ~ 7.45，平均值为 7.40。根据 Henderson-Hasselbalch 方程：$pH = pKa + lg[HCO_3^-]/[H_2CO_3]$，其中 pKa 为碳酸电离常数的负对数，38℃时为 6.1，因此，pH 主要取决于 $[HCO_3^-]$ 与 $[H_2CO_3]$ 的比值，正常比

值为 20：1，只要比值不变，pH 值就在正常范围内。因此，pH 值正常可表示酸碱平衡正常，亦可表示代偿性酸或碱中毒，或机体同时存在程度相当的混合型酸、碱中毒。pH < 7.35 为失代偿性酸中毒，pH > 7.45 为失代偿性碱中毒。但 pH 本身不能区分酸碱平衡紊乱是呼吸性还是代谢性的，若要进一步判定酸碱平衡紊乱的性质还需要测定反映血浆 HCO_3^- 与 H_2CO_3 的指标。

（二）动脉血 CO_2 分压

动脉血 CO_2 分压（arterial partial pressure of carbon dioxide，$PaCO_2$）是血浆中呈物理溶解状态的 CO_2 分子所产生的张力，正常值范围为 33 ~ 46 mmHg，平均值为 40 mmHg。由于 CO_2 通过呼吸膜的弥散速度很快，$PaCO_2$ 与肺泡气中的 CO_2 分压基本相等，因此，测定 $PaCO_2$ 可了解肺泡通气量。$PaCO_2$ < 33 mmHg，表示肺通气过度，CO_2 排出过多，见于呼吸性碱中毒或代偿后的代谢性酸中毒；$PaCO_2$ > 46 mmHg，表示肺通气不足，有 CO_2 潴留，见于呼吸性酸中毒或代偿后代谢性碱中毒。

（三）标准碳酸氢盐和实际碳酸氢盐

标准碳酸氢盐（standard bicarbonate，SB）是指全血在标准条件下，即 $PaCO_2$ 为 40 mmHg、温度 38℃、血红蛋白氧饱和度为 100% 时，血浆中 HCO_3^- 的含量。标准条件排除了呼吸因素的影响，所以 SB 是判断代谢因素的指标。

实际碳酸氢盐（actual bicarbonate，AB）是指在隔绝空气的条件下，在实际 $PaCO_2$、体温和血氧饱和度时的血浆 HCO_3^- 含量，受呼吸和代谢两方面的影响。

正常人 AB 与 SB 相等，正常值范围为 22 ~ 27 mmol/L，平均为 24 mmol/L。在慢性呼吸性酸（或碱）中毒时，由于肾的代偿，HCO_3^- 继发性升高（或降低）。因此两者均低表明有代谢性酸中毒或代偿后的呼吸性碱中毒，两者均高表明有代谢性碱中毒或代偿后的呼吸性酸中毒。AB 与 SB 的差值反映了呼吸因素对酸碱平衡的影响。如 SB 正常，而 AB > SB，表明机体内 CO_2 潴留，见于呼吸性酸中毒；反之，AB < SB，表明 CO_2 排出过多，见于呼吸性碱中毒。

（四）缓冲碱

缓冲碱（buffer base，BB）是指血液中一切具有缓冲作用的负离子碱的总和，包括 HCO_3^-、Hb^-、HbO_2^-、HPO_4^{2-} 和 Pr^- 等，通常以氧饱和的全血在标准状态下测定，正常值为 45 ~ 52 mmol/L，平均值为 48 mmol/L。BB 反映代谢因素的变化，代谢性酸中毒时，BB 减少；代谢性碱中毒时，BB 增加。但是，在慢性呼吸性酸或碱中毒时，由于肾脏的代偿，BB 可以增加或减少。

（五）碱剩余

碱剩余（base excess，BE）是指在标准条件下用酸或碱滴定全血标本至 pH 为 7.40 时所用的酸或碱的量。如用酸滴定，表明碱过多，BE 用正值表示；如用碱滴定，表明碱缺失，BE 用负值表示。

BE 的正常值为 –3 ~ +3 mmol/L。BE 不受呼吸因素的影响，是反映代谢因素的指标，代谢性酸中毒时 BE 负值增加，代谢性碱中毒时 BE 正值增加。

BE 值也可由测得的 BB 和 BB 正常值算出：BE=BB–48。

（六）阴离子间隙

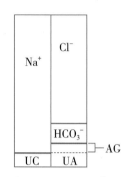

图 7-2-1 AG 示意图

阴离子间隙（anion gap，AG）是指血浆中未测定的阴离子（unmeasured anion，UA）与未测定的阳离子（unmeasured cation，UC）的差值（图 7-2-1）。血浆中的阳离子与阴离子的总电荷量相等，从而维持电中性。Na^+ 为可测定阳离子，占血浆阳离子总量的 90%；HCO_3^- 和 Cl^- 为可测定阴离子，占血浆阴离子总量的 85%。血浆中未测定的阳离子包括 K^+、Ca^{2+} 和 Mg^{2+} 等，血浆中未测定的阴离子包括 Pr^-、HPO_4^{2-}、SO_4^{2-} 和有机酸阴离子。AG 可用下列公式算出：

$$Na^+ + UC = HCO_3^- + Cl^- + UA$$
$$AG = UA - UC$$
$$= Na^+ - (HCO_3^- + Cl^-)$$
$$= 140 - (24 + 104) = 12 \text{ mmol/L}$$

AG 的正常值范围为 10 ~ 14 mmol/L，AG 可增高也可降低。通常 AG 增高提示体内未测定阴离子含量增加，如乳酸堆积、酮体过多、水杨酸中毒、硫酸根和磷酸根蓄积，一般以 AG > 16 mmol/L 判断 AG 增高型代谢性酸中毒，并协助诊断混合型酸碱平衡紊乱。但是，AG 不是诊断酸中毒的特异指标，AG 增高也可见于脱水后使用大量含钠盐的药物和骨髓瘤患者释出本周蛋白等，因此评价 AG 应结合病史综合分析。AG 降低对于判断酸碱失衡意义不大。

上述检测指标中，反映呼吸因素的指标包括 $PaCO_2$、AB 和 SB 的差值；反映代谢因素的指标有 SB、BB、BE；pH 和 AB 受呼吸和代谢双重因素的影响。

二、酸碱平衡紊乱的分类

根据血液 pH 的高低，可将酸碱平衡紊乱分为两大类：pH 低于 7.35 称为酸中毒，pH 高于 7.45 称为碱中毒。血浆 HCO_3^- 浓度主要受代谢因素的影响，其原发性降低或升高引起的酸碱平衡紊乱称为代谢性酸中毒或代谢性碱中毒；血浆 H_2CO_3 浓度主要受呼吸因素的影响，其原发性增高或降低引起的酸碱平衡紊乱称为呼吸性酸中毒或呼吸性碱中毒。

在单纯型酸中毒或碱中毒时，由于机体的代偿调节，虽然体内酸性或碱性物质的含量已经发生改变，但是血液 pH 尚在正常范围之内称为代偿性酸中毒或碱中毒。如果血液 pH 低于或高于正常范围，则称为失代偿性酸中毒或碱中毒，可以反映机体酸碱平衡紊乱的代偿情况和严重程度。

在临床实践中，患者病情复杂，不但可以发生一种酸碱平衡紊乱，而且可以同时发生两种或两种以上的酸碱平衡紊乱，单一的紊乱称单纯型酸碱平衡紊乱（simple

Note

acid-base disturbance），两种或两种以上的酸碱平衡紊乱同时存在称混合型酸碱平衡紊乱（mixed acid-base disturbance）。

第三节 单纯型酸碱平衡紊乱

一、代谢性酸中毒

代谢性酸中毒（metabolic acidosis）指细胞外液固定酸增加和（或）HCO_3^- 丢失引起的 pH 下降，以血浆 HCO_3^- 原发性减少为特征的酸碱平衡紊乱，是临床上常见的酸碱平衡紊乱类型。

（一）原因和机制

1. 酸负荷增加

固定酸生成过多或排出减少，以及外源性固定酸摄入过多，均导致 HCO_3^- 消耗性减少。

1）固定酸生成过多

（1）乳酸酸中毒（lactic acidosis）：休克、低氧血症、心力衰竭、心搏骤停、严重贫血、肺水肿等原因引起的组织缺氧，糖无氧酵解增加导致乳酸生成增多，发生乳酸酸中毒。此外，严重肝功能受损时乳酸利用障碍，也可导致乳酸增多。

（2）酮症酸中毒（keto-acidosis）：长时间饥饿或禁食、乙醇（酒精）中毒、糖尿病时体内脂肪大量动员，脂肪酸进入肝脏而形成过多的酮体(β-羟丁酸和乙酰乙酸)，超过外周组织的氧化能力及肾脏的排出能力时，可发生酮症酸中毒。

2）肾排酸障碍

（1）肾衰竭：严重急、慢性肾衰竭时体内的固定酸如硫酸、磷酸及有机酸等酸性物质不能经肾排出，蓄积在体内。

（2）Ⅰ型肾小管性酸中毒（renal tubular acidosis-Ⅰ，RTA-Ⅰ）：远曲小管泌 H^+ 功能障碍，H^+ 在体内积聚，致使血浆 HCO_3^- 浓度进行性下降。

3）外源性固定酸摄入过多

大量摄入阿司匹林（乙酰水杨酸）或含氯的成酸性药物如氯化铵、盐酸精氨酸或盐酸赖氨酸，导致体内固定酸增多。

2. 碱性物质丢失过多

1）消化道丢失 HCO_3^- 过多

胰液和肠液中碳酸氢盐含量均高于血浆中，严重腹泻、肠瘘、肠道引流等，均可引起 HCO_3^- 丢失。

2）肾丢失 HCO_3^- 过多

（1）Ⅱ型肾小管性酸中毒（renal tubule acidosis-Ⅱ，RTA-Ⅱ）：由于近端肾小管管腔侧 H^+-Na^+ 转运体功能障碍、基底膜侧 Na^+-HCO_3^- 协同转运障碍、碳酸酐酶活性异常，使 HCO_3^- 在近端小管重吸收减少，大量 HCO_3^- 随尿排出。

（2）碳酸酐酶抑制剂：大量使用碳酸酐酶抑制剂如乙酰唑胺可使碳酸酐酶活性被抑制，H_2CO_3 生成减少，肾小管泌 H^+ 和 HCO_3^- 重吸收减少。

3. 其他原因

1）血液稀释：大量输注葡萄糖或生理盐水，使血液中 HCO_3^- 稀释，造成稀释性代谢性酸中毒。

2）高钾血症：血钾升高引起细胞内外 H^+-K^+ 交换增多，导致细胞外液的 H^+ 增加；同时远曲小管上皮细胞 H^+-Na^+ 交换减弱，而 K^+-Na^+ 交换增强，泌 K^+ 增加、泌 H^+ 减少，出现代谢性酸中毒。代谢性酸中毒时尿液一般呈酸性，但在高钾血症时由于肾泌 H^+ 减少，尿液呈碱性，因此称为反常性碱性尿（paradoxical alkaline urine）。

（二）分类

根据 AG 值的变化，代谢性酸中毒分为两类：AG 增高型代谢性酸中毒与 AG 正常型代谢性酸中毒（图 7-3-1）。

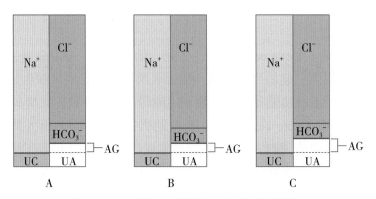

图 7-3-1　正常和代谢性酸中毒时阴离子间隙

A. 正常情况下 AG；B.AG 正常型代谢性酸中毒；C.AG 增高型代谢性酸中毒

1. AG 增高型代谢性酸中毒

其特点是 AG 增高，血氯正常，见于除了含氯以外的任何固定酸增加时，如乳酸酸中毒、酮症酸中毒、水杨酸中毒、磷酸和硫酸排泄障碍等，其酸根（乳酸根、β- 羟丁酸根、乙酰乙酸根、水杨酸根、$H_2PO_4^-$、SO_4^{2-}）增高，因而 AG 值增大，而 Cl^- 值正常，又称正常血氯代谢性酸中毒。

2. AG 正常型代谢性酸中毒

其特点是 AG 正常，血氯升高。这类酸中毒是指 HCO_3^- 浓度降低，同时伴有 Cl^- 浓度代偿性升高，又称高血氯性代谢性酸中毒。常见于消化道直接丢失 HCO_3^-、轻度或中度肾衰竭泌 H^+ 减少、肾小管性酸中毒、使用碳酸酐酶抑制剂、高钾血症、含氯的酸性盐摄入过多和稀释性酸中毒等。

Note

（三）机体的代偿调节

1. 血液缓冲

代谢性酸中毒时，增多的 H^+ 迅速被血浆各种缓冲碱所缓冲，HCO_3^- 和其他缓冲碱不断被消耗。

2. 肺的调节

血液中升高的 H^+ 刺激外周化学感受器反射性地兴奋呼吸中枢，呼吸加深加快（酸中毒 Kussmal 深大呼吸），CO_2 排出增多，H_2CO_3 继发性降低，从而调整 $[HCO_3^-]/[H_2CO_3]$ 的比值接近正常。当代谢性酸中毒 pH 由 7.4 降到 7.0 时，肺泡通气量由 4 L/min 迅速增加到 30 L/min 以上。呼吸代偿反应启动迅速，一般代谢性酸中毒发生 10 min 后即可出现呼吸运动增强，30 min 后即达代偿，12 ~ 24 h 达代偿高峰。经过肺的调节，$PaCO_2$ 代偿性降低，其变化规律是血浆 HCO_3^- 浓度每降低 1 mmol/L，$PaCO_2$ 约降低 1.2 mmHg（$PaCO_2$ 变化值 =1.2 倍的 HCO_3^- 变化值 ±2），代偿极限时 $PaCO_2$ 可降至 10 mmHg。

3. 细胞的调节

在酸中毒 2 ~ 4 h 后，约 50% 的 H^+ 通过离子交换进入细胞内，被细胞内的缓冲系统缓冲，而 K^+ 移出细胞，引起血钾升高。慢性酸中毒还可使骨骼中的钙盐溶解释放入血，参与对 H^+ 的缓冲，引起骨质脱钙等病理表现。

4. 肾的调节

除肾功能障碍引起代谢性酸中毒外，其他原因引起的代谢性酸中毒，肾排酸保碱增强。肾小管上皮细胞中的碳酸酐酶和谷氨酰胺酶活性增高，肾泌 H^+ 和泌 NH_4^+、重吸收 HCO_3^- 增多，尿液一般呈酸性。肾的代偿调节作用较慢，一般在酸中毒持续数小时后开始，3 ~ 5 天才能达高峰。

代谢性酸中毒的血气分析指标变化：pH 下降，HCO_3^- 原发性降低，AB、SB、BB 值均降低，BE 负值增大；通过呼吸代偿后，$PaCO_2$ 降低，AB < SB。

（四）对机体的影响

代谢性酸中毒主要引起心血管系统和中枢神经系统的功能障碍。

1. 心血管系统

严重的代谢性酸中毒能产生致死性室性心律失常、心肌收缩力降低以及血管对儿茶酚胺的反应性降低。

（1）室性心律失常：酸中毒时出现的心律失常与高血钾密切相关。酸中毒引起高血钾的机制是：①细胞外的 H^+ 进入细胞内缓冲，而 K^+ 移出细胞维持电荷平衡。②肾小管上皮细胞 H^+-Na^+ 交换增多，Na^+-K^+ 交换减少，K^+ 排出减少。严重的高钾血症可导致传导阻滞、心室纤颤，心肌兴奋性消失，可造成致死性心律失常和心搏骤停。

（2）心肌收缩力降低：轻度酸中毒时，交感 - 肾上腺髓质系统兴奋，心率加快和心肌收缩力增强。但严重酸中毒时，心肌收缩力减弱。通常 pH 降至 7.2 时，上述两种相反的作用几乎相等，心肌收缩力变化不大。pH 低于 7.2 时，心肌收缩力减弱，可能机制是：①酸中毒时，生物氧化酶活性降低，ATP生成减少。②酸中毒时，心肌兴奋-收缩耦联障碍。H^+增多抑制心肌兴奋时胞外Ca^{2+}内流和肌质网释放Ca^{2+}；H^+增多可竞争性地抑制Ca^{2+}与心肌肌钙蛋白亚单位的结合，抑制心肌收缩。

（3）血管平滑肌对儿茶酚胺的反应性降低：H^+增多时，可降低血管平滑肌对儿茶酚胺的反应性，尤其是毛细血管前括约肌最为明显，使血管扩张，微循环淤血，回心量减少，血压降低。因此，休克时纠正酸中毒，可以改善缩血管药物的升压效果。

2. 中枢神经系统

代谢性酸中毒时，中枢神经系统功能抑制，患者出现乏力、反应迟钝，甚至嗜睡或昏迷，患者可因呼吸中枢和血管运动中枢麻痹而死亡，其发生机制如下：

（1）ATP生成减少：酸中毒时生物氧化酶的活性受到抑制，氧化磷酸化障碍，ATP生成减少，因而脑组织能量供应不足。

（2）γ-氨基丁酸增多：酸中毒时脑组织内谷氨酸脱羧酶活性增强，抑制性神经递质γ-氨基丁酸增多，对中枢神经系统产生抑制作用。

3. 骨骼系统

慢性肾衰竭患者合并代谢性酸中毒时，由于骨骼释放钙盐缓冲酸中毒，引起骨骼病变，延迟小儿发育，还可出现纤维素性骨炎和肾性佝偻病；成人则发生骨质软化、骨质疏松。

（五）防治的病理生理基础

1. 预防和治疗原发病

治疗原发病、去除引起代谢性酸中毒的原发病因，是防治代谢性酸中毒的基本原则和主要措施。

2. 应用碱性药物

首选的碱性药物是碳酸氢钠。在血气监护下分次补碱，补碱量宜小不宜大，一般轻度代谢性酸中毒$HCO_3^- > 16$ mmol/L时，可以少补，口服碳酸氢钠片，甚至不补。严重的代谢性酸中毒患者给予碳酸氢钠溶液或乳酸钠溶液，但肝功能不良或乳酸酸中毒时不能采用乳酸钠。三羟甲基氨基甲烷（THAM）为不含钠的有机胺缓冲碱，在体内的作用是：$THAM+H_2CO_3 \rightarrow THAM \cdot H^+ + HCO_3^-$，可见THAM不仅可缓冲$H_2CO_3$，而且中和$H_2CO_3$后可产生$HCO_3^-$。因此，此药既可用于治疗呼吸性酸中毒又可治疗代谢性酸中毒。缺点是对呼吸中枢有抑制作用，故输入不宜过快。

3. 纠正水、电解质紊乱

严重腹泻、Ⅰ或Ⅱ型肾小管性酸中毒时，细胞内K^+外流掩盖了低血钾，纠正酸中毒后，可出现明显的低血钾。酸中毒时，结合钙可解离为Ca^{2+}与血浆蛋白，血浆游离钙增多，纠正酸中毒后，游离钙明显减少，有时可出现手脚抽搐。因此纠正酸中毒时，注意防治低血钾和低血钙。

二、呼吸性酸中毒

呼吸性酸中毒（respiratory acidosis）是指CO_2排出障碍或吸入过多引起的pH下降，以血浆H_2CO_3原发性增高为特征的酸碱平衡紊乱。

Note

（一）原因和机制

呼吸性酸中毒的主要原因是外呼吸功能障碍而致的 CO_2 排出受阻，或吸入气中 CO_2 浓度过高。常见原因如下：

1. CO_2 排出障碍

（1）呼吸中枢抑制：脑外伤、脑炎、脑血管意外、麻醉药或镇静剂用量过大、乙醇（酒精）中毒等。

（2）呼吸道阻塞：急性阻塞见于喉头水肿或痉挛、溺水、异物阻塞气管等。慢性阻塞性肺疾病、支气管哮喘引起慢性 CO_2 排出障碍。

（3）呼吸肌麻痹：急性脊髓灰质炎、重症肌无力、有机磷中毒、重症低钾血症或家族性周期性肌麻痹、呼吸肌麻痹等引起呼吸运动减弱。

（4）胸廓病变：胸部创伤、严重气胸或大量胸膜腔积液和胸廓畸形等限制肺通气。

（5）肺部疾患：严重肺水肿或肺气肿、重症肺炎、肺弥漫性纤维化等。

（6）人工呼吸器管理不当：通气量过小而使 CO_2 排出困难。

2. CO_2 吸入过多

较为少见，如通风不良的环境、空气中 CO_2 含量升高，使 CO_2 吸入过多。

（二）分类

呼吸性酸中毒按病程可分为两类：

1. 急性呼吸性酸中毒

$PaCO_2$ 急剧升高未超过 24 h，常见于急性气道阻塞、急性心源性肺水肿、呼吸中枢或呼吸肌麻痹引起的呼吸暂停以及急性呼吸窘迫综合征等。

2. 慢性呼吸性酸中毒

一般指高浓度 CO_2 潴留 24 h 以上者，见于气道或肺部慢性炎症引起的慢性阻塞性肺疾患及肺弥漫性纤维化或肺不张时。

（三）机体的代偿调节

通气功能障碍导致的呼吸性酸中毒，肺难以发挥调节作用，而血浆中碳酸氢盐缓冲系统不能缓冲挥发酸，其他缓冲系统含量低，缓冲能力有限。因此，呼吸性酸中毒主要通过细胞及肾的作用进行代偿调节。

1. 急性呼吸性酸中毒的代偿调节

CO_2 的潴留导致血浆 H_2CO_3 浓度升高，解离出的 H^+ 和 HCO_3^- 增多，部分 H^+ 被非碳酸氢盐缓冲系统缓冲，部分 H^+ 通过 H^+-K^+ 交换进入细胞内，被细胞内缓冲系统缓冲。另外，CO_2 迅速弥散入红细胞，在碳酸酐酶的作用下与水结合生成 H_2CO_3，再解离出 H^+ 和 HCO_3^-，H^+ 被血红蛋白和氧合血红蛋白缓冲，HCO_3^- 通过 HCO_3^--Cl^- 交换进入血浆，血浆中 HCO_3^- 增加而 Cl^- 减少。以上调节作用非常有限，$PaCO_2$ 每升高 10 mmHg，血浆 HCO_3^- 仅增高 0.7~1 mmol/L（HCO_3^- 变化值 =0.1 倍的 $PaCO_2$ 变化值 ±1.5），不足以维持 HCO_3^-/H_2CO_3 的正常比值，所以急性呼吸性酸中毒是失代偿的。

2. 慢性呼吸性酸中毒的代偿调节

除了血液和细胞内的缓冲作用，$PaCO_2$ 升高 24 h 以上可增强肾小管上皮细胞内碳酸酐酶和线粒体内谷氨酰胺酶的活性，促使肾小管泌 H^+、泌 NH_4^+ 以及重吸收 HCO_3^- 增加，这种作用的充分发挥常需 3～5 天才能完成。因此，急性呼吸性酸中毒时，肾来不及发挥作用；而在慢性呼吸性酸中毒时，由于肾脏保碱作用增强，随 $PaCO_2$ 增加，HCO_3^- 呈比例增多，大致 $PaCO_2$ 每升高 10 mmHg，血浆 HCO_3^- 浓度增高 3.5～4.0 mmol/L（HCO_3^- 变化值 =0.35 倍的 $PaCO_2$ 变化值 ±3），HCO_3^-/H_2CO_3 比值接近 20∶1，因而慢性呼吸性酸中毒可以完全代偿。

呼吸性酸中毒的血气分析指标变化：$PaCO_2$ 原发性增高，pH 降低。代偿后，AB、SB、BB 值均增加，AB ＞ SB，BE 正值加大。

（四）对机体的影响

呼吸性酸中毒对心血管的影响与代谢性酸中毒相似，但 CO_2 升高引起的中枢神经系统功能障碍较代谢性酸中毒更严重。

1. CO_2 扩张脑血管

高浓度 CO_2 引起脑血管扩张，使脑血流增加、颅内压升高，患者出现持续性头痛，尤其在夜间和晨起时为重。

2. 中枢神经系统症状严重

CO_2 为脂溶性，能迅速通过血脑屏障，而 HCO_3^- 为水溶性，通过血脑屏障极为缓慢，因而脑脊液 pH 值降低显著。患者可出现精神错乱、震颤、谵妄、嗜睡甚至昏迷，即 "CO_2 麻醉" 或 "肺性脑病" 表现。

（五）防治的病理生理基础

1. 治疗原发病

去除呼吸道异物使呼吸道通畅；使用呼吸中枢兴奋药或人工呼吸器；对慢性阻塞性肺疾患采用控制感染、解痉和祛痰等。

2. 改善通气功能

这是防治呼吸性酸中毒的根本措施。但对于肾脏代偿后的呼吸性酸中毒患者，HCO_3^- 已升高，切忌过急地使用人工呼吸器使 $PaCO_2$ 迅速下降至正常，否则升高的 HCO_3^- 来不及排出会导致代谢性碱中毒。更应避免过度人工通气，CO_2 排出过多而出现呼吸性碱中毒。

3. 慎用碱性药物

慢性呼吸性酸中毒时肾排酸保碱，因此慎用碱性药物。三羟甲基氨基甲烷（THAM）可迅速降低 H_2CO_3，但对呼吸中枢有抑制作用，故输入不宜过快。

三、代谢性碱中毒

代谢性碱中毒（metabolic alkalosis）是指细胞外液碱增多和（或）H^+ 丢失而引起的 pH 升高，以血浆 HCO_3^- 原发性升高为特征的酸碱平衡紊乱。

（一）原因和机制

1. 酸性物质丢失过多

1）经胃丢失

常见于频繁剧烈呕吐（如幽门梗阻、高位肠梗阻）和胃液引流。胃黏膜壁细胞富含碳酸酐酶，能将 CO_2 和 H_2O 催化生成 H_2CO_3，H_2CO_3 解离出 H^+ 和 HCO_3^-，然后 H^+ 与来自血浆的 Cl^- 结合生成 HCl，进食时 HCl 分泌到胃腔，而 HCO_3^- 经胃壁细胞基底膜侧 HCO_3^--Cl^- 逆向载体与血浆 Cl^- 交换进入血液，导致血浆中 HCO_3^- 一过性升高，称为"餐后碱潮"。酸性食糜进入十二指肠后，刺激胰腺向肠腔分泌大量的 HCO_3^-，同时等量的 H^+ 反流入血液，因此 HCO_3^- 和 H^+ 在血浆和消化道都得到中和，血液 pH 维持稳定。剧烈呕吐和胃液引流时，胃液大量丢失，进入肠道的 H^+ 减少，刺激胰腺向肠腔分泌 HCO_3^- 减少，血液中来自于胃黏膜壁细胞的 HCO_3^- 得不到中和，同时，肠道中的 HCO_3^- 因得不到中和被吸收入血，出现碱中毒；此外，胃液丢失引起 Cl^- 和 K^+ 大量丢失，导致低氯性碱中毒和低钾性碱中毒；胃液丢失还引起有效循环血量减少，继发性醛固酮增多，这些因素共同参与了代谢性碱中毒的发生。

2）经肾丢失

（1）应用利尿剂：使用髓袢利尿剂（如呋塞米）或噻嗪类利尿剂，抑制 Na^+ 和 Cl^- 的重吸收。远端小管液 Na^+ 含量增高，激活 Na^+-H^+、Na^+-K^+ 交换，远曲小管和集合管泌 H^+、泌 K^+ 以及重吸收 HCO_3^- 增多；远端小管液流速加快，冲洗作用使得肾小管内 H^+ 急剧降低，促进泌 H^+；低钾、低氯均可导致代谢性碱中毒发生。

（2）肾上腺皮质激素增多：原发性醛固酮增多症、肾上腺皮质增生或肿瘤、细胞外液容量减少均可引起醛固酮分泌增多，醛固酮促进远曲小管和集合管泌 H^+、泌 K^+ 增加，导致代谢性碱中毒发生。此外，皮质醇有盐皮质激素的作用，Cushing 综合征也可发生代谢性碱中毒。

2. HCO_3^- 负荷过量

常见于消化道溃疡或代谢性酸中毒时摄入过多 $NaHCO_3$ 等碱性药物，或大量输注含柠檬酸盐的库存血时，1 L 库存血中的柠檬酸盐可产生 30 mmol 的 HCO_3^-。肾具有较强的排泄 $NaHCO_3$ 的能力，正常人每天摄入 1 mol 的 $NaHCO_3$ 2 周后血浆内 HCO_3^- 浓度只是稍微上升。因此，只有当肾功能受损后服用大量碱性药物时才会发生代谢性碱中毒。

3. 低钾血症

低钾血症时，细胞内外 H^+-K^+ 交换增多，细胞外的 H^+ 内移后其血浆浓度降低；在肾小管上皮细胞管腔膜侧出现 K^+-Na^+ 交换减少，H^+-Na^+ 交换增多，泌 H^+ 增多，HCO_3^- 重吸收增强，出现低钾性碱中毒。代谢性碱中毒时尿液一般呈碱性，但在低钾性碱中毒时，由于肾泌 H^+ 增多，尿液呈酸性，称为反常性酸性尿（paradoxical acidic urine）。

此外，肝功能衰竭时血氨过高，尿素合成障碍也导致代谢性碱中毒。

（二）分类

代谢性碱中毒按照给予生理盐水治疗的效果可分为两类：

1. 盐水反应性碱中毒

盐水反应性碱中毒（saline-responsive alkalosis）主要见于呕吐、胃肠减压及应用利尿剂时，由于细胞外液减少、有效循环血量不足，常并存低钾和低氯，影响肾排出 HCO_3^- 的能力，使碱中毒得以维持。给予等张或半张的盐水扩充细胞外液量，补充 Cl^- 能促进过多的 HCO_3^- 经肾排出，使碱中毒得以纠正。

2. 盐水抵抗性碱中毒

盐水抵抗性碱中毒（saline-resistant alkalosis）常见于原发性醛固酮增多症、Cushing 综合征及严重低钾血症等，维持因素是盐皮质激素的直接作用和低钾，给予盐水治疗无效。

（三）机体的代偿调节

1. 血液的缓冲和细胞内外离子交换

代谢性碱中毒时，细胞外液中的碱由血液缓冲系统中的弱酸中和，由于大多数缓冲系统的组成成分中，碱性成分远多于酸性成分，因此对碱缓冲能力有限。同时细胞外液 H^+ 浓度降低，H^+ 从细胞内逸出，细胞外 K^+ 进入细胞，故碱中毒常伴有低血钾。

2. 肺的调节

血浆 H^+ 降低，中枢和外周化学感受器兴奋性降低，呼吸中枢抑制，呼吸变浅变慢，肺泡通气减少，使血浆 $PaCO_2$ 升高，调整 $NaHCO_3/H_2CO_3$ 比值和 pH。肺的代偿反应较快，几分钟即可出现，在 12 ~ 24 小时达最大效应。经过肺的调节，$PaCO_2$ 代偿性升高，血浆 HCO_3^- 浓度每升高 1 mmol/L，$PaCO_2$ 约升高 0.7 mmHg（$PaCO_2$ 变化值 =0.7 倍的 HCO_3^- 变化值 ±5）。肺通气量减少不但可使 $PaCO_2$ 升高，还使 PaO_2 降低，PaO_2 降低兴奋外周化学感受器，使呼吸加深加快，进而限制 $PaCO_2$ 过度增加，因此即使严重的代谢性碱中毒，$PaCO_2$ 也极少超过 55 mmHg，即很少能达到完全代偿，难以使 pH 恢复正常。

3. 肾的调节

代谢性碱中毒时肾小管上皮细胞的碳酸酐酶和谷氨酰胺酶活性被抑制，故泌 H^+ 和泌 NH_4^+ 以及对 HCO_3^- 的重吸收减少，因而使血浆 HCO_3^- 浓度有所降低。HCO_3^- 随尿排出增加，尿呈碱性。但缺氯、缺钾和醛固酮分泌增多所致的代谢性碱中毒因肾泌 H^+ 增多，尿呈酸性，出现反常性酸性尿，肾代偿作用受阻。肾的调节作用一般需要 3 ~ 5 天，急性代谢性碱中毒时，肾的调节不起主要作用。

代谢性碱中毒的血气分析指标变化：pH 升高，AB、SB、BB 均增高，BE 正值加大，由于呼吸代偿，$PaCO_2$ 继发性升高，AB > SB。

（四）对机体的影响

轻度代谢性碱中毒患者通常没有明显症状，或只出现由原发疾病引起的临床表现，

Note

如因细胞外液量减少而引起的无力、直立性眩晕；因低钾血症引起的腹胀等。但是，严重的代谢性碱中毒可导致机体功能代谢变化。

1. 中枢神经系统

可出现烦躁不安、精神错乱、谵妄、意识障碍等中枢神经系统功能障碍症状，其机制是：①γ-氨基丁酸减少：pH值增高，脑组织内γ-氨基丁酸转氨酶活性增强，而谷氨酸脱羧酶活性降低，故γ-氨基丁酸分解加强而生成减少。γ-氨基丁酸对中枢神经系统抑制作用减弱，因而出现中枢神经系统兴奋症状。②血红蛋白氧离曲线左移：血液pH升高可使血红蛋白与O_2的亲和力增强，血红蛋白氧离曲线左移，血红蛋白不易将结合的O_2释放出来，造成组织供氧不足。脑组织对缺氧特别敏感，由此可出现精神症状，严重时还可以发生昏迷。

2. 对神经肌肉的影响

pH升高可使血浆结合钙增多而游离钙减少，神经肌肉兴奋性增高，表现为腱反射亢进，面部和肢体肌肉抽动、手足搐搦和惊厥等。碱中毒发生惊厥，也可能与脑组织中γ-氨基丁酸减少有关。若伴有低钾血症出现肌肉无力或麻痹时，低Ca^{2+}抽搐可被掩盖，纠正低钾血症后，即可发生抽搐。

3. 低钾血症

碱中毒时，H^+-K^+交换增多，K^+移入细胞内增加；同时，肾小管上皮细胞H^+-Na^+交换减弱，而K^+-Na^+交换增强，肾排K^+增多，导致低钾血症，可出现肌肉无力或麻痹，严重时还可引起心律失常。

（五）防治的病理生理基础

1. 积极治疗引起代谢性碱中毒的原发疾病

2. 对盐水反应性碱中毒患者的治疗

口服或静脉滴注生理盐水，促进过多的HCO_3^-经尿排出。机制：①扩充细胞外液容量，消除"浓缩性碱中毒"成分的作用。②生理盐水含Cl^-高于血浆，通过补充血容量和补充Cl^-使过多的HCO_3^-从尿中排出。③由于远曲小管液中Cl^-含量增加，则使皮质集合管分泌HCO_3^-增强。

但生理盐水不能改善缺钾状态，因此伴有严重缺钾时，需补充KCl。检测尿液的pH和Cl^-浓度可以用来判断治疗效果。如反常性酸性尿患者治疗前尿液pH一般低于5.5，治疗后尿pH可达7.0以上，偶尔超过8.0。多数情况下Cl^-经尿排出不多，尿Cl^-浓度常在15 mmol/L以下。

对于严重代谢性碱中毒患者，可直接给予酸治疗，如用0.1 mol/L HCl静脉缓注，此外，临床上也可使用盐酸精氨酸和盐酸赖氨酸。对游离钙减少的患者也可补充$CaCl_2$。

3. 对盐水抵抗性碱中毒患者的治疗

如原发性醛固酮分泌增多症和严重低钾血症的患者，使用抗醛固酮药物如螺内酯和补K^+。对全身性水肿患者，应尽量少用髓袢利尿剂或噻嗪类利尿剂，以预防发生碱中毒。使用碳酸酐酶抑制剂如乙酰唑胺，减少泌H^+和重吸收HCO_3^-，促进Na^+和

HCO_3^- 的排出，既能减轻水肿又能预防碱中毒。

四、呼吸性碱中毒

呼吸性碱中毒（respiratory alkalosis）是指肺通气过度引起 $PaCO_2$ 降低、pH 升高，以血浆 H_2CO_3 浓度原发性减少为特征的酸碱平衡紊乱。

（一）原因和机制

各种原因引起的肺通气过度是呼吸性碱中毒的原因。

1. 低氧血症和肺疾患

吸入气氧分压过低或外呼吸功能障碍，如急性呼吸窘迫综合征、肺炎、肺水肿、肺梗死、间质性肺疾病等，导致低氧血症，出现代偿性通气过度。

2. 呼吸中枢受到刺激或精神性过度通气

中枢神经系统的疾病如脑血管意外、脑炎、脑外伤及脑肿瘤等可刺激呼吸中枢，导致过度通气；某些药物如水杨酸、铵盐类药物可直接兴奋呼吸中枢；癔症发作时可引起精神性通气过度；革兰氏阴性杆菌败血症也是引起过度通气的常见原因。

3. 高代谢状态

高热、甲状腺功能亢进时，由于血温过高和机体分解代谢增强可刺激呼吸中枢，引起过度通气。

4. 人工呼吸机使用不当

通气量过大引起 CO_2 排出过多。

（二）分类

呼吸性碱中毒按发病时间分为急性呼吸性碱中毒和慢性呼吸性碱中毒。

1. 急性呼吸性碱中毒

一般指 $PaCO_2$ 在 24 h 内急剧下降而导致 pH 升高。见于人工呼吸机使用不当引起的过度通气、高热、癔病和低氧血症。

2. 慢性呼吸性碱中毒

持久的 $PaCO_2$ 下降超过 24 h 而导致 pH 升高。常见于慢性颅脑疾病、肺部疾患、肝脏疾患、缺氧和氨兴奋呼吸中枢时。

（三）机体的代偿调节

呼吸性碱中毒的主要机制是肺通气过度，如果刺激肺通气过度的病因持续存在，肺不能代偿调节，机体主要通过细胞和肾代偿调节。

1. 细胞内外离子交换和细胞内缓冲作用

急性呼吸性碱中毒时，血浆 HCO_3^- 相对增高，细胞内 H^+ 与细胞外的 Na^+ 或 K^+ 交换，H^+ 移出细胞后与 HCO_3^- 结合，使血浆 HCO_3^- 浓度下降，H_2CO_3 浓度有所回升。此外，血浆 HCO_3^- 与红细胞内 Cl^- 交换进入红细胞，进而与 H^+ 结合、生成 H_2CO_3，H_2CO_3 进一步分解出 CO_2，CO_2 从红细胞进入血浆，血浆 H_2CO_3 增高。这是急性呼吸性碱中毒

Note

的主要代偿方式。一般 $PaCO_2$ 每降低 10 mmHg，血浆 HCO_3^- 浓度下降 2 mmol/L（HCO_3^- 变化值 =0.2 倍的 $PaCO_2$ 变化值 ±2.5），因此，急性呼吸性碱中毒是失代偿性的。

2. 肾的调节

慢性呼吸性碱中毒时，肾小管上皮细胞泌 H^+、泌 NH_4^+ 和对 HCO_3^- 的重吸收减少，血浆中 HCO_3^- 降低。经肾和细胞作用，一般 $PaCO_2$ 每降低 10 mmHg，血浆 HCO_3^- 浓度下降 5 mmol/L（HCO_3^- 变化值 =0.5 倍的 $PaCO_2$ 变化值 ±2.5），细胞外液 pH 可以正常。因此，慢性呼吸性碱中毒可以是代偿性的。

呼吸性碱中毒的血气分析指标变化：$PaCO_2$ 降低，pH 升高，AB < SB；代偿后，AB、SB、BB 均降低，BE 负值加大。

（四）对机体的影响

呼吸性碱中毒对机体的影响与代谢性碱中毒类似，但呼吸性碱中毒中枢神经系统症状更明显，更易出现气促、眩晕、四肢及口周围感觉异常、抽搐等，严重时意识障碍。低碳酸血症可引起脑血管收缩，脑血流量减少，加重脑功能的障碍。资料显示，$PaCO_2$ 下降 20 mmHg，脑血流量可减少 35%~40%。当然，精神性过度换气患者的某些症状，如头痛、气急、胸闷等，属精神性的，与碱中毒无关。

多数严重的呼吸性碱中毒患者血浆磷酸盐浓度明显降低。这是因为细胞内碱中毒使糖原分解增强，葡萄糖 -6- 磷酸盐和 1,6- 二磷酸果糖等磷酸化合物生成增加，结果消耗了大量的磷，致使细胞外液磷进入细胞内。

此外，呼吸性碱中毒时，因细胞内外离子交换和肾排钾增加而发生低钾血症，加重神经肌肉症状；血红蛋白氧离曲线左移而使组织供氧不足。

（五）防治的病理生理基础

1. 防治原发病
这是消除呼吸性碱中毒的根本措施。

2. 吸入含 CO_2 的混合气体
对急性呼吸性碱中毒患者可吸入含 5%CO_2 的混合气体，或将塑料袋罩于患者的口鼻上，使其吸入呼出的 CO_2。

3. 纠正低血钙
有手足搐搦者可静脉注射葡萄糖酸钙进行治疗。

第四节　混合型酸碱平衡紊乱

混合型酸碱平衡紊乱是指患者同时存在两种或两种以上的单纯型酸碱平衡紊乱，包括双重性酸碱平衡紊乱和三重性酸碱平衡紊乱。

一、双重性酸碱平衡紊乱

同时并存两种单纯型酸碱平衡紊乱为双重性酸碱平衡紊乱（double acid-base disturbance）。根据并存的酸碱平衡紊乱的性质，分为两类：酸碱一致型或相加型酸碱平衡紊乱，即两种酸中毒或两种碱中毒合并存在，pH 变化显著，机体严重失代偿，预后较差；酸碱混合型或相消型酸碱平衡紊乱，指一种酸中毒与一种碱中毒合并存在，pH 取决于两种紊乱的严重程度，可以降低，也可以升高，或者完全正常。

（一）酸碱一致型

1. 呼吸性酸中毒合并代谢性酸中毒

（1）原因：常见于心跳和呼吸骤停、慢性阻塞性肺疾病合并心力衰竭或休克、糖尿病酮症酸中毒患者肺部感染引起呼吸衰竭、Ⅱ型呼吸衰竭等。

（2）特点：$PaCO_2$ 增多，HCO_3^- 减少，两者变化方向相反，呈严重失代偿状态，$[HCO_3^-]/[H_2CO_3]$ 比值减小，pH 明显降低，SB、AB 及 BB 均降低，AB > SB，血浆 K^+ 升高，AG 增大。

2. 呼吸性碱中毒合并代谢性碱中毒

（1）原因：如严重创伤后给予库存血治疗、颅脑外伤伴发剧烈呕吐、肝硬化患者使用利尿剂。

（2）特点：$PaCO_2$ 降低，HCO_3^- 浓度升高，两者无法相互代偿，严重失代偿，$[HCO_3^-]/[H_2CO_3]$ 比值增大，pH 明显升高，SB、AB、BB 均升高，AB < SB，$PaCO_2$ 降低，血浆 K^+ 浓度降低。

（二）酸碱混合型

1. 呼吸性酸中毒合并代谢性碱中毒

（1）原因：常见于慢性阻塞性肺疾病合并呕吐或合并心力衰竭时应用大量排钾利尿剂，可引起 Cl^- 和 K^+ 的丧失而发生代谢性碱中毒。

（2）特点：$PaCO_2$ 和 HCO_3^- 浓度均升高，升高的程度均超出彼此代偿范围，血浆 pH 可正常，也可略升高或略降低，AB、SB、BB 均升高，BE 正值增大。

2. 代谢性酸中毒合并呼吸性碱中毒

（1）原因：糖尿病、肾衰竭或感染性休克及心肺疾病等危重患者伴有发热或机械通气过度；慢性肝病高血氨，并发肾衰竭；水杨酸或乳酸盐中毒。

（2）特点：血浆 HCO_3^- 和 $PaCO_2$ 均降低，pH 一般变动不大，甚至在正常范围内，AB、SB、BB 均降低，BE 负值增大。

3. 代谢性酸中毒合并代谢性碱中毒

（1）原因：尿毒症或糖尿病患者出现频繁呕吐；严重胃肠炎时剧烈呕吐、腹泻，伴有低钾血症、脱水。

（2）特点：导致血浆 HCO_3^- 升高和降低的原因同时存在，血浆 HCO_3^- 及 pH 可在正常范围内，$PaCO_2$ 可正常，也可升高或降低。AG 值有助于判断：AG 增高型的代

Note

谢性酸中毒合并代谢性碱中毒；而 AG 正常型代谢性酸中毒合并代谢性碱中毒需结合病史全面分析。

二、三重性酸碱平衡紊乱

同时并存三种单纯型酸碱平衡紊乱为三重性酸碱平衡紊乱。同一患者不可能同时存在呼吸性酸中毒和呼吸性碱中毒，因此，三重性酸碱平衡紊乱只存在两种类型。

1. **呼吸性酸中毒合并 AG 增高型代谢性酸中毒和代谢性碱中毒**

如 Ⅱ 呼吸衰竭患者合并呕吐或使用排钾利尿剂。该型的特点是 $PaCO_2$ 明显增高，AG > 16 mmol/L，HCO_3^- 升高，Cl^- 明显降低。

2. **呼吸性碱中毒合并 AG 增高型代谢性酸中毒和代谢性碱中毒**

如肾衰竭患者合并呕吐和发热。该型的特点是 $PaCO_2$ 降低，AG > 16 mmol/L，HCO_3^- 可高可低，Cl^- 一般低于正常。

三重性酸碱平衡紊乱比较复杂，必须在充分了解原发病情的基础上，结合实验室检查进行综合分析后才能得出正确结论。

第五节　判断酸碱平衡紊乱的病理生理基础

正确识别和判断酸碱平衡紊乱的类型，需要密切联系临床，综合分析。患者的病史和临床表现是判断酸碱平衡紊乱的重要线索；血气分析结果是判断酸碱平衡紊乱类型的依据；血清电解质检测、计算 AG 值有助于区别单纯型代谢性酸中毒的类型以及诊断混合型酸碱平衡紊乱。

一、单纯型酸碱平衡紊乱的判断

单纯型酸碱平衡紊乱主要靠血气分析诊断，判断方法如下：

1. **根据 pH 的变化，判断是酸中毒还是碱中毒**

pH < 7.35 则为酸中毒；pH > 7.45 则为碱中毒。

2. **根据病史和原发性紊乱，判断酸碱平衡紊乱的性质**

（1）$PaCO_2$ 原发增多引起的 pH 降低，为呼吸性酸中毒。

（2）$PaCO_2$ 原发减少引起的 pH 升高，为呼吸性碱中毒。

（3）HCO_3^- 原发减少引起的 pH 降低，为代谢性酸中毒。

（4）HCO_3^- 原发增多引起的 pH 升高，为代谢性碱中毒。

3. **根据代偿情况，判断单纯型或混合型酸碱平衡紊乱**

单纯型酸碱平衡紊乱继发性代偿变化与原发性平衡紊乱同向，但继发性代偿变化一定小于原发性平衡紊乱，其代偿公式见表 7-5-1。

二、混合型酸碱平衡紊乱的判断

酸碱平衡紊乱时，机体的代偿调节有一定的规律性，即有一定的方向性、有一定的代偿范围（代偿预计值）和代偿的最大限度，符合规律者为单纯型酸碱平衡紊乱，不符合规律者为混合型酸碱平衡紊乱。

表 7-5-1　常用单纯型酸碱失衡代偿预计值公式

原发失衡	原发性变化	代偿性变化	代偿预计公式	代偿时限
代谢性酸中毒	$[HCO_3^-]\downarrow$	$PaCO_2\downarrow$	$\Delta PaCO_2 = 1.2 \times \Delta[HCO_3^-] \pm 2$	12 ～ 24 小时
代谢性碱中毒	$[HCO_3^-]\uparrow$	$PaCO_2\uparrow$	$\Delta PaCO_2 = 0.7 \times \Delta[HCO_3^-] \pm 5$	12 ～ 24 小时
呼吸性酸中毒	$PaCO_2\uparrow$	$[HCO_3^-]\uparrow$		
急性			$\Delta[HCO_3^-] = 0.1 \times \Delta PaCO_2 \pm 1.5$	几分钟
慢性			$\Delta[HCO_3^-] = 0.35 \times \Delta PaCO_2 \pm 3$	3 ～ 5 天
呼吸性碱中毒	$PaCO_2\downarrow$	$[HCO_3^-]\downarrow$		
急性			$\Delta[HCO_3^-] = 0.2 \times \Delta PaCO_2 \pm 2.5$	几分钟
慢性			$\Delta[HCO_3^-] = 0.5 \times \Delta PaCO_2 \pm 2.5$	3 ～ 5 天

注：Δ 表示变化值；代偿时限，即体内达到最大代偿反应所需的时间。

（一）代偿调节的方向性

1. $PaCO_2$ 与 HCO_3^- 变化方向相反，为酸碱一致性酸碱平衡紊乱

如心搏呼吸骤停时，呼吸停止使 $PaCO_2$ 急剧升高，出现呼吸性酸中毒，而缺氧引起的乳酸堆积，使 HCO_3^- 明显减少，出现代谢性酸中毒；两种酸中毒并存，$PaCO_2$ 与 HCO_3^- 的变化方向相反，pH 发生显著变化。因此，$PaCO_2$ 与 HCO_3^- 呈相反方向变化时，应考虑为酸碱一致性酸碱平衡紊乱。

2. $PaCO_2$ 与 HCO_3^- 变化方向一致，可能为酸碱混合型酸碱平衡紊乱

呼吸性酸中毒时，$PaCO_2$ 原发性升高，通过肾的代偿调节，HCO_3^- 继发性升高；如患者使用利尿剂不当或出现呕吐，HCO_3^- 亦有原发性升高，此时 $PaCO_2$ 与 HCO_3^- 浓度均明显升高，pH 无显著变化。因此，一种酸中毒与一种碱中毒并存时，$PaCO_2$ 与 HCO_3^- 的变化方向一致，单靠 pH、$PaCO_2$ 与 HCO_3^- 的变化方向不能区别患者是单纯型酸碱平衡紊乱还是混合型酸碱平衡紊乱，需要从代偿预计值和代偿限度来进一步分析判断。

（二）代偿预计值和代偿限度

计算代偿预计值是区别单纯型和混合型酸碱失衡的方法。单纯型酸碱平衡紊乱时，机体的代偿变化在一定的范围内，如超出代偿范围即为混合型酸碱平衡紊乱。如肾衰竭患者合并感染后发热，血气分析结果：pH 7.32、$PaCO_2$ 20 mmHg、HCO_3^- 10 mmol/L。根据 pH 7.32 < 7.35，判断为酸中毒。然后根据原发病肾衰竭，肾排酸减少，HCO_3^- 浓度原发降低，出现代谢性酸中毒，肺代偿后 $PaCO_2$ 继发性降低。但合并感染后发热也可刺激通气，$PaCO_2$ 的变化是单纯型代谢性酸中毒继发性变化还是合并了呼吸性碱中毒呢？根据表 7-5-1 中单纯型代谢性酸中毒的代偿公式，$PaCO_2$ 预

Note

测 值 $=40-\Delta PaCO_2=40-1.2\Delta[HCO_3^-]\pm2=40-1.2（24-10）\pm2=（23.2\pm2.0）$ mmHg，如果为单纯型代谢性酸中毒时，$PaCO_2$ 代偿值不低于 21.2，该患者实际 $PaCO_2$ 为 20 mmHg，超出代偿极限，即存在呼吸性碱中毒，因此该患者为代谢性酸中毒合并呼吸性碱中毒，存在混合型酸碱平衡紊乱。

（三）计算 AG 值，判断潜在的代谢性酸中毒

AG 值不仅能区分代谢性酸中毒的类型，而且有助于判断单纯型或混合型酸碱平衡紊乱，因此，计算 AG 值有助于发现潜在的代谢性酸中毒。例如，Ⅱ型呼吸衰竭患者使用利尿剂治疗后，血气分析及电解质检测结果为：pH 7.43，$PaCO_2$ 61 mmHg，HCO_3^- 38 mmol/L，Na^+ 140 mmol/L，Cl^- 74 mmol/L，K^+ 3.5 mmol/L。该患者为慢性呼吸性酸中毒，$PaCO_2$ 原发性增高，主要通过肾脏保碱代偿；根据表 7-5-1 中公式计算该患者 HCO_3^- 代偿预计值 $=24+0.35（61-40）\pm3=（31.4\pm3.0）$ mmol/L，预计值低于实测值（38 mmol/L），因此存在代谢性碱中毒；计算 AG 值，AG$=140-38-74=28>$ 16，提示患者合并代谢性酸中毒，故该患者为呼吸性酸中毒合并 AG 增高型代谢性酸中毒和代谢性碱中毒，为三重性酸碱平衡紊乱。

无论单纯型还是混合型酸碱平衡紊乱，都不是一成不变的，随着病情的发展，治疗措施的影响，原有的酸碱平衡紊乱可被纠正，也可能发生转化或合并其他类型的酸碱平衡紊乱。因此在诊断和处理酸碱平衡紊乱时，一定要密切联系病史，结合 pH、$PaCO_2$、HCO_3^- 等指标动态变化进行综合分析，合理治疗。

（桑 慧）

第八章　急性肾损伤

第一节　急性肾损伤概述及病因学分类

急性肾损伤（acute kidney injury，AKI）也称急性肾衰竭，是多种原因导致肾脏损伤的临床统称，即在数小时或数天内发生 GFR 急剧下降，引起水、电解质酸碱平衡紊乱及氮质血症等表现。2005 年急性肾损伤网络（acute kidney injury network，AKIN）将 AKI 定义为：病程不超过 3 个月的肾功能或结构异常，包括血、尿、组织学、影像学及肾损伤标志物的检查异常。导致急性肾损伤的原因根据病因和发病环节可分为肾前性、肾性和肾后性。老年、糖尿病和慢性高血压等有基础疾病的患者更易发生急性肾损伤。

一、肾前性 AKI

肾前性 AKI 是急性肾损伤最常见的类型，各种原因引起的肾血液灌注减少导致肾小球滤过降低，尿量减少；有效循环血量减少促进醛固酮和抗利尿激素分泌，肾小管钠、水重吸收增多，患者出现少尿、浓缩尿，尿钠减少。肾前性 AKI 无器质性病变，早期恢复肾血流，肾功能会迅速恢复，因此又称功能性肾衰竭。

肾血液灌流急剧减少的常见病因包括各种导致有效循环血容量减少的疾病，如大量失血、外科手术、创伤、大面积烧伤、严重呕吐、腹泻等引起的血液或体液丢失；心力衰竭引起的心输出量减少，过敏性休克、败血症休克引起的血管床容积扩大；肾动脉狭窄、肾动脉血栓栓塞或血栓形成引起的肾内血流动力学改变等。

二、肾性 AKI

肾性 AKI 是由于肾脏的器质性病变引起，又称器质性肾衰竭。主要涉及肾小球、肾小管以及肾间质、肾血管疾病。

1. 肾小球疾病

包括肾小球有大量新月体形成的急进性肾小球肾炎和严重增殖性肾小球疾病，可见于急性感染后肾小球肾炎、狼疮性肾炎、过敏性紫癜肾炎、抗中性粒细胞胞质抗体（ANCA）相关性血管炎、抗肾小球基底膜（GBM）病、IgA 肾病和膜增生性肾小球肾炎。

2. 肾小管疾病

引起急性肾小管坏死的病因主要分为两类：

（1）肾缺血和再灌注损伤：肾缺血因素未被及时纠正，持续性肾脏缺血会导致肾小管坏死，功能性肾损伤转为器质性肾损伤。缺血引起的急性肾小管坏死还与缺血后的再灌注损伤有关，再灌注引起过量氧自由基等可引起肾小管坏死。

（2）肾中毒：引起肾中毒的毒性物质主要包括外源性毒素（重金属、生物毒素、化学毒素、肾毒性药物、造影剂等）及内源性毒素（血红蛋白、肌红蛋白、尿酸等）两大类，这些毒物引起细胞膜和线粒体受损，损伤肾小管上皮细胞，导致急性肾小管坏死。老年人及糖尿病、低血压、慢性肾脏病基础和有效循环血量下降患者更易受肾毒性物质的损伤。

在大多数病理情况下，肾缺血和肾中毒常常同时或相继发生，二者往往互相影响。肾缺血时常伴有毒性物质蓄积，缺血导致肾小管对毒性物质的敏感性增加；肾毒性物质可引起局部血管痉挛，引起肾血流动力学变化，加重肾缺血。

3. 急性间质性肾炎

各种药物如 β- 内酰胺类抗生素、利尿剂、非甾体抗炎药（Nonsteroidal Anti-inflammatory Drugs，NSAIDs）以及细菌和病毒感染等引起肾间质损伤。NSAIDs 引起肾损害的病变特点是慢性肾小管间质性炎症，伴有肾乳头坏死。NSAIDs 通过抑制环加氧酶（cyclo-oxygenase，COX）抑制前列腺素生成，引起水、钠潴留。此外，NSAIDs 引起肾素释放减少，导致低肾素性低醛固酮综合征，进而引起远端肾小管泌钾障碍，导致高钾血症。非甾体抗炎药物引起肾损害后应立即停用药物，可应用调控血容量和肾小球血流动力学的药物缓解肾损伤。特发性间质性肾炎主要见于自身免疫性疾病如系统性红斑狼疮、干燥综合征、冷球蛋白血症等。

4. 血管损伤

包括微血管和大血管病变。典型的微血管病变常见于血栓性微血管病（溶血性尿毒症综合征和血栓性血小板减少性紫癜）。大血管病变如动脉粥样硬化和肾动脉狭窄等。

三、肾后性 AKI

肾后性 AKI 是指各种病因引起的急性肾以下（从肾盂到尿道口）的尿路梗阻。常见病因包括双侧肾结石、肾乳头坏死、血块和膀胱癌等引起输尿管管腔内梗阻；腹膜

Note

纤维化、结肠癌和淋巴瘤等引起的管腔外梗阻，前列腺肥大、前列腺癌、子宫颈癌及腹膜后疾病引起的尿液流出道梗阻；神经源性膀胱引起的功能性梗阻。

尿路梗阻时，梗阻以上部位压力升高，肾小球囊内压增高导致有效滤过压下降，引起少尿。肾后性 AKI 早期，肾脏无器质性损害，及时解除梗阻可恢复肾功能，若长时间梗阻可能造成肾脏器质性损害。

第二节　急性肾损伤的病理生理学机制

急性 AKI 的发病机制复杂，目前尚未完全阐明。不同病因引起 AKI 的发生机制不同，但中心环节均为 GFR 降低，肾前性及肾后性 AKI 导致 GFR 降低的机制见前述，本部分主要介绍急性肾小管坏死引起 GFR 降低和少尿的机制（图 8-2-1）。

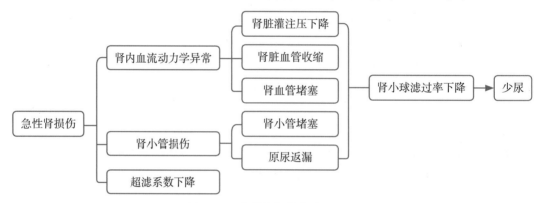

图 8-2-1　急性肾损伤发病机制图

一、肾血流动力学异常（肾血流量减少）

肾血流动力学异常是急性肾损伤初期 GFR 下降和少尿的主要机制，其血流动力学主要变化为肾内血管收缩，肾血流量下降，血流重新分布。

1. **肾脏灌注压降低**

当患者动脉血压低于 80 mmHg 时，超过肾脏自身调节范围，引起肾脏血液灌流量明显减少。

2. **肾血管收缩**

常由以下几个方面的因素引起：①交感 - 肾上腺髓质系统兴奋。由于有效循环血流量减少或其他原因引起交感 - 肾上腺髓质系统兴奋，儿茶酚胺物质分泌增多，血管收缩，肾血流量减少。由于皮质肾单位位于皮质外侧 1/3，此处肾小球入球小动脉对儿茶酚胺等较髓质敏感，所以肾血管收缩严重，发生肾皮质缺血。②肾素 - 血管紧张素系统激活。有效循环血量减少及交感神经兴奋刺激球旁细胞分泌肾素。肾素增加促进血管紧张素 Ⅱ 生成，引起入球小动脉及出球小动脉收缩，相较于肾髓质，肾皮质中肾素含量较多，因此肾皮质缺血更显著。③肾血管内皮细胞源性收缩因子和舒张因子释放失衡。缩血管因子内皮素（endothelin，ET）分泌增加及舒血管因子如一氧化氮（NO）释放增加。④前列腺素分泌减少：肾是产生前列腺素的主要器官，其具有抑制血管平滑肌收缩、扩张血管的作用，分泌减少将导致肾脏血管收缩，肾血流量下降。

3. 肾血管阻塞

（1）肾血管内皮细胞肿胀：肾缺血、缺氧及肾中毒时，肾脏细胞受损代谢受损，Na^+-K^+-ATP 酶活性下降，细胞内水钠潴留，引起细胞水肿，细胞膜通透性增加，发生细胞内 Ca^{2+} 超载。细胞内游离钙增加抑制线粒体的氧化磷酸化功能，ATP 生成减少，造成恶性循环。血管内皮细胞水肿引起管腔狭窄，血流阻力增加，肾血流量减少。

（2）血管内微血栓形成：由于有效循环血量不足，患者血液黏度增加，纤维蛋白降解产物增加，部分患者肾小球毛细血管内有纤维蛋白和血小板沉积。

二、肾小管损伤

肾小管上皮细胞是急性肾小管坏死的主要受损细胞，近端肾小管因重吸收功能强大，更易发生肾毒性物质引起的急性肾小管坏死。虽然各种损伤因素开始作用于细胞的成分可能不一样，最初累及的细胞代谢与功能也各有特点，如缺血影响 ATP 形成，重金属离子损伤细胞膜，氨基糖苷类抗生素干扰酶活性等，但其演变过程都是细胞代谢异常、能量耗竭、细胞骨架和结构异常、细胞生化紊乱，其结局都是肾小管细胞的坏死性损伤（necrotic lesion）和凋亡性损伤（apoptotic lesion）。

1. 肾小管损伤的形态学变化：详见第四章急性肾小管坏死。

2. 肾小管损伤导致少尿的机制

（1）肾小管堵塞：急性肾小管坏死时，管型形成和坏死脱落的肾小管上皮细胞碎片堵塞肾小管管腔，原尿流出受阻，尿量减少。同时，阻塞以上部位肾小管管腔内压力升高，引起肾小球囊内压增加，导致肾小球滤过率下降发生少尿。血管内急性溶血、挤压综合征等形成的血红蛋白和肌红蛋白管型，磺胺结晶、尿酸盐结晶等均可阻塞肾小管。肾小管阻塞可能是某些 AKI 患者发生持续少尿的重要因素。

（2）原尿返漏：肾缺血、肾中毒引起的急性 AKI 可以发生肾小管上皮细胞坏死甚至基底膜断裂，导致肾小管管壁完整性受损；肾小管上皮细胞间的紧密连接被破坏，通透性增加。这些改变导致肾小管中的原尿从受损的肾小管漏入肾间质，引起少尿；同时，原尿漏入间质导致肾间质水肿，肾间质压力升高，一方面压迫肾小管而加剧肾小管阻塞，另一方面压迫管周毛细血管，减少肾血供。严重的急性 AKI 中，有 20% ~ 50% 患者存在原尿返漏。

三、肾小球超滤系数降低

肾缺血和肾中毒时肾小球超滤系数明显降低，这是 GFR 降低的机制之一。滤过系数降低与肾血管内皮细胞肿胀、足细胞足突结构变化、滤过膜上窗孔大小及密度减少有关。肾缺血或肾中毒促进许多内源性及外源性的活性因子如血管紧张素 Ⅱ 和其他缩血管物质的释放，可使肾小球系膜细胞收缩，导致肾小球血管阻力增加以及肾小球滤过面积减小，肾小球超滤系数降低。庆大霉素等氨基糖苷类抗生素所致的急性 AKI，超滤系数下降 50%。

第三节　急性肾损伤的临床表现

AKI 的首次诊断常常是基于实验室检查异常，特别是血肌酐的绝对或相对升高，而不是基于临床症状和体征。目前多采用 2012 年 KDIGO 临床实践指南制定的 AKI 诊断标准（至少符合下列标准中的一项）：① 48 h 内 Scr 升高 ≥ 0.3 mg/dl（≥ 26.5 mol/L）；②确认或推测 7 d 内 Scr 较基础值升高 ≥ 50%；③持续 6 h 尿量 < 0.5 ml/（kg·h）（图 8-2-1）。

急性肾损伤临床表现差异较大，与病因和所处的 AKI 分期不同相关，详见表 8-3-1。

表 8-3-1　急性肾损伤的 KDIGO 分期标准

分期	肌酐	尿量
1 期	绝对值升高 ≥ 26.5 mol/l 或相对升高 ≥ 50%，但小于 1 倍	< 0.5 ml/（kg·h）持续超过 6 h，但 < 12 h
2 期	相对升高 ≥ 1 倍但 < 2 倍	< 0.5 ml/（kg·h）持续超过 12 h，但 < 24 h
3 期	升高至 ≥ 354 mol/l 或相对升高 ≥ 2 倍，或开始肾脏替代治疗，或 < 18 岁患者 eGFR 下降至 < 35 ml/（min·1.73 m^2）	< 0.3 ml/（kg·h）持续 ≥ 24 h 或无尿 ≥ 12 h

一、起始期

此期患者无明显临床症状。

二、维持期

1. 尿液变化

该期一般持续 7 ~ 14 天，但也可低至数小时或长至 3 ~ 4 周，此期 GFR 维持在低水平，患者表现少尿（< 400 ml/d）或无尿（< 100 ml/d）。少尿期持续时间与肾脏预后密切相关，持续时间越长，预后越差。有些 AKI 患者尿量在 400-500 ml/d 以上，相比少尿型 AKI，患者症状更轻、并发症发生率相对低，由于尿量无明显改变，依赖于监测血肌酐水平，应及时复查，避免延误病情。随着肾功能进行性减退，AKI 患者出现一系列尿毒症表现，主要与水中毒、氮质血症、电解质及酸碱平衡紊乱有关。

2. 水中毒

AKI 患者尿量减少，易发生水钠潴留，严重者会引起肺水肿、脑水肿，此期应严格监测患者液体出入量，严格控制补液速度和补液量。

3. 高钾血症

高钾血症是 AKI 最危险的表现，为 AKI 致死的主要原因。高钾血症可引起心脏传导阻滞和心律失常，严重时可导致心室纤维颤动或心脏停搏。高钾血症还会导致严重的骨骼肌麻痹。引起高钾血症的机制包括：①尿钾排泄障碍：肾小球滤过率下降导致排钾下降；受损的肾小管泌钾障碍。②代谢性酸中毒，H^+从细胞外液进入细胞，K^+则从细胞内转移到细胞外液。③产生增加：某些原因引起内源性钾负荷增加，比如横纹肌溶解引起的急性肾损伤。④其他的原因：例如摄入含钾量高的饮食、服用含钾或保钾药物（保钾利尿剂）。

4. 代谢性酸中毒

具有进行性、不易纠正的特点，发生机制：GFR 下降引起体内酸性代谢产物排泄异常；肾小管泌 H^+ 和 NH_4^+ 障碍，碳酸氢钠重吸收减少；分解代谢增强导致固定酸增多。酸中毒可抑制心血管系统和中枢神经系统，影响体内多种酶的活性，并促进高钾血症的发生。

5. 氮质血症

血中尿素氮、肌酐、尿酸、肌酸等非蛋白含氮物质的含量显著增高，称为氮质血症（azotemia）。主要是由于 GFR 下降，不能充分排出含氮代谢产物，血肌酐和血尿素氮水平增加。另外，感染、中毒、组织破坏引起体内蛋白质分解增加，导致血肌酐和血尿素氮水平升高。体内肌酐水平增加，可导致多系统症状，如厌食、恶心呕吐、意识障碍、心包炎、心律失常、心力衰竭、肺水肿、出血倾向、营养和代谢异常。

6. 其他电解质代谢紊乱

包括高磷血症、低钙血症、高镁血症，也会发生高钙血症（横纹肌溶解）和低镁血症（肾素性药物如顺铂、氨基糖苷类中毒等）。

7. 其他常见并发症

感染、多器官功能障碍、营养功能障碍等。

三、恢复期

肾小管细胞再生、修复，GFR 逐渐升高，尿量进行性增加，24 小时尿量可超过 2.5 L，称为多尿。在多尿早期，因肾小管功能未恢复，GFR 仍然低于正常，因而氮质血症、高钾血症和代谢性酸中毒等还不能立即得到改善，到多尿后期，由于尿量过多，患者可因过多的尿排泄发生脱水、低钠血症、低钾血症。随着肾功能的逐步改善，患者尿量逐渐恢复正常，血尿素氮和血肌酐基本恢复到正常水平，水、电解质和酸碱平衡紊乱得到纠正。此时，坏死的肾小管上皮细胞已被再生的肾小管上皮细胞所取代，但肾小管功能需要数月甚至更长时间才能完全恢复。

第四节　治疗原则

发生急性肾损伤后，应完善详细的病史、体格检查、血液学、尿液检验及相关影像学检查，明确患者既往是否有慢性肾脏疾病，如贫血、高磷血症和低钙血症、肾脏缩小、甲状旁腺激素水平升高，继而明确导致急性肾损伤的原因是肾前性、肾性还是肾后性。

一、预防

早期发现和诊断，识别急性肾损伤的损伤因素和易感性，对高危人群监测肾功能（血肌酐、尿素氮）。

表 8-4-1　急性肾损伤的高危和易感因素

损伤因素	易感性
毒血症	脱水状态或容量不足
严重疾病状态	高龄
急性循环障碍	女性
烧伤	黑人
创伤	CKD
心脏手术（特别是应用 CPB）	慢性、肺、肝疾病
非心脏的大手术	糖尿病
肾毒性药物	癌症
放射对比剂	贫血
植物和动物毒素	

CPB（cardiopulmonary bypass）：体外循环

二、治疗

1. 维持血流动力学稳定

对于肾前性因素引起的 AKI，应选择等张晶体液扩容。对于某些需要控制液体入量的患者则可以补充胶体液。对于少尿期患者，遵循量出为入的原则，每日入量 = 前一天的显性失水量 + 不显性失水量（约 12 mg/kg）– 内生水量（由机体代谢产生，1 g 蛋白代谢产水 0.4 ml，1g 脂肪产水 1 ml，1 g 葡萄糖产水 0.6ml）。在 AKI 早期应用袢利尿剂可以维持液体平衡、纠正电解质紊乱，但是 2012 年发表的 KDIGO 指南提出除治疗容量负荷外，不建议应用利尿剂。当 AKI 患者发生败血症、补液难以纠正的休克时需联合血管活性药物纠正组织灌注不足。常见的血管活性药物有去甲肾上腺素、多巴胺及心房利钠肽等。

2. 营养支持

改善患者营养状态，促进组织恢复或伤口愈合、提高机体免疫功能，避免感染。

营养途径首先建议给予肠道营养，可保持肠道完整性、降低应激性溃疡和消化道出血的风险。对于非高分解状态、未进行替代治疗的患者摄入蛋白 0.8 ~ 1.0 g/（kg·d），对于替代治疗的患者则为 1.0 ~ 1.5 g/(kg·d)。能量支持推荐摄入为 20 ~ 30 kcal/(kg·d)。血糖应控制在 6.11 ~ 8.27 mmol/l。

3. 纠正电解质紊乱

高钾血症：高钾血症时心电图的表现早于临床表现，应及时完善心电图检查，典型心电图表现为 QRS 增宽和高尖 T 波。血钾 ≥ 6.5 mmol/L 时，需要紧急处理：静脉输注 10% 葡萄糖酸钙 10 ~ 20 ml 稳定心脏传导组织的膜电位；静脉应用葡萄糖 + 胰岛素液体促进糖原合成和钾离子向细胞内转移、静脉输注 5% 碳酸氢钠纠正代谢性酸中毒促进钾离子转移、应用排钾利尿剂及口服降钾树脂清除体内钾离子，严重者可行血液替代治疗。

维持酸碱平衡：当血 HCO_3^- < 15 mmol/l 或动脉血 pH < 7.2，应静脉输注碳酸氢钠并监测动脉血气。严重者进行血液替代治疗。

4. 防治感染

提高感染警惕性，增强导管及有创通路的护理，避免肺部感染，动态监测血指标，及时应用广谱抗生素并根据培养及药敏结果调整抗生素方案。

下表中是出现急性肾损伤后的治疗原则：

表 8-4-2　急性肾损伤后的治疗原则

临床表现	处理方案
体液失调	低血容量时给予补液治疗；高血容量时停止补液并给予大剂量利尿剂；顽固性肺水肿给予血液透析治疗
代谢紊乱	
高钾血症	静脉注射钙、碳酸氢钠、葡萄糖加胰岛素；口服 / 直肠离子交换树脂；透析治疗
酸中毒	碳酸氢盐补充剂；透析治疗
尿毒症	透析治疗
感染	抗生素治疗
出血	dDAVP 改善血小板功能障碍；透析
营养缺乏	结合透析进行肠内或肠外喂养

dDAVP，去氨基精氨酸加压素，抗利尿激素的合成类似物，具有增强血小板功能的特性

（刘　蕾　肖晓燕　杨向东）

第九章 慢性肾衰竭

第一节 慢性肾衰竭概述

一、概念

慢性肾衰竭（chronic renal failure，CRF）是指各种慢性肾病（chronic kidney disease，CKD）引起肾单位慢性进行性、不可逆性破坏，残存的肾单位不足以充分排除代谢废物和维持内环境稳定，以代谢产物潴留、水、电解质及酸碱平衡失调和全身各系统症状为表现的一种临床综合征。CRF 发展呈渐进性，病程迁延，病情复杂，最终进展至终末期肾病（end stage renal disease，ESRD）。

2002 年美国肾脏病基金会（NKF）定义了 CKD：CKD 是指各种原因引起的肾脏结构或功能异常 ≥ 3 个月，包括出现肾脏损伤标志物（白蛋白尿、尿沉渣异常、肾小管相关病变、组织学检查异常及影像学检查异常）或有肾移植病史，伴或不伴肾小球滤过率（GFR）下降，或不明原因的 GFR 下降（< 60 ml/min）≥ 3 个月。目前国际公认的 CKD 分期依据美国肾脏病基金会制定的《肾脏病/透析的临床指南》（K/DOQI）分为 1～5 期（表 9-1-1）。CKD 囊括了疾病的整个过程，即 CKD 1～5 期，部分 CKD 在疾病进展过程中 GFR 可逐渐下降，进展至 CRF，CRF 主要为 CKD 4～5 期。

二、病因

CKD 的病因复杂多样，凡能造成肾实质慢性进行性破坏的疾病，均可引起 CRF。包括原发性和继发性肾脏疾病两类。引起 CRF 的原发性肾脏病包括慢性肾小球肾炎、肾小动脉硬化症、慢性肾盂肾炎、肾结核等；引起 CRF 的继发性肾脏病主要包括糖尿病肾病、高血压肾小动脉硬化、过敏性紫癜肾炎、狼疮性肾炎等。在我国等发展中国家，原发性肾小球肾炎仍然是 CRF 的最常见病因，近年来糖尿病肾病导致的 CRF 明显增加，有可能成为导致我国 CRF 的首要病因。

表 9-1-1　K/DOQI 的 CKD 分期及防治建议

分期	特征	GFR ml/（min·1.73 m²）	防治目标及措施
1	GFR 正常或升高	≥ 90	CKD 病因诊治，缓解症状 保护肾功能，延缓 CKD 进展
2	GFR 轻度降低	60 ~ 89	评估、延缓 CKD 进展 降低心血管病（CVD）风险
3	GFR 中度降低	30 ~ 59	延缓 CKD 进展 评估、治疗并发症
4	GFR 重度降低	15 ~ 29	综合治疗 肾脏替代治疗准备
5	ESRD	< 15 或透析	适时肾脏替代治疗

发达国家 ESRD 的主要病因见表 9-1-2。糖尿病肾病是 CKD 最常见的病因，在原发性肾小球肾炎中，IgA 肾病是大多数西方国家人群中导致 ESRD 最常见的类型；在热带地区，由肾结石引起的慢性梗阻是较常见的 CKD 病因；在老年患者中，由肾血管病引起的 CKD 被诊断的概率更高。

表 9-1-2　发达国家 ESRD 的常见病因

病因	百分比（%）*
糖尿病	30
原发性肾小球肾炎	25
高血压	15
多囊肾	5
输尿管膀胱反流	5
未知的	5
其他	15

注：*澳大利亚和新西兰的近似发病率（ANZDATA Registry，2003–2006），也是发达国家的代表性数据。

三、慢性肾脏病的病理学

CKD 的病理特征包括原发疾病的典型变化和所有类型 CKD 的共同变化。随着疾病的进展，疾病特异性改变变得不明显，在晚期 CKD 患者的肾中，组织病理学改变无特异性。

晚期 CKD 的肾病理特征是肾小球硬化和肾小管间质瘢痕化（小管萎缩、间质炎症和纤维化）（图 9-1-1）。

Note

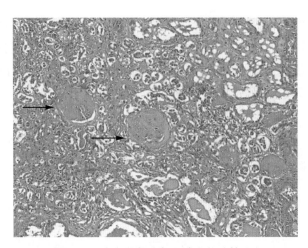

图 9-1-1 终末期肾病肾小球硬化（箭头）

四、慢性肾衰竭进展的危险因素

CRF 通常进展缓慢，呈渐进性发展，但在某些诱因下短期内可急剧加重、恶化。因此临床上一方面需要积极控制渐进性发展的危险因素，延缓病情进展；另一方面需注意短期内是否存在急性加重、恶化的诱因，以消除可逆性诱因，争取肾功能有一定程度的好转。

1. 慢性肾衰竭渐进性发展的危险因素

包括高血糖、高血压、蛋白尿（包括微量白蛋白尿）、低蛋白血症、吸烟等。此外，贫血、高脂血症、高同型半胱氨酸血症、老年、营养不良、尿毒症毒素（如甲基胍、甲状旁腺激素、酚类）蓄积等，在 CRF 病程进展中也起一定作用（表 9-1-3）。

表 9-1-3 导致 CRF 进展的因素

肾脏因素	全身因素
原发病持续活动	高血糖
肾小球内高血压	全身性高血压
尿毒症毒素	吸烟
蛋白尿	肥胖
肾钙质沉着症（营养不良和转移性）	高脂血症
肾脏能量供需失衡	高蛋白饮食
	高尿酸血症
	贫血
	感染
	药物及毒物

2. 慢性肾衰竭急性加重、恶化的危险因素

CRF 的非特异性进展需要与可能导致叠加急性肾损伤的单独事件区别开来，这些事件包括：①累及肾脏的疾病（原发性或继发性肾小球肾炎、高血压、糖尿病、缺血性肾病等）复发或加重。②有效血容量不足（低血压、脱水、大出血或休克等）。③肾脏局部血供急剧减少（如肾动脉狭窄患者应用 ACEI、ARB 等药物）。④严重高血压未能控制。⑤肾毒性药物。⑥泌尿系统梗阻。⑦其他：严重感染、高钙血症、肝衰竭、

心力衰竭等。

在 CRF 病程中出现的肾功能急剧恶化，若处理及时得当，可使病情有一定程度的逆转；但若诊治延误，或这种急剧恶化极为严重，则病情呈不可逆性进展。

第二节 慢性肾衰竭的发病过程及发病机制

一、发病过程（包括慢性肾脏病的分期）

CKD 的临床分期是以 GFR 的指标为依据的（表 9-1-1）。CKD 进展到 3 期以后患者将逐步出现慢性肾功能不全或肾衰竭的临床表现，CRF 主要为 CKD 4～5 期。因此，CRF 的病程为缓慢而进展的发展过程。

1. **肾脏损伤、GFR 正常或上升**

虽然多种病因作用于肾脏，肾脏可有血和（或）尿成分异常，但由于肾脏具有强大的代偿适应能力，使 GFR ≥ 90 ml/（min·1.73 m^2），故可在相当长的时间内维持肾功能于临界水平，使肾脏的排泄和调节水、电解质及酸碱平衡的功能维持正常，保持内环境相对稳定而不出现肾功能不全的征象。

2. **肾脏损伤、GFR 轻度下降**

肾单位减少但 GFR 处于 60～89 ml/（min·1.73 m^2）时，肾脏仍能保持良好的排泄和调节功能，肾脏有血和（或）尿成分异常，无明显临床症状，但肾单位不能耐受额外的负担。一旦发生感染、创伤、失血及滥用肾血管收缩药等导致组织蛋白分解加强而加重肾负担或减少肾血流量时，均可诱发 GFR 的进一步降低，出现内环境紊乱。

3. **肾功能不全、GFR 中度下降**

GFR 处于 30～59 ml/（min·1.73 m^2）时，肾排泄和调节功能下降，患者即使在正常饮食条件下，也可出现轻度的氮质血症和代谢性酸中毒。肾浓缩功能减退，可出现夜尿或多尿。另外还可出现轻度贫血、乏力和食欲减退等肾功能不全临床症状。

4. **肾衰竭、GFR 严重下降**

GFR 下降至 15～29 ml/（min·1.73 m^2）时，患者出现明显的氮质血症、代谢性酸中毒、高磷血症和低钙血症、高氯及低钠血症，亦可有轻度高钾血症、夜尿多，并出现严重贫血等肾衰竭的临床症状，以及尿毒症部分中毒症状，如恶心、呕吐和腹泻等。

5. **肾衰竭、ESRD**

GFR < 15 ml/（min·1.73 m^2）时，大量毒性物质在体内积聚，出现全身性严重中毒症状，并出现继发性甲状旁腺功能亢进症，有明显水、电解质和酸碱平衡紊乱，常发生肾毒性脑病、多器官功能障碍和物质代谢紊乱，需进行肾脏替代治疗。

二、慢性肾衰竭的发病机制

CRF 的发病机制复杂，关于 CRF 进展机制的研究已取得不少进展。学者们提出了不少学说，如健存肾单位学说、肾小球高滤过学说、矫枉失衡学说、肾小管高代谢学说、脂质紊乱学说以及尿毒症毒素学说等。近几年来关于某些血管活性物质、细胞因子和生长因子在 CRF 进展中的作用，也有不少新的认识。

1. 健存肾单位学说

1960 年 Bricker 提出健存肾单位学说（intact nephron hypothesis），认为各种损害肾脏的因素持续不断地作用于肾脏，造成病变严重部分的肾单位功能丧失，而另一部分损伤较轻或未受损伤的"残存"或"健存"肾单位代偿性肥大，滤过功能增强，以维持机体内环境的稳定；随着肾单位的进行性、不可逆性破坏，健存肾单位数目越来越少，代偿不足以完成肾脏的排泄和调节等功能时，机体则表现出水、电解质紊乱及酸碱失衡等 CRF 的症状。健存肾单位的多少是决定 CRF 发展的主要因素。

2. 肾小球高滤过学说

健存肾单位学说主要强调原发性疾病进行性破坏肾单位对 CRF 发生发展的作用，而忽略了代偿反应过度对肾功能的影响。20 世纪 80 年代初，Brenner 提出肾小球过度滤过学说（glomerular hyperfiltration hypothesis），亦称"三高学说"。该学说认为残余肾单位肾小球的高压、高灌注和高滤过状态是导致肾功能进一步丧失的主要机制之一。由于"三高"的存在，可导致肾小球毛细血管微动脉瘤形成及内皮细胞损伤，促进肾小球系膜细胞增生和系膜基质增加，从而促进肾小球硬化，进一步破坏健存肾单位功能，从而促进肾衰竭的进展。

3. 矫枉 - 失衡学说

CRF 时，某些引起毒性作用的体液因子，在体内浓度逐渐增高，并非完全由于肾脏清除减少所致，而是 GFR 降低时机体的一种平衡适应过程，但在适应过程中，又出现新的不平衡，使机体进一步受损，即"矫枉 - 失衡学说"。CRF 时甲状旁腺激素（parathyroid hormone，PTH）水平升高是该学说的典型例子。PTH 是体内维持血钙稳态的主要激素，可升高血钙和降低血磷。CRF 时，由于 GFR 降低，尿磷排泄减少，出现血磷升高和血钙下降，低钙血症又刺激了 PTH 的合成和分泌，抑制肾小管对磷的重吸收，以促进尿磷排泄，维持血磷的稳定。当 GFR 进一步下降时，再次出现高磷血症，机体仍进一步增加 PTH 的分泌，如此循环，使血浆 PTH 水平不断升高，最终导致甲状旁腺的增生及继发性甲状旁腺功能亢进（secondary hyperparathyroidism，SHPT），一方面使肾小管间质钙、磷沉积增多和进行性损害，从而引起肾单位的进行性破坏；另一方面持续的 PTH 异常造成机体其他系统功能失调，例如，PTH 增高使溶骨活动增强引起肾性骨营养不良，以及软组织坏死、皮肤瘙痒与神经传导障碍等发生。矫枉 - 失衡使肾单位破坏进一步加剧，加重内环境紊乱，甚至引起多器官功能失调，加重 CRF 发展。

4. 肾小管高代谢学说

肾小管高代谢学说认为，CRF 时残余肾单位肾小管代谢亢进是肾小管萎缩、间质纤维化和肾单位进行性损害的重要机制之一。部分肾单位破坏后，残留肾单位的肾小管重吸收及分泌作用也明显增强，出现代谢亢进，高代谢导致肾小管氧消耗增加和氧自由基产生增多，小管内液 Fe^{2+} 的生成和代谢性酸中毒引起补体旁路途径激活和膜攻击复合物（C5b-9）的形成，均可造成肾小管 - 间质损伤。

5. 尿毒症毒素学说

目前已知尿毒症患者体液内有 200 多种物质的浓度升高，可能具有尿毒症毒性作用的物质有 30 余种。尿毒症毒素可分为小分子（分子量 < 500 Da）、中分子（分子量 500 ~ 5000 Da）和大分子（分子量 > 5000 Da）三类。小分子毒性物质以尿素氮的量最多，其他如胍类、各种胺类、酚类等；中分子物质主要与尿毒症脑病、某些内分泌紊乱、细胞免疫低下等可能有关；大分子物质如核糖核酸酶、β_2- 微球蛋白、维生素 A 等也具有某些毒性。体液内各种毒性物质的蓄积是引起尿毒症各种症状及生化异常的主要原因之一。

6. 蛋白尿学说

目前公认，决定肾脏病预后的主要因素是肾小管 - 间质损害而非肾小球病变，近年来，尿蛋白在肾小管 - 间质损害中的作用逐渐引起人们的重视，临床和实验研究均证实尿蛋白作为一个独立的因素直接同肾功能损害程度正相关，有学者称之为"蛋白尿学说"（proteinuria hypothesis）。蛋白尿特别是大量蛋白尿，可以通过介导肾小管上皮细胞释放蛋白水解酶，引起免疫反应，造成肾单位梗阻，促进氮质代谢产物产生以及对肾小管上皮细胞的直接毒性等多种机制导致肾间质纤维化、肾小管萎缩。蛋白尿也可激活肾内补体级联反应，通过形成补体攻击复合物与特异受体相互作用从而导致肾脏损伤。

7. 脂代谢紊乱学说

继发性高脂血症是 CRF 的常见并发症之一。由于脂代谢紊乱可使血小板聚集功能增强、血栓素增高，某些免疫细胞活性增强，致肾小球系膜增生，可加速肾小球硬化的进程。脂质过氧化还可使氧自由基生成增多，可能对小管 - 间质也具有一定的损害作用。

8. 肾组织上皮细胞表型转化的作用

近年研究表明，肾小球系膜细胞、肾小管或肾小球上皮细胞的表型转化，在肾组织硬化或纤维化过程中起着重要作用。据报道，在某些生长因子（如 TGF-β）或炎症因子的诱导下，肾小管上皮细胞、肾小球上皮细胞、肾间质成纤维细胞均可转变为肌成纤维细胞，在肾间质纤维化、局灶节段性或球性肾小球硬化过程中起重要作用。

9. 某些细胞因子 - 生长因子的作用

研究表明，CRF 动物肾组织内某些生长因子（如 TGF-β、白细胞介素 -1、单个核细胞趋化蛋白 -1、血管紧张素 Ⅱ、内皮素 -1 等）均参与肾小球和小管间质的损伤过程，并在促进细胞外基质增多中起重要作用。

10. 其他

有研究发现，在多种慢性肾病动物模型中，均发现固有细胞凋亡增多与肾小球硬化、肾小管萎缩、肾间质纤维化有密切关系，提示细胞凋亡可能在 CRF 进展中起某种作用。近年发现，醛固酮过多也参与肾小球硬化和间质纤维化的过程。

三、慢性肾衰竭引起的机体功能代谢变化

慢性肾衰竭影响到机体的每个器官和系统，因此临床表现多种多样，其中以代谢变化多见，且呈现动态变化。这些变化多数是由肾脏的排泄、调节、代谢和生物合成等功能受损造成的。

肾衰竭的症状和原发疾病的症状（例如糖尿病）有时难以区分，因为两者引发的症状相同或者引起的器官损伤相似。例如，肾衰竭和糖尿病都可能引起心肌和外周缺血以及外周神经病变。因此，与其他原发疾病相比，糖尿病引起的慢性肾衰竭可能更早引发症状。

1. 尿的变化

（1）尿量的变化：慢性肾衰竭的早期和中期主要表现为夜尿增多和多尿，晚期发展成为少尿。CRF 患者早期即有夜间排尿增多的症状，夜间尿量＞750 ml 或≥白天尿量，这种情况称之为夜尿增多（nocturia）。夜尿增多的发生机制目前尚不清楚。成人 24 小时尿量超过 2500 ml 称为多尿（polyuria）。CRF 患者发生多尿的机制主要是由于尿液未经浓缩或浓缩不足所致，包括：①原尿流速增快：残存的有功能肾单位血流量增多，滤过的原尿量超过正常量，且在流经肾小管时因其流速增快，与肾小管接触时间过短，肾小管来不及充分重吸收，导致尿量增多；②渗透性利尿：健存肾单位滤出的原尿中溶质（如尿素等）含量代偿性增高，产生渗透性利尿；③尿液浓缩功能障碍：因髓质渗透梯度被破坏以及对抗利尿激素的反应降低，使尿液浓缩功能降低，尿量增多。CRF 晚期，由于肾单位极度减少，尽管有功能的每一个肾单位生成尿液仍多，但 24 小时总尿量还是少于 400 ml。

（2）尿渗透压的变化：CRF 早期，肾浓缩能力减退而稀释功能正常，出现低比重尿或低渗尿（hyposthenuria）。CRF 晚期，肾浓缩功能和稀释功能均丧失，以致尿渗透压为 260～300 mmol/L，因此值接近于血浆晶体渗透压，故称为等渗尿（isosthenuria）。

（3）尿成分的变化：CRF 时，由于肾小球毛细血管壁屏障、足细胞的细胞骨架结构以及它们的裂隙膜或肾小球基底膜的损伤，导致大量蛋白质滤过，同时伴有肾小管重吸收功能受损，因此可出现蛋白尿。蛋白尿的程度与肾功能受损严重程度呈正相关。临床研究表明，微量蛋白尿对于早期肾脏疾病的诊断具有重要参考价值，例如对糖尿病肾病及高血压肾损害的早期诊断。肾小球严重受损时，尿中还可有红细胞和白细胞。在肾小管内尚可形成各种管型，随尿排出，其中以颗粒管型最为常见。

2. 水、电解质和酸碱平衡紊乱

（1）水钠代谢障碍：CRF 时，由于有功能肾单位的减少以及肾浓缩与稀释功能障碍，肾脏对水代谢的调节适应能力减退。如果此时水负荷突然发生变化，易引起水代谢紊乱，表现为两个方面：①在摄水不足或由于某些原因丢失水过多时，由于肾对尿浓缩功能障碍，易引起血容量降低和脱水等；②当摄水过多时，由于肾稀释能力障碍，又可导致水潴留、水肿和水中毒等。

Note

水代谢紊乱可引起血钠过高或过低，而钠代谢异常也常合并水代谢障碍。随着CRF的进展，有功能的肾单位进一步破坏，肾储钠能力降低。如果钠的摄入不足以补充肾丢失的钠，即可导致机体钠总量的减少和低钠血症。其发生原因主要有：①通过残存肾单位排出的溶质（如尿素、尿酸、肌酐）增多，产生渗透性利尿作用，使近曲小管对水重吸收减少，而钠随水排出增多。同时残存肾单位的尿流速加快，妨碍肾小管对钠的重吸收。②体内甲基胍的蓄积可直接抑制肾小管对钠的重吸收。③呕吐、腹泻等可使消化道丢失钠增多。这些原因不仅引起低钠血症，还同时伴有水的丢失，造成血容量减少，导致肾血流量降低，残存肾单位的GFR下降，肾功能进一步恶化，甚至出现明显的尿毒症。CRF晚期，肾已丧失调节钠的能力，常因尿钠排出减少而致血钠增高。如摄钠过多，极易导致钠、水潴留，水肿和高血压。

（2）钾代谢障碍：CRF时，虽然GFR降低，但由于早期和中期患者尿量没有减少，而且醛固酮代偿性分泌增多、肾小管上皮和集合管泌钾增多以及肠道代偿性排钾增多，可使血钾长期维持在相对正常的水平。但是随着CRF疾病进展，机体对钾代谢平衡的调节适应能力减弱，在内源性或外源性钾负荷剧烈变化的情况下可出现钾代谢失衡。低钾血症见于：①厌食而摄钾不足；②呕吐、腹泻使钾丢失过多；③长期应用排钾利尿剂，使尿钾排出增多。晚期可发生高钾血症，机制为：①晚期因尿量减少而排钾减少；②长期应用保钾类利尿剂；③酸中毒；④感染等使分解代谢增强；⑤溶血；⑥含钾饮食或药物摄入过多。高钾血症和低钾血症均可影响神经肌肉的应激性，并可导致心律失常，严重时可危及生命。

（3）镁代谢障碍：CRF晚期由于尿量减少，镁排出障碍，引起高镁血症。若同时用硫酸镁降低血压或导泻，更易造成严重的血镁升高。高镁血症常表现为恶心、呕吐、血管扩张、全身乏力、中枢神经系统抑制等。此时若不进行治疗，当血清镁浓度 > 3 mmol/L 时可导致反射消失、呼吸麻痹、神志昏迷和心跳停止等严重症状。

（4）钙磷代谢障碍：CRF常伴有高磷血症和低钙血症。

高磷血症：人体正常时有 60% ~ 80% 磷通过肾脏随尿液排出。在CRF早期，尽管GFR降低可引起血磷浓度上升，但为维持钙磷乘积不变，血中游离 Ca^{2+} 减少，进而刺激甲状旁腺分泌PTH，后者可抑制肾小管对磷的重吸收，使尿磷排出增多而维持血磷浓度在正常范围内。到CRF晚期，由于GFR极度下降（ < 30ml/min），继发性增多的PTH已不能使聚集在体内的磷充分排出，血磷水平明显升高。同时，PTH的持续增加又可增强溶骨活动，促使骨磷释放增多，从而形成恶性循环，导致血磷水平不断上升。

低钙血症：其原因有①高磷血症：为维持血液中钙磷沉积不变，在CRF出现高磷血症时，必然会导致血钙浓度降低；②维生素D代谢障碍：由于肾实质破坏，1,25-（OH）$_2$D$_3$生成不足，肠钙吸收减少；③肠道钙吸收减少：血磷升高时，肠道磷酸根分泌增多，磷酸根可在肠内与食物中的钙结合形成难溶解的磷酸钙，从而妨碍肠钙的吸收；此外体内肾毒性物质损伤肠道，也影响肠道钙吸收。CRF患者血钙降低但很少出现手足搐搦，主要因为患者常伴有酸中毒，使血中结合钙趋于解离，故而游离钙浓度得以维持。同时 H^+ 离子对神经肌肉的应激性具有直接抑制作用，因此在纠正酸中毒过程中要注意防止低钙血症引起的手足搐搦。

（5）代谢性酸中毒：CRF 患者发生代谢性酸中毒的机制主要包括：①肾小管排 NH_4^+ 减少：CRF 早期，肾小管上皮细胞产 NH_3 减少，泌 NH_4^+ 减少使 H^+ 排出障碍；② GFR 降低：当 GFR 降至 10 ml/min 以下时，硫酸、磷酸等酸性产物滤过减少而在体内蓄积，血中固定酸增多；③肾小管重吸收 HCO_3^- 减少：继发性 PTH 分泌增多可抑制近曲小管上皮细胞碳酸酐酶活性，使近曲小管泌 H^+ 和重吸收 HCO_3^- 减少。酸中毒除对神经和心血管系统有抑制作用外，尚可影响体内许多代谢酶的活性，并可导致细胞内钾外溢和骨盐溶解。

3. 氮质血症

氮质血症是慢性肾衰竭失代偿期的主要表现，其主要原因是具有滤过功能的肾单位被纤维组织所代替，肾小球滤过功能降低，导致机体产生含氮的代谢终产物，如尿素、肌酐、尿酸等代谢废物不能排出体外，因而血中非蛋白氮（non-protein nitrogen，NPN）含量增高（> 28.6 mmol/L，相当于 > 40 mg/dl），称为氮质血症。

4. 肾性高血压

由肾脏疾病引起的高血压称为肾性高血压。属于继发性高血压中最常见者。终末期肾病需要透析维持生命的病人几乎均伴发高血压。引发肾性高血压的发生机制主要包括：

（1）水钠潴留：CRF 时，肾脏排钠功能降低进而继发水潴留。患者水、钠摄入过多和低蛋白血症也可导致体内水钠潴留。水钠潴留可引起：①血容量增多，心脏收缩加强，心输出量增加，血压升高；②动脉系统灌注压升高，反射性地引起血管收缩，外周阻力增加；③长时间血管容量扩张可刺激血管平滑肌细胞增生，血管壁增厚，血管阻力增加。上述这些因素共同促进了肾性高血压的发展。主要由水钠潴留所致的高血压称为钠依赖性高血压（sodium-dependent hypertension）。对该类高血压患者限制钠盐摄入和应用利尿剂以加强尿钠的排出，可以收到较好的降压效果。

（2）肾素 - 血管紧张素系统活性增高：主要见于慢性肾小球肾炎、肾小动脉硬化症、肾硬化症等疾病引起的 CRF，由于常伴随肾血液循环障碍，使肾相对缺血，激活肾素 - 血管紧张素系统，使血管紧张素 Ⅱ 形成增多。血管紧张素 Ⅱ 可直接引起小动脉收缩和外周阻力增加，又能促使醛固酮分泌，导致水钠潴留，并可兴奋交感 - 肾上腺髓质系统，引起儿茶酚胺释放和分泌增多，故可导致血压上升。这种主要由于肾素和血管紧张素 Ⅱ 增多引起的高血压称为肾素依赖性高血压（renin-dependent hypertension）。对此类患者限制钠盐摄入和应用利尿剂，不能收到良好的降压效果。只有采用药物疗法（如血管紧张素转化酶抑制剂等）抑制肾素 - 血管紧张素系统的活性，消除血管紧张素 Ⅱ 对血管的作用，才有明显的降压作用。

（3）肾脏分泌的抗高血压物质减少：正常肾脏能生成前列腺素 A_2 和 E_2 等血管舒张物质。这些物质具有排钠、扩张血管、降低交感神经活性的作用。它们与肾素 - 血管紧张素系统既相互对抗又维持着平衡。所以，当肾髓质破坏时，产生抗高血压物质减少，则可促使高血压的发生。

上述三种机制，在肾性高血压发病中的作用，因肾疾患的种类、部位和程度不同而异。但在慢性肾疾患时，由于病变性质和部位复杂，三种机制常同时参与作用，其中机体钠水潴留是肾性高血压病理机制中的核心环节。CRF 出现高血压后又可进一步损害肾功能，形成恶性循环。

5. 肾性贫血

CRF 患者大多伴有贫血，且贫血程度与肾功能损害程度往往一致。主要是由肾脏促红细胞生成素合成受损导致的正常细胞性贫血引起的。促红细胞生成素主要是由肾小管间质细胞分泌的一种含有 165 个氨基酸的糖蛋白，以应对贫血和缺氧。肾性贫血（renal anemia）的发生机制：①随着肾脏纤维化的发展，促红细胞生成素合成下降，导致骨髓红细胞生成减少；②体内蓄积的毒性物质（如甲基脉）对骨髓造血功能的抑制；③毒性物质抑制血小板功能所致的出血；④毒性物质使红细胞破坏增加，引起溶血；⑤肾毒物可引起肠道对铁和叶酸等造血原料的吸收减少或利用障碍。肾性贫血不会影响白细胞和血小板的数量，但会使它们的功能受损从而增加感染和出血的可能。合成促红细胞生成素作为替代疗法使临床上肾性贫血的治疗得到了发展。

6. 肾性骨营养不良

肾性骨营养不良是指伴随慢性肾衰竭发生的骨病，又称肾性骨病。它的发生是因为钙、磷酸盐、维生素 D、甲状旁腺激素、酸中毒等之间复杂的相互作用的结果（图 9-2-1）。可发生甲状旁腺功能亢进引起囊性纤维性骨炎、骨软化症和骨质疏松症。此外，高磷血症会导致皮肤、血管、心脏和关节等器官的转移性钙化。

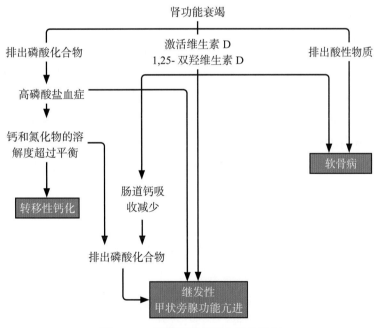

图 9-2-1　肾性骨营养不良发病机制

（1）继发性甲状旁腺功能亢进：CRF 时，由于高磷血症和低钙血症（发生机制见钙磷代谢障碍）可导致继发性甲状旁腺功能亢进，血中 PTH 水平升高。PTH 持续增加与肾性骨病是肾衰竭矫枉失衡学说（trade-off hypothesis）的一个典型例子。当 GFR 下降时，尿磷排泄减少，出现血磷增高和血钙下降，后者使 PTH 分泌增加促进尿磷排泄，从而纠正高磷血症。当 GFR 进一步下降时，再次出现高磷血症，机体仍进一步增加 PTH 的分泌，如此循环，使血浆 PTH 水平不断增高，最终发生继发性甲状旁腺功能亢进。尤其是，持续性的 PTH 增加除影响肾小管对磷的排泄功能外，还具有溶骨作用，可导致骨磷释放增多，从而形成恶性循环，导致血磷和 PTH 不断上升。同时，持续极度升高的 PTH 可使前破骨细胞和间质细胞转化为破骨细胞，促进骨基质和骨盐溶解，导致骨质疏松及纤维性骨炎。严重时，局部钙磷乘积可大于 70 而形成局部钙结节。

（2）维生素 D_3 活化障碍：1,25-$(OH)_2D_3$ 具有促进肠钙吸收和骨盐沉积等作用。CRF 时，由于 25-$(OH)D_3$ 活化成 1,25-$(OH)_2D_3$ 能力降低，使活性维生素 D_3 生成减少，导致骨盐沉着障碍而引起骨软化症；同时，肠吸收钙减少，使血钙降低，从而导致骨质钙化障碍，并加重继发性甲状旁腺功能亢进而引起骨质疏松和纤维性骨炎。

（3）酸中毒：CRF 时，多伴有持续的代谢性酸中毒，可通过以下机制促进肾性骨营养不良的发生：①由于体液中 $[H^+]$ 持续升高，于是动员骨盐来缓冲，促进骨盐溶解；②酸中毒干扰 1,25-$(OH)_2D_3$ 的合成；③酸中毒干扰肠吸收钙。

（4）铝积聚：CRF 时，由于肾脏排铝功能减弱，此时患者又长期血液透析以及口服用于结合肠道内磷的药物（如氢氧化铝、碳酸铝凝胶等），铝被吸收并在体内潴留，发生铝积聚。铝可以直接抑制骨盐沉着，干扰骨质形成过程，导致骨软化。此外，铝在骨内沉积还可抑制成骨细胞的功能，使骨质形成受阻，引起再生障碍性骨病，而 1,25-$(OH)_2D_3$ 减少也可促进铝在骨内沉积，加重骨质软化。

四、尿毒症

尿毒症是慢性肾衰竭进入终末期阶段时出现的一系列临床表现所组成的综合征，尤其是指因肾脏无法排出含氮化合物（如尿素）和成分不明确的"尿毒症毒素"而引起的症状。厌食、恶心和呕吐是常见的尿毒症症状。一般来说，症状越明显，"尿毒症毒素"存留体内浓度越高。如果这时一直拖延而不采取肾脏替代治疗，也会对身体其他脏器造成不可逆的损害，如心脏、消化系统、骨骼、血液系统等（表 9-2-1，表 9-2-2，图 9-2-2）。

表 9-2-1　尿毒症对各器官系统的影响

器官系统	主要的致病因素	主要后果
心血管系统	动脉粥样化	闭塞性血管病
	盐和水的滞留	高血压，"充血性心力衰竭"
骨骼系统	继发性甲状旁腺功能亢进	骨痛但很少骨折
	骨软化	
	骨质疏松症	
神经肌肉系统	"尿毒症毒素"	感觉运动周围神经病变
		自主神经病变
		脑病
血液系统	红细胞生成素不足	贫血
	"尿毒症毒素"	白细胞和血小板功能受损

续表

器官系统	主要的致病因素	主要后果
皮肤系统	转移性钙化	瘙痒
	阳光照射	皮肤癌
	贫血和"尿毒症毒素"	面色萎黄
生殖系统	性激素异常	性欲降低，生育能力下降
消化系统	"尿毒症毒素"	厌食，恶心，呕吐，营养不良
浆膜系统	"尿毒症毒素"	心包炎

表 9-2-2　尿毒症的临床症状

机制	举例	结果
排出能力减弱	尿毒症毒素，包括含氮废物	尿毒症综合征
	盐和水	肾脏容量超负荷，高血压
	磷酸	甲状旁腺功能亢进，转移性钙化
	酸	代谢性酸中毒
	钾	高钾血症
生物合成能力下降	促红细胞生成素	贫血
	维生素 D 的活化	软骨病，甲状旁腺功能亢进
新陈代谢异常	血脂异常	动脉粥样化形成
	性激素	生殖功能异常

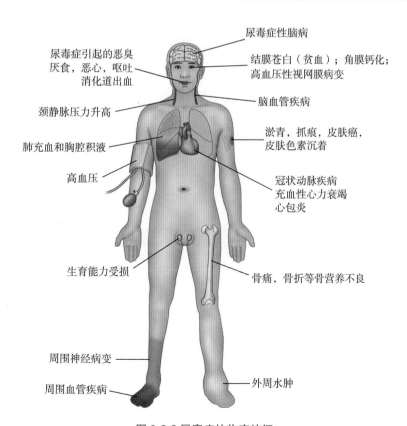

图 9-2-2 尿毒症的临床特征

第三节　肾脏替代治疗

一旦慢性肾脏病进展到第 5 期［GFR < 15 ml/（min·1.73 m²）］，就需要某种形式的肾脏替代治疗，否则患者会在较短的时间内因肾衰竭而死亡。肾脏替代治疗包括移植和透析。肾移植虽然只移植了一个肾脏，但足以充分发挥正常肾脏的所有功能；而透析只能替代正常肾脏的部分功能，它可以替代肾脏在调节水和电解质平衡以及去除低分子量溶质方面的大部分作用，但在调节钙和磷酸盐平衡、控制血压和去除较大分子量溶质方面仅部分有效，且不能替代任何激素分泌和合成功能（表 9-3-1）。因此，几乎所有透析患者都需要额外的饮食控制和药物治疗（表 9-3-2）。随着肾功能的恶化，慢性肾脏病（chronic kidney disease，CKD）患者需要逐渐增加这些辅助治疗的剂量。一旦患者开始透析，这些辅助治疗的需要可能不再存在（如碳酸氢钠）、减少（如一些饮食限制、磷酸盐结合剂和抗高血压药物）或继续（如红细胞生成素、骨化三醇），这些变化取决于透析能在多大程度上替代肾脏功能。

表 9-3-1　可被透析替代的肾功能

完全替代[*]	部分替代[**]	不能替代
调节细胞外液容积	调节血压	滤过后蛋白质代谢
调节渗透压	排泄中大分子量物质	促红素的合成
调节酸碱平衡	排泄尿毒症毒素	肾素 - 血管紧张素合成
调节血钾水平	调节钙磷平衡	其他激素的合成
小分子物质排泄		25（OH）维生素 D 的活化

注：[*] 这些功能可被充分透析而完全替代，但需要加用一些辅助治疗。

　　[**] 这些功能的替代通常需要额外的药物治疗。

表 9-3-2　辅助治疗

功能[*]	辅助治疗
调节 ECFV	限制水钠的摄入，袢利尿剂的应用
调节渗透压	适当的水分摄入
调节血钾水平	对于血透患者需低钾饮食，有时需配合降钾树脂；对于腹透患者饮食中可略增加钾的摄入
调节钙磷平衡	磷结合剂，骨化三醇，拟钙剂
调节血镁水平	避免过多的镁摄入
促红素合成	促红素及其类似物补充
肾素 - 血管紧张素合成	应用 ACEI 或 ARB
25（OH）维生素 D 的活化	骨化三醇

注：[*] 正常的肾脏功能。

ECFV：extracellular fluid volume，细胞外液量；ACEI：angiotensin converting enzyme inhibitor，血管紧张素转换酶抑制剂；ARB：angiotensin receptor blocker，血管紧张素受体阻断剂。

一、透析的原理和模式

透析（dialysis）是指物质通过膜进行分离。临床上指的是通过人工干预从体液中清除某些溶质（包括药物和毒素）的过程，人工干预方式包括促进血液通过体外循环进入血液透析器进行清除〔血液透析（hemodialysis，HD）〕或利用腹膜为半透膜进行清除〔腹膜透析（peritoneal dialysis，PD）〕。

（一）血液透析

血液透析时，血液经血管通路进入体外循环，在蠕动泵（血泵）的推动下进入透析器（内含透析膜）与透析液发生溶质交换后再经血管通路回到体内（图 9-3-1）。

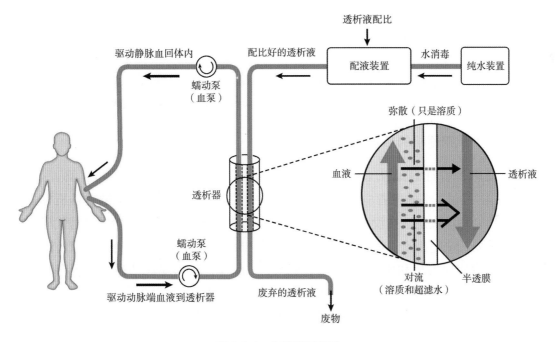

图 9-3-1　血液透析原理

溶质的清除主要通过弥散和对流两种方式。弥散（diffusion）是指应用半透膜两侧的溶质浓度梯度差，促使溶质从浓度高的一侧向浓度低的一侧移动，适合小于 500 Da 的小分子量溶质；对流（convection）是指应用半透膜两侧的压力梯度，将水分和小于膜截留分子量的溶质从压力高的一侧移动到压力低的一侧，适合大于 500 Da 的大分子量溶质。通过调节血液和透析液的流速及压力，以及使用不同渗透性的透析膜，可以改变清除的液体和溶质的数量。对大多数患者来说，透析每周需进行 3 次，每次 4~5 小时，这可以替代大约 10% 的肾小球滤过率（GFR）。增加透析的时间和小程度增加血液流速，可以使透析质量大大提高。长时透析（如过夜透析）可以更好地替代肾功能，从而无须或大大减少辅助治疗（如磷酸盐结合剂、抗高血压药物、促红细胞生成素）。急性肾损伤患者通常需要在重症监护室进行长时或持续的透析治疗。

（二）腹膜透析

腹膜透析也可用于终末期肾脏病（end-stage kidney disease，ESKD）患者。腹膜、腹膜血管的内皮和两者之间的支撑组织共同充当半透膜。除非在没有血液透析条件的情况下，腹膜透析很少用于治疗 AKI 患者（表 9-3-3）。腹膜透析可以通过机器进行，通常是在夜间进行（自动腹膜透析），或在白天和晚上进行人工交换［持续不卧床腹膜透析（continuous ambulatory peritoneal dialysis，CAPD）］。

表 9-3-3　血液透析模式的选择

AKI	ESKD
间歇性血液透析	血液透析 - 居家、透析中心或医院
连续性静脉 - 静脉血液透析（CVVHD）	自动腹膜透析（APD）
慢低效每日透析（SLEDD）	连续非卧床腹膜透析（CAPD）
急症腹膜透析（很少应用）	

注：AKI：acute kidney injury，急性肾损伤；ESKD：end-stage kidney disease，终末期肾脏病；CVVHD：continuous veno-venous hemodialysis，连续性静脉 - 静脉血液透析；SLEDD：sustained low efficiency daily dialysis，慢低效每日透析；APD：automated peritoneal dialysis，自动腹膜透析。

（三）长期透析的患者准备

建议患者有计划地从 CKD 治疗逐渐过渡到透析。CKD 4 期［GFR 15 ~ 30 ml/（min·1.73 m²）］的患者应该接受 ESKD 治疗的教育，以便他们能够对透析方式的选择作出合理的决定。在没有医学和心理禁忌的情况下，患者是初始肾脏替代模式选择的最重要的决定因素。需要评估患者的社会和心理健康状况、是否适合家庭透析以及是否适合腹膜透析和血液透析（表 9-3-4）。此外，还需要评估患者是否存在传染性疾病［乙型和丙型肝炎、艾滋病毒、抗甲氧西林金黄色葡萄球菌（MRSA）、抗万古霉素肠球菌（VRE）等）］，同时需要评估接受肾移植的可能性。

表 9-3-4　透析模式选择的禁忌证

腹膜透析	血液透析
腹部手术史并有腹腔粘连	血管条件差无法行动静脉瘘
未修复的腹部疝	严重的心血管疾病
肠道疾病（例如憩室炎）	合并其他严重疾病状态
严重的肺部疾病	
腹型肥胖	

除了患者的偏好外，透析方式的选择还取决于各种医学、心理和社会因素。例如，对于曾经做过腹部大手术并有腹膜粘连、未修复的疝、憩室炎等肠道疾病和严重呼吸功能不全的患者，腹膜透析是不可行的。对于无法行永久性血管通路和存在严重心血管疾病等其他合并症的患者，血液透析也是不合适的。此外，腹膜透析的溶质清除率低于血液透析，不宜用于残余肾功能极低或完全丧失肾功能的患者。

建议患者在出现严重的肾衰竭症状之前即开始透析。当患者 GFR 下降到每分钟 5 ~ 5 ml 时，通常就开始透析。但与 GFR 相比，开始透析更重要的决定因素是患者出现了严重的尿毒症症状、营养恶化、血压和液体控制不良以及肾衰竭导致的难治性代谢并发症等。需要开始血液透析的指征包括以下几个方面：患者估算 GRF（eGFR）5～15 ml/min，更重要的是依据患者症状；出现明显的尿毒症症状；尿毒症引起的营养不良；药物治疗无效的水负荷过重或高血压；难治性代谢并发症等。

（四）透析通路

1. 腹膜透析通路

腹膜透析前需要在腹膜腔内放置腹膜透析管（图 9-3-2），其末端的最佳位置是膀胱（子宫）直肠窝，另一端在脐下方的中线出腹膜腔，沿皮下隧道走行，置于腹壁外侧。为了减少腹膜液外漏的风险，建议在使用前 2～4 周提前放置导管。

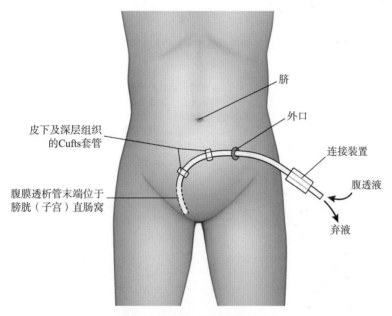

图 9-3-2　腹膜透析管置管

2. 血液透析通路

动静脉（AV）瘘是目前最理想的永久性血液透析通路，应用动脉（通常是桡动脉）与静脉（通常为头静脉）进行端侧或侧侧吻合（图 9-3-3），由于受到动脉血液压力和流速的冲击，静脉可变得"动脉化"，大约 6 周后瘘管可成熟，进行穿刺使用。此外，可以使用合成导管材料或其他自体静脉（如大隐静脉）来制作动静脉瘘。对于外周血管较差的患者，特别是需要急症透析的患者，可以行颈内静脉置管，采用有皮下隧道的半永久置管可以减少导管感染的风险（图 9-3-4）。

（五）透析的并发症

透析患者的并发症多与透析方式的选择、肾衰竭的持续控制不足及相应的医疗条件等有关。腹膜透析最常见的并发症包括感染（腹膜炎、出口部位感染、隧道感染）和因腹膜功能退化导致的透析效率下降。

血液透析的并发症包括感染、血管通路狭窄和血栓形成、透析过程中出现的问题

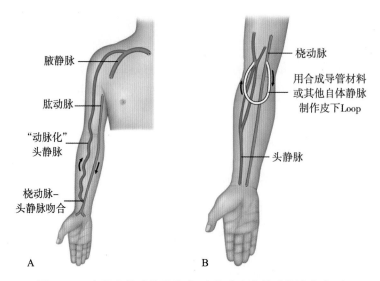

腋静脉

肱动脉

"动脉化"
头静脉

桡动脉-
头静脉吻合

A

桡动脉

用合成导管材料
或其他自体静脉
制作皮下Loop

头静脉

B

图 9-3-3   自体血管动静脉瘘（A）和人工血管动静脉瘘（B）

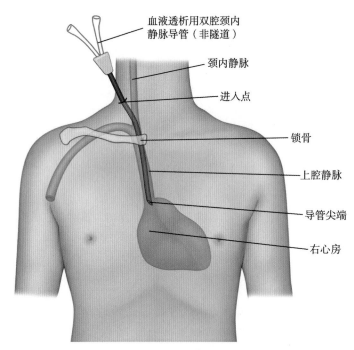

血液透析用双腔颈内
静脉导管（非隧道）

颈内静脉

进入点

锁骨

上腔静脉

导管尖端

右心房

图 9-3-4   为透析的颈内静脉置管

（如低血压）和透析间期出现的问题（通常是由于过量摄入水和溶质）（表 9-3-5）。
ESKD 患者常并发心血管疾病，具有较高的发病率和死亡率。透析患者最常见的死亡
原因是心脏事件（心肌梗死和猝死）和因各种原因导致的透析退出（表 9-3-6）。

表 9-3-5   透析的常见并发症

透析方式	常见并发症
腹膜透析（PD）	感染（腹膜炎、出口部位感染、隧道感染）
	腹透液流出不良或渗漏
血液透析（HD）	透析通路问题（感染、血栓形成和狭窄）
	透析过程中的意外——人工肾（透析器）失血、凝血

Note

续表

透析方式	常见并发症
	透析过程中血流动力学不稳定
PD 和 HD	透析不充分
	营养不良
	水负荷过重
	加重动脉粥样硬化

表 9-3-6　ESKD 患者死亡原因

死亡原因	透析	移植
心脏事件	35%	30%
放弃治疗	35%	5%
感染	10%	15%
血管性事件	10%	15%
恶性肿瘤	5%	30%
多种原因并存	5%	5%

二、肾移植

肾移植（renal transplantation）是肾替代治疗的另一种方式，它可以全面恢复肾功能。移植肾的长时间存活需要由移植外科医生、肾病学家、免疫学家、传染病专家和其他人员组成的团队的共同评估和护理。在这里只介绍肾移植的原理及流程。

（一）肾移植的原理和模式

肾移植可由活体供肾或尸体供肾。活体捐赠一般是有血缘关系（如父母、兄弟姐妹）或有情感关系（如配偶、密友）的人之间，"利他"捐赠偶尔会发生在不相关的活体捐赠者身上，但以牟利为目的的器官移植（所谓的"器官贩卖"）是非法的。活体亲属捐赠具有更大的组织相容性的潜在优势，因此可能会有更好的移植效果。在移植前使用血浆交换和免疫抑制剂的方法去除受体的抗供体血型抗体，使 ABO 血型不相容移植也能取得了良好的长期效果。活体捐赠可以在透析前进行，也可以在患者已经开始透析后进行。在透析前进行移植有避免透析的明显优势。

如果没有潜在的活体捐赠者，那么患者需要先开始透析，并在名单上登记等待接受已故捐赠者的移植。接受已故供体移植需要满足 ABO 血型相容性和组织相容性要求。等待移植的患者数量远远超过可用的移植肾数量，因此等待移植的患者数量和移植前的平均等待时间每年都在稳步增加。

肾移植的过程即在髂窝内移植一个新的肾脏（图 9-3-5）。对于少数糖尿病肾病患者，需要同时进行胰肾联合移植。

（二）移植前患者评估

肾移植前需要进行的风险评估因素包括手术风险、因技术和免疫原因导致移植失败的风险以及与免疫抑制应用相关的风险。患者的心血管健康是决定麻醉和手术安全

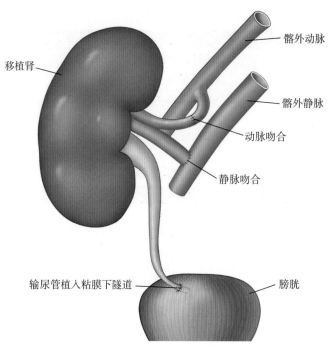

图 9-3-5　肾移植

以及移植肾长期存活的重要因素。60 岁以上的患者（或 50 岁以上的糖尿病患者）在肾移植前需排除明显的心血管疾病。移植失败的风险与局部因素（如髂血管病变、膀胱异常）、移植后复发性疾病（如局灶性硬化和系膜性 IgA 肾小球肾炎）和排斥反应风险的增加（如患者对供者抗原敏感或曾经发生过排斥反应）等有关。对于持续感染（包括慢性肝炎、HIV、潜伏性结核病）或癌症高风险的患者，应用免疫抑制治疗会导致感染或恶性肿瘤发生的风险增加，应特别注意。

如果评估认为适合移植，那么患者需每月提交一份血液样本，以评估可能增加移植排斥风险的免疫反应的情况。由于等待一个供肾的时间通常很长，所以定期重新评估患者的各种危险因素很有必要。

在接受活体供肾的患者中，受体评估的过程是相似的。相对尸体供肾来讲，受体对活体肾脏的免疫反应的相容性更容易评估。

对于活体供肾，在评估一个人是否适合捐肾时，首要考虑的是捐肾是否会增加供体本身肾脏恶化的风险。对于患有糖尿病、高血压或其他可能影响肾功能疾病的个人或家族病史的患者，供肾对其本身肾功能可造成不可逆的影响。要求供肾者 eGFR 必须大于 80 ml/（min·1.73 m^2）（这样在供肾后，他们的 eGFR 至少是这个量的一半），并且没有肾脏、尿道和肾血管结构性疾病的证据。

除了以上的评估，要求供体必须没有严重的健康问题，如活动性感染。透析前活体供肾移植应在 ESKD 患者出现显著症状之前进行，通常在 eGFR 大于等于 10 ml/（min·1.73 m^2）时进行。

（三）肾移植的并发症

移植肾很少会因手术问题或急性排斥反应而发生早期丧失功能。在最初的 12 个月里，不到 1/3 的患者会发生急性排斥反应。发生急性排斥反应的高危因素包括存在高滴度的常见组织相容性抗原的抗体和供体特异性抗体，以及先前有因急性排斥反应而导致移植失败的病史。慢性排斥反应、免疫抑制剂（钙调磷酸酶抑制剂）的肾毒性、导致 ESKD 的疾病复发（如肾小球肾炎或糖尿病）或肾移植患者死亡是导致长期移植肾失功的原因。在抗排斥应用的免疫抑制剂中，钙调磷脂酶抑制剂（如环孢素和他克莫司）可导致移植肾功能的进行性丧失。因此"慢性同种异体移植肾病"是慢性排斥反应、钙调磷脂酶药物的肾毒性和其他因素等多因素共同作用的结果。

接受肾移植的患者需要终身服用免疫抑制药物，即使是移植后数年停药，也会因排斥反应而导致移植肾丧失功能。常用的免疫抑制剂见表 9-3-7。大多数患者最初会使用 3~4 种不同的药物，一年后会减少到 1~3 种较低剂量的药物。最初的治疗通常包括生物制剂（抗 IL-2 抗体，或用于移植排斥高危患者的淋巴细胞清除剂），随着时间的推移，需要进行个性化的免疫抑制剂减量，减少药物的种类和数量需要结合患者记录的（或潜在的）不良反应来进行。患者依从性也是一个需要考虑的重要问题。

表 9-3-7　肾移植后排斥反应所用的免疫抑制剂及其常见副作用

药物种类	举例	常见副作用
糖皮质激素	泼尼松	高血压、骨质疏松、血脂异常、糖尿病
钙调磷脂酶抑制剂	他克莫司	糖尿病、高血压、肾毒性
	环孢素	肾毒性、高血压
mTOR 抑制剂	雷帕霉素、依维莫司	伤口延迟愈合、蛋白尿、脂质代谢紊乱
抗增殖药物	硫唑嘌呤	骨髓抑制
	吗替麦考酚酯	胃肠道症状、骨髓抑制

注：mTOR：mammalian target of rapamycin（sirolimus），哺乳动物的雷帕霉素靶蛋白。

免疫抑制治疗会增加感染和恶性肿瘤发生的风险。在最初的 3~6 个月，患者需接受药物治疗以降低细菌感染（肺孢子虫病和尿路感染）、真菌感染（通常为口腔）和病毒感染（巨细胞病毒等）的风险。患者可能会患有持续性肾性骨营养不良和骨质疏松症（因为类固醇激素的治疗），需使用双膦酸盐和维生素 D 等药物。许多患者还需要继续口服治疗高血压的药物。随着移植肾功能的恶化，可能需要重新启用 CKD 的其他治疗。

肾移植受者术后 1 年存活率 95% 以上，5 年存活率 80% 以上，而 10 年存活率达 60% 左右，远高于维持血液透析或腹膜透析患者。其主要死亡原因为心血管并发症、感染和肿瘤等。

三、晚期慢性肾脏病的保守治疗

对于接近 ESKD 且伴有显著共病的老年患者，透析并不能延长生存时间或改善生活质量，不进行透析的"保守"治疗更为合适。合适的保守治疗除了以控制症状和避免急性恶化为目标外，还以延缓 CKD 的进展、减少 CKD 的并发症和治疗共病为目标，能有效地提高患者生活质量。晚期非透析 CKD 患者的保守治疗原则为：避免肾脏毒物，如不必要的用药和禁忌药物；优化血压和出入量的管理；治疗严重的电解质紊乱；治疗尿毒症症状；进一步延缓 CKD 的进展。

为了延长生存时间和提高生活质量，治疗方案应包括避免肾毒物（如药物、静脉注射造影剂），定期评估所有药物以避免不必要的用药和肾毒性，避免或快速逆转 AKI（如低容量血症或败血症），治疗 CKD 的特定症状，纠正严重的电解质紊乱，以及减缓 CKD 进展的其他具体措施等。

第四节　肾功能异常对药物代谢的影响

许多药物由肾通过肾小球滤过、肾小管分泌而排出，经肝代谢产生的代谢产物也由肾排出。肾病患者肾清除率降低可能导致药物及其代谢物的蓄积，增加药物毒性风险；肾功能不全也可能通过改变全身体液量、药物代谢或与蛋白结合比例而影响药物在体内的分布，从而改变药物的治疗效果和不良反应。

本节将着重讨论肾功能异常对药物代谢动力学（简称药代学）的影响以及肾功能衰竭患者用药原则。

一、肾脏疾病对药代动力学的影响

（一）临床用药基本原则

药物的剂量和使用频率是根据药物的药效动力学和药代动力学来确定的。药物效应动力学（简称药效学）是指研究药物对机体的作用及机制的学科，药物代谢动力学是指药物在机体的作用下所发生的变化及规律，包括吸收、分布、代谢和排泄等过程。这些因素决定了给药的剂量和所需的给药间隔，以最大限度地发挥药物作用的同时，尽可能地减少药物不良反应。许多与患者相关的因素会影响药物的药效学和药代学，从而影响给药剂量和给药间隔。

机体对药物的反应与其血浆或组织中的浓度有关。图 9-4-1A 显示药物剂量及其效应之间的经典关系。可以看出，要达到治疗效果，药物需达到最小有效剂量（阈剂量），在一定范围内，药物效应随剂量的增加而升高，当达到一定的程度后，继续增加剂量则治疗效果不再增加。同时应注意，药物达到一定剂量还会产生毒性。产生治疗效果的药物浓度和产生毒性的最低浓度之间的区域被称为治疗窗（therapeutic window）。某些药物的治疗窗很宽（图 9-4-1B），在这种情况下，肾功能下降时通常不需要调整药物剂量，即使药物浓度达到很高的水平（如青霉素）也不会产生毒性。然而，某些药物的治疗窗较窄，这意味着发生毒性作用的药物浓度接近产生治疗效果的药物浓度（图 9-4-1C），在这种情况下，通常在下一次计划给药前需评估药物的血浆浓度，确保维持药效的同时将毒性风险降至最低，比如地高辛。

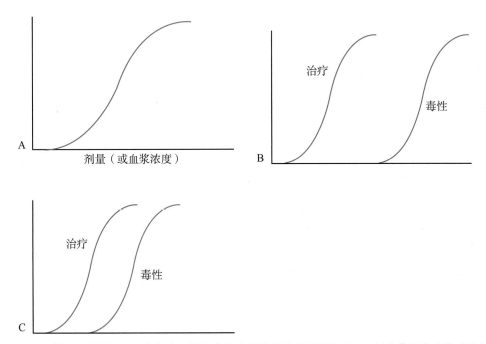

图 9-4-1　药物的剂量 - 反应曲线（Y 轴为药物发挥最大效应的百分比，X 轴为药物浓度的对数）

A. 药物剂量 - 反应关系；B. 某一药物达治疗作用的剂量与达毒副作用的剂量之间无重叠，即治疗窗宽；C. 某一药物达治疗作用的剂量与达毒副作用的剂量之间有重叠，即治疗窗窄

（二）肾脏疾病对药代动力学的影响

如前所述，药物的药代动力学特征决定了给药后达到的血浆浓度，对于某一具体药物而言，影响其动力学特征的因素包括药物的吸收、在体液和组织中的分布以及排泄等。这些因素在肾脏疾病时可能都会有所改变，但药物排泄是受影响最大的因素。

1. 胃肠道吸收

药物在胃肠道的吸收很大程度上取决于药物本身的特性，然而，在肾功能受损的患者中，由于胃潴留、胃酸减少以及同时使用磷酸盐结合药物等，可能会减少胃肠道对药物的吸收，同时磷酸盐结合药物也会结合多种其他药物（如阿司匹林、环丙沙星）从而妨碍其吸收。

2. 药物分布

药物的表观分布容积（apparent volume of distribution，Vd）指理论上药物以血药浓度为基准均匀分布应占有的体液容积，单位是 L 或 L/Kg。计算公式如下：

$$V_d = D / C_0$$

式中 D 为静注给药量，C_0 为零时血药最高浓度，它并非指药物在体内占有的真实体液容积，所以称为表观分布容积。

对于血浆蛋白结合率高的药物，其药物分布容积近似于血浆容量。但对于水溶性药物来说，它的药物分布容积约为身体体液量（男性约为体重的 60%，女性约为体重的 55%）。在肾衰竭时，由于液体潴留和循环容量的扩大，其药物分布容积可能会改变。对于蛋白结合率低的水溶性药物，药物的有效浓度降低。

肾衰竭还会导致有机酸的蓄积，有机酸可与药物竞争性结合白蛋白或其他血浆蛋白。由于血清白蛋白水平可能在肾功能时降低，非白蛋白结合药物的比例可能会增加。然而，蛋白结合药物比例的改变很少引起药物负荷剂量的变化，也不会影响药物的血浆稳态水平。在这种情况下，考虑到非蛋白结合药物的比例增加，达到药物治疗窗的血浆总浓度需相应下调。

3. 肾脏排泄

药物的排泄与药物的分布容积及其半衰期（$t_{1/2}$）有关。半衰期是指药物吸收和分布完后血浆浓度减半的时间。药物的半衰期用于确定给药间隔和预测药物蓄积。临床上确定一种药物需要多长时间能发挥其最大作用，即达到稳态浓度（steady state concentration，Css），具有很重要的意义。任何药物达到这种稳态浓度所需的时间为4到5个半衰期（图9-4-2A）。

在肾衰竭时，由于药物清除率下降，半衰期会延长，此时则需要延长给药间隔，但达到稳态浓度的时间可能会延长（图9-4-2B）。比如地高辛的半衰期通常为36h，正常情况下在1周后可达到Css。然而，在肾衰竭时由于药物半衰期延长，可能在几周后也无法达到Css。此时如不调整给药间隔，继续给予常规剂量的药物会导致血药浓度急剧上升，这对于地高辛这类治疗窗窄的药物会产生严重的不良后果（图9-4-2C）。

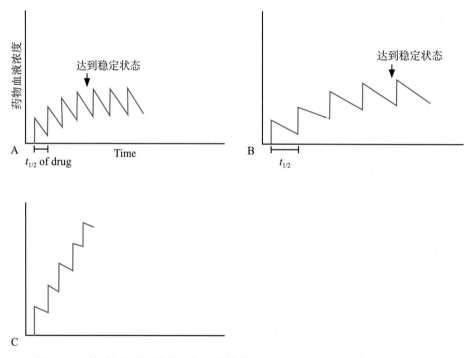

图 9-4-2 等时间间隔反复给予相同剂量药物后随时间进程血浆药物浓度的变化

A. 给药的时间间隔根据药物半衰期（$t_{1/2}$）制订，在大约5个半衰期后药物血浆浓度达到稳态；B. 同种药物，肾衰竭时药物排泄减少导致半衰期延长，按延长后的半衰期给药，则达到稳态的时间大大延长；C. 肾衰竭时如仍按正常肾功能的半衰期间隔给药，会导致药物迅速蓄积到过高水平

药物的肾脏排泄是由肾小球滤过和肾小管分泌及重吸收的净效应决定的。药物经肾小球滤过进入尿液很大程度上取决于其分子量和与蛋白结合的程度。一般来说，药物的分子量越小，蛋白结合程度越低，越容易经肾小球滤过。但脂溶性药物可被肾小

管顺浓度梯度被动重吸收到血浆中。如果没有特定的重吸收机制，水溶性药物经肾小球滤过后可随尿液排出体外。

一些药物可通过肾小管上皮细胞上转运有机酸或有机碱的载体主动分泌进入尿液。参与这一分泌过程的基本机制如图 9-4-3 所示。有机酸（包括许多阴离子药物）通过钠共转运体由基底膜侧摄取进入细胞内，钠离子顺着电化学梯度（由基底膜侧 Na^+，K^+-ATP 酶的作用产生）进入细胞。然后阴离子药物在细胞内达到相对较高的浓度后，可通过反转运载体与另一个阴离子（如氯离子）交换的方式顺浓度梯度离开细胞进入管腔。有机碱和阳离子药物的分泌机制还不太清楚，但可能涉及跨顶端细胞膜的初步分泌过程，以及跨基底膜侧的再摄取过程。表 9-4-1 列出了经肾小管分泌的代表性药物。

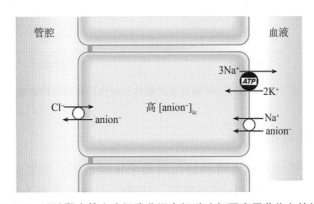

图 9-4-3　近端肾小管上皮细胞分泌有机酸（如阴离子药物）的机制

表 9-4-1　近端肾小管主动分泌的药物

有机酸	有机碱
青霉素类	阿米洛利
头孢菌素类	奎尼丁
磺胺类	四环素
呋塞米	
噻嗪类	
水杨酸盐类	
丙磺舒类	

药物经肾小管上皮细胞转运还受到小管液 pH 值的影响，这是因为药物的带电形式（管腔内高 pH 环境下的有机酸或管腔内低 pH 环境下的有机碱）更容易溶于水，有利于排泄（图 9-4-4）。因此，酸性药物的排泄会随着尿液 pH 值的升高而增加，而碱性药物的排泄会随着尿液 pH 值的降低而增加。这对药物过量后促进药物排泄非常重要，例如，用碳酸氢盐输液碱化尿液可增强阿司匹林的排泄。

一些药物通过竞争近端肾小管的共同转运体可阻止其他药物的分泌。此机制可用以增强药物的预期治疗效果并延长其半衰期，例如，丙磺舒可导致血清青霉素浓度的增加，从而减少青霉素的给药频率。

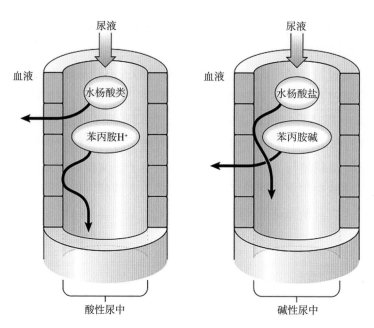

图 9-4-4　尿液 pH 值改变对酸性和碱性药物排泄的影响

二、肾衰竭患者的用药

　　一些 CKD 患者虽然基础血清肌酐仅略高于正常范围，但通过肾小球滤过率估算公式计算后可以发现，其 eGFR 明显降低。因此，在使用主要由肾脏排泄的药物（如地高辛）时，其剂量和（或）给药间隔应加以调整，以避免药物蓄积带来的毒性反应。在给有肾损害的患者使用任何药物之前，都应考虑到这种风险的可能，并且在药物开始使用期间发生的任何不良反应都应被认为是由该药物引起的，除非能找到其他解释。

　　表 9-4-2 总结了合并肾脏疾病时应进行剂量调整药物的几个特点。当为肾损害患者提供药物时，应考虑到某些药物的毒性风险是增加的，此时需要对药物的剂量加以调整。

表 9-4-2　肾脏病时应进行剂量调整的药物特点

药物特点	剂量调整策略及原则
原药物或其代谢产物需在尿液中排泄	如果药物或其活性代谢物的 50% 以上通过尿液排出，则需要减少剂量，以防止药物的积累和潜在毒性（如庆大霉素、别嘌呤醇）
药物治疗窗窄	由于此类药物的治疗窗比较窄，很容易发生药物蓄积而导致严重的毒性作用，需要减少剂量（如地高辛）
高蛋白结合率	慢性肾脏病会导致机体中有机酸增加，后者与酸性药物竞争性结合白蛋白，导致血浆中游离药物浓度增加，此时建议监测总药物浓度，下调药物的治疗目标浓度范围（如苯妥英钠）
分布容积低的药物	肾脏病时体液量的变化对分布容积低的药物的影响更大（如高蛋白结合药物）

（刘珊珊　刘向春　吕莎莎　柳　刚）

第十章 输尿管、膀胱与尿道

- ■ 输尿管
  - ◎ 输尿管的分段
  - ◎ 输尿管的狭窄
  - ◎ 输尿管的组织结构
- ■ 膀胱
  - ◎ 膀胱的形态
- ◎ 膀胱的内面结构
- ◎ 膀胱的组织结构
- ◎ 膀胱的位置与毗邻
- ◎ 膀胱触诊与叩诊
- ■ 尿道
- ■ 泌尿系统的神经支配及排尿反射

第一节 输尿管

输尿管（ureter）（图 10-1-1）属于腹膜外位器官，是由平滑肌构成的肌性管道。输尿管平第 2 腰椎上缘，起自肾盂末端，止于膀胱，总长为 20～30 cm，平均管径为 0.5～1.0 cm，最窄处口径仅有 0.2～0.3 cm。

一、输尿管的分段

依据其走形，输尿管全长可分为腹段、盆段和膀胱壁内段。

1. 输尿管腹段

输尿管腹段（abdominal part of ureter）起于肾盂下端，经腰大肌前面下行至其中点附近，与睾丸血管（男性）或卵巢血管（女性）交叉，通常位于血管的后方下行，至小骨盆入口处。在小骨盆入口水平，左侧输尿管越过左髂总动脉末端前方，右侧输尿管则越过右髂外动脉起始部的前方。

2. 输尿管盆段

输尿管盆段（pelvic part of ureter）自小骨盆入口处，经盆腔侧壁、髂内血管、腰骶干和骶髂关节前方下行，跨过闭孔神经血管束，至坐骨棘水平（图 10-1-2）。男性输尿管走向前、内、下方，经直肠前外侧壁与膀胱后壁之间下行，在输精管后外方与之交叉，从膀胱底外上角向内下斜穿膀胱壁；女性输尿管经子宫颈侧方约 2.5 cm 处，从子宫动脉后下方绕过，向下内走行至膀胱底穿入膀胱壁内。

3. 输尿管壁内段

输尿管壁内段（intramural part of ureter）位于膀胱壁内，斜向，长约 1.5 cm。膀胱空虚时，膀胱三角区的两输尿管口间距约 2.5 cm。膀胱充盈时，膀胱内压的升高能使输尿管壁内段内部管腔闭合，从而阻止尿液由膀胱反流回输尿管（图 10-1-3）。

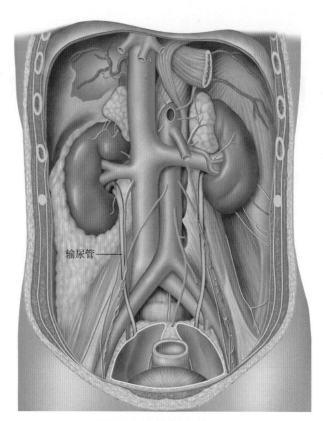

图 10-1-1 输尿管

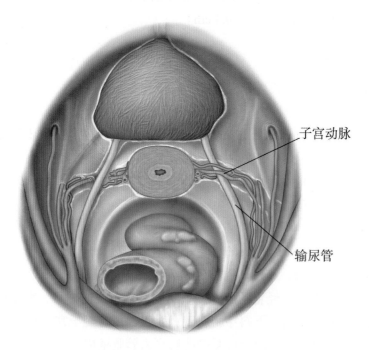

图 10-1-2 输尿管在子宫颈外侧 2.5 cm 处与子宫动脉的关系

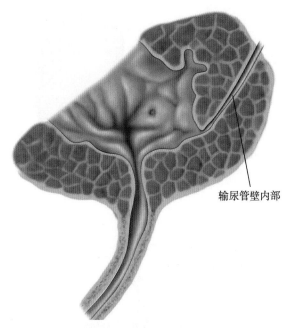

图 10-1-3 输尿管壁内部

二、输尿管的狭窄

输尿管全程有 3 处狭窄：①上狭窄（superior stricture）位于肾盂和输尿管的移行处。②中狭窄（middle stricture）位于小骨盆上口，输尿管跨过髂血管处。③下狭窄（inferior stricture）位于输尿管壁内段。狭窄处口径只有 0.2 ~ 0.3 cm。肾结石排出时易于上述狭窄处发生嵌顿（图 10-1-4）。

三、输尿管的组织结构

输尿管管壁结构分为 3 层，由内向外依次为黏膜、肌层和外膜。黏膜常形成许多纵行皱襞，故管腔呈星形。近膀胱开口处的黏膜折叠成瓣，当膀胱充盈时，瓣膜受压封闭输尿管开口，可防止尿液反流。黏膜上皮为变移上皮（transitional epithelium），有 4 ~ 5 层细胞，扩张时可变为 2 ~ 3 层。固有层为结缔组织。输尿管上 2/3 段的肌层由内纵、外环两层平滑肌组成。输尿管下 1/3 段，肌层增厚为内纵、中环和外纵三层。外膜为疏松结缔组织，与周围结缔组织互相移行（图 10-1-5）。

第二节 膀 胱

膀胱（urinary bladder）是储存尿液的肌性囊状器官，其形状、大小、位置和厚度可随尿液充盈程度变化。正常成人的膀胱容量一般为 350 ~ 500 ml，超过 500 ml 时，因膀胱壁张力过大可导致不适感。膀胱的最大容量为 800 ml，新生儿膀胱容量约为成

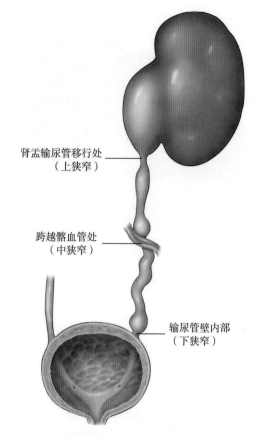

肾盂输尿管移行处（上狭窄）

跨越髂血管处（中狭窄）

输尿管壁内部（下狭窄）

图 10-1-4   肾结石排出时在输尿管狭窄处的嵌顿示意图

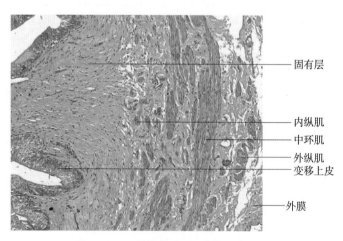

固有层

内纵肌
中环肌
外纵肌
变移上皮

外膜

图 10-1-5   输尿管（HE 染色   高倍）

人的 1/10，女性的容量小于男性，老年人因膀胱肌张力下降而容量变大。

一、膀胱的形态

空虚的膀胱呈三棱锥体形，分尖、体、底和颈四部。膀胱尖（apex of bladder）朝向前上方，由此沿腹前壁至脐之间有一皱襞为脐正中韧带（median umbilical ligament）。膀胱的后面朝向后下方，呈三角形，称膀胱底（fundus of bladder）。膀胱尖与底之间为膀胱体（body of bladder）。膀胱的最下部称膀胱颈（neck of bladder），男性与前列腺底、女性与盆膈相毗邻（图 10-2-1 和图 10-2-2 ）。

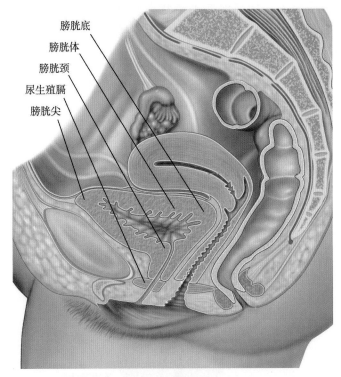

膀胱底
膀胱体
膀胱颈
尿生殖膈
膀胱尖

图 10-2-1　女性膀胱分部与毗邻，下接女性尿道，后邻子宫颈和阴道上部

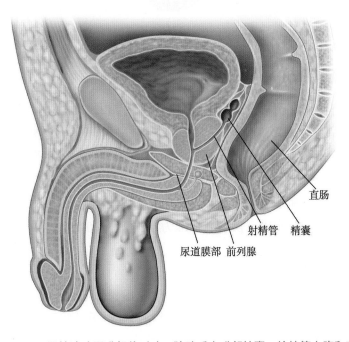

直肠

射精管　精囊

尿道膜部　前列腺

图 10-2-2　男性膀胱颈毗邻前列腺，膀胱后方毗邻精囊、输精管壶腹和直肠

二、膀胱的内面结构

膀胱内面被覆黏膜。膀胱壁收缩时，黏膜聚集成皱襞称膀胱襞（vesical plica）。膀胱底内面有一个呈三角形的区域，位于左、右输尿管口（ureteric orifice）和尿道

Note

内口（internal oritice of urethra）之间，此处缺少黏膜下层，膀胱黏膜与肌层紧密相贴，无论膀胱扩张或收缩，始终保持平滑状态，称为膀胱三角（trigone of bladder）（图10-2-3）。膀胱三角是肿瘤、结核和炎症的好发部位，体检时需重点检查。两输尿管口之间的黏膜皱襞称为输尿管间襞（interureteric fold），膀胱镜下所见为一苍白带，是临床寻找输尿管口的标志性结构。在男性尿道内口后方的膀胱三角处，受前列腺中叶推挤形成纵嵴状隆起处称膀胱垂（vesical uvula）。

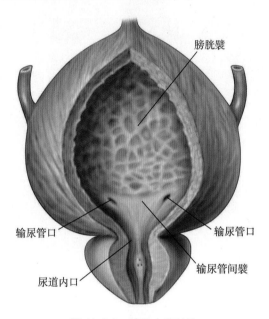

图 10-2-3　膀胱内面结构

三、膀胱的组织结构

膀胱的结构与输尿管相似，管壁也由黏膜、肌层和外膜构成。

膀胱黏膜形成许多皱襞，仅膀胱三角处的黏膜平滑。膀胱充盈时，皱襞减少甚至消失。黏膜上皮为变移上皮，膀胱空虚时上皮厚，为 8~10 层细胞，表层细胞大；膀胱充盈时上皮变薄，仅 3~4 层细胞，细胞也变扁。膀胱肌层较厚，由内纵、中环和外纵三层平滑肌组成，中层环行平滑肌在尿道内口处增厚为内括约肌。外膜大部分为纤维膜，由疏松结缔组织构成，仅膀胱顶部为浆膜（图10-2-4）。

四、膀胱的位置与毗邻

膀胱前方为耻骨联合，两者之间称膀胱前隙（prevesical space）（Retzius 间隙）或耻骨后间隙。女性膀胱的后方与子宫和阴道相毗邻，男性膀胱的后方与精囊、输精管壶腹和直肠相毗邻。膀胱空虚时全部位于盆腔内，充盈时膀胱腹膜返折线可上移至耻骨联合上方，此时，可在耻骨联合上方施行穿刺术，不会伤及腹膜和污染腹膜腔。新生儿膀胱的位置高于成人，尿道内口在耻骨联合上缘水平。老年人的膀胱位置较低。

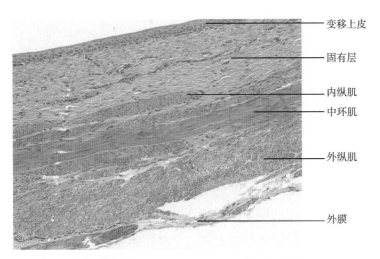

图 10-2-4 膀胱微细结构（HE 染色 低倍）

五、膀胱的触诊与叩诊

（一）膀胱的触诊

正常膀胱未充盈时隐于盆腔内，难以触及。当膀胱充盈胀大，超出耻骨上缘时则可在下腹中部触及。膀胱触诊常采用单手滑行触诊法。嘱患者取仰卧位屈膝，检查者右手自脐开始由上往下向耻骨方向触摸，触及包块需查明其性质，需鉴别其为充盈的膀胱、子宫或其他肿物。膀胱增大常由积尿所致，触之呈囊性，无法用手推移，按压时有胀感及尿意。极度充盈时，触之较硬、表面光滑。排尿或导尿后缩小或消失，据此与妊娠子宫、卵巢囊肿及直肠肿物等相鉴别。

膀胱胀大且尿液不能排出被称为尿潴留。梗阻性尿潴留多见于尿道梗阻，如前列腺增生、前列腺癌、前列腺炎、前列腺囊肿、膀胱结石、尿道结石等；而非梗阻性尿潴留，可见于脊髓损伤、脑肿瘤、颅脑损伤或支配膀胱和尿道括约肌的神经病变，即神经源性膀胱。也见于昏迷患者、腰椎或骶椎麻醉后、手术后局部疼痛患者。长期尿潴留可引起膀胱慢性炎症，导尿后膀胱不能完全回缩。当膀胱有结石或肿瘤时，有时可用双手合诊触诊检查，右手示指戴手套插入直肠内向前方推压，左手四指在耻骨联合上部向下施压，可在腹腔的深处耻骨联合的后方触到结石或肿块。

（二）膀胱的叩诊

若膀胱触诊不满意，可通过叩诊来判断膀胱充盈情况及其膨胀的程度。叩诊在耻骨联合上方从上向下进行。当膀胱充盈尿液时，叩诊呈圆形浊音区；膀胱空虚时，由于该区被肠管覆盖，叩诊呈鼓音，膀胱的轮廓无法叩清。通过膀胱的叩诊可判断低血容量休克患者补充血容量治疗是否有效，若膀胱部位叩诊在原鼓音区出现浊音证明补液治疗有效。尿潴留所致膀胱增大，耻骨上方叩诊呈圆形浊音区，在排尿或导尿后复查，浊音转为鼓音。同时妊娠的子宫、子宫肌瘤或卵巢囊肿，该区叩诊也呈浊音，但排尿或导尿后无变化，可行鉴别。腹水时，耻骨上方叩诊的浊音区，其弧形上缘凹向脐部，而膀胱充盈胀大时浊音区弧形上缘凸向脐部。

第三节　尿　道

女性尿道（female urethra）长 3～5 cm，直径约 0.6 cm，与男性尿道相比，特点是宽、短、直，且只有排尿功能（图 10-2-1）。尿道内口约平耻骨联合后面中央或下部，女性低于男性。女性尿道行向前下方，穿过尿生殖膈，开口于阴道前庭处的尿道外口。尿道内口（internal orifice of urethra）周围为平滑肌组成的膀胱括约肌所环绕，穿过尿生殖膈处则被横纹肌形成的尿道阴道括约肌所环绕；尿道外口（external orifice of urethra）位于阴道口的前方、阴蒂的后方 2～2.5 cm 处，被尿道阴道括约肌环绕。在尿道下端有尿道旁腺（paraurethral gland），也称女性前列腺（female prostate），其导管开口于尿道周围。尿道旁腺发生感染时可压迫尿道，引发尿路不畅和排尿困难。

第四节　泌尿系统的神经支配及排尿反射

肾脏的神经供应在很大程度上与血管舒缩的调节有关，因此与肾血流的调节有关。交感神经起源于下内脏神经，并通过腰神经节到达肾脏。刺激交感神经系统可通过引起肾内血管收缩来减少肾血流。它还增强钠的重吸收并刺激局部肾素 - 血管紧张素系统。然而，失神经的肾脏继续发挥作用，通常在主要功能参数中没有明显的干扰。

输尿管受交感神经和副交感神经的双重支配，与该供应相对应的脊柱节段是 L1 和 L2 神经根。输尿管的上段由肾和肠间神经丛引起的交感神经支配，中段部分属于、上胃下神经丛，下胃下神经丛（位于膀胱和前列腺的一侧）为输尿管下段提供支配。迷走神经通过腹腔神经丛和盆腔内脏神经向肾脏和输尿管提供副交感神经。

膀胱和尿道受副交感神经和交感神经支配。副交感神经出现在第 2～4 骶神经根，它们的功能是刺激膀胱排空，血管扩张和阴茎勃起。交感神经较少支配膀胱。刺激交感神经系统会降低膀胱张力并抑制副交感神经系统。膀胱底部和近端尿道受交感神经支配更丰富，可促进膀胱颈和近端尿道括约肌的闭合。阻断去甲肾上腺素能 α 受体的药物（如抗高血压的哌唑嗪）可能会抑制尿道周围括约肌功能，从而导致尿失禁。但这些药物可用于缓解良性前列腺肥大中的膀胱阻塞，以及在存在阻塞结石的情况下缓解由输尿管痉挛引起的疼痛。骨盆隔膜由允许自愿收缩和放松的躯体运动神经元支配。这些神经元来自 S2～4 节段。骨盆隔膜在很大程度上负责维持节制。当尿液排入膀胱时，膀胱会膨胀，从而维持低膀胱压力。这种扩张对于防止尿失禁至关重要，如果膀胱压力超过尿道括约肌的阻力，尿失禁就会发生。排尿是一个复杂的过程，该过程通过协调刺激副交感神经系统，导致膀胱收缩，而抑制交感神经张力，导致括约肌松弛。

在一般情况下，膀胱逼尿肌在副交感神经紧张性冲动的影响下，处于轻度收缩状态，使膀胱内压经常保持在 10 cm H_2O 以下。因为膀胱具有较大的伸展性，因此膀胱内压稍升高后可很快回降。当尿量增加到 400 ~ 500 ml 时膀胱内压才超过 10 cm H_2O。如果膀胱内尿量增加到 700 ml，膀胱内压随之增加到 35 cm H_2O 时，逼尿肌便出现节律性收缩，排尿欲将明显增强，但此时还可有意识地控制排尿。当膀胱内压达到 70 cm H_2O 以上时，便出现明显的痛感以至于不得不排尿。可见引起排尿反射的主要因素是膀胱内压的升高。当膀胱内尿量充盈达一定程度时（400 ~ 500 ml 或以上），膀胱壁的牵张感受器受到刺激而兴奋。冲动沿盆神经传入，到达骶髓的排尿反射初级中枢；同时，冲动也上传到脑干和大脑皮质的排尿反射高位中枢，并产生排尿欲。排尿反射进行时，冲动沿盆神经传出，引起逼尿肌收缩、尿道内括约肌松弛，于是尿液进入后尿道。这时尿液还可以刺激后尿道的感受器，冲动沿传入神经再次传到脊髓排尿中枢，进一步加强其活动，使尿道外括约肌开放，于是尿液被强大的膀胱内压（可高 150 cm H_2O）驱出。尿液对尿道的刺激可进一步反射性地加强排尿中枢活动。这是一个正反馈过程，它使排尿反射一再加强，直至膀胱内的尿液排完为止。排尿后期，残留在尿道内的尿液，男性可通过球海绵体肌的收缩排尽；女性则靠重力作用排尽。此外，在排尿时，腹肌和膈肌的强力收缩也可产生较高的腹内压，协助克服排尿的阻力。

（巩念明　张艳敏　郭　玲）

第十一章　尿路系统肿瘤

◎ 尿路上皮肿瘤
◎ 非上皮性肿瘤
◎ 腺性 / 囊性膀胱炎

一、尿路上皮肿瘤

尿路上皮肿瘤（urothelial neoplasms）可发生于上尿路（肾盂和输尿管）和下尿路（膀胱和尿道），以膀胱最为常见。只有 5%～10% 的尿路上皮肿瘤起源于上尿路。膀胱和输尿管肿瘤中 90%～95% 为上皮性，其中 80%～90% 为尿路上皮肿瘤，又称移行上皮（transition epithelium）肿瘤。膀胱尿路上皮肿瘤是泌尿系统最常见的肿瘤类型。

（一）浸润性尿路上皮癌

浸润性尿路上皮癌的发生常与接触致癌物、放射治疗和化学治疗、感染、黏膜慢性刺激、职业接触染料、橡胶或其他化工染料等因素有关。此外，吸烟是最重要的高危因素。多见于男性，男女发病比率约 3∶1。

浸润性尿路上皮癌好发于膀胱侧壁和膀胱三角区近输尿管开口处。可单发，也可呈多灶性。肿瘤大小不等，呈乳头状或息肉状（图 11-1-1），也可呈扁平状或绒毯样。

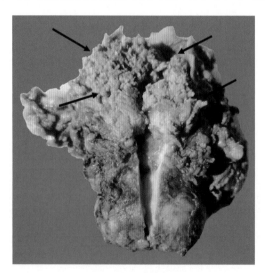

图 11-1-1　膀胱癌

膀胱壁表面充满大量隆起菜花样肿物（箭头所示），灰白细乳头状，易脱落，与周围界限不清楚

镜下肿瘤细胞镜下形态多样，根据细胞核的间变程度及组织学结构的异常，浸润性尿路上皮癌可分为高级别（核大深染、核仁明显、多形性、染色质粗糙、病理性核

分裂象常见；细胞排列紊乱、极向消失，图 11-1-2）和低级别（轻 - 中度异型、形态不规则、病理性核分裂象少见；细胞排列轻度紊乱、极向不同程度消失，图 11-1-3）。组织学结构上，浸润性尿路上皮癌主要表现为大小不等的巢状、片状、小梁、条索状或单个癌细胞浸润黏膜固有层或肌层。根据浸润的范围分为早期浸润（PT1）和晚期浸润（PT2-T4）。

早期浸润：在纤维血管轴心或者固有层之间出现巢状、簇状细胞团或单个癌细胞。

晚期浸润：癌细胞突破基底膜，浸润固有肌层（图 11-1-2）或突破肌层侵犯膀胱外结缔组织及周围器官。

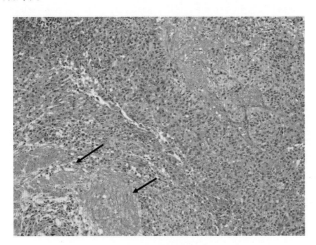

图 11-1-2　高级别浸润性尿路上皮癌

上皮细胞极性消失，排列紊乱，细胞核增大，异型明显，肿瘤细胞突破基底膜浸润固有肌层，黑色箭头示固有肌层

最常见症状是镜下或肉眼可见的血尿，部分病例因肿瘤侵犯膀胱壁，刺激膀胱黏膜或并发感染而出现尿频、尿痛、尿急等刺激症状。尿路上皮癌手术后容易复发，复发的肿瘤分化可能变差。尿路上皮肿瘤患者的预后与肿瘤分级、有无浸润密切相关。此外，肿瘤有无浸润以及浸润黏膜固有层还是固有肌层，与临床治疗方案选择密不可分。

（二）非浸润性尿路上皮肿瘤

1. 非浸润性尿路上皮癌

肿瘤细胞异型增生，但没有突破基底膜，局限于上皮层。

（1）低级别非浸润性乳头状尿路上皮癌：具有纤维血管轴心，衬覆超过正常尿路上皮厚度的乳头状肿瘤，细胞核轻 - 中度异型，极向轻度消失，可见病理性核分裂象（图 11-1-3）。

（2）高级别非浸润性乳头状尿路上皮癌：具有纤维血管轴心，细胞排列紊乱，细胞核明显增大、极性消失，异型性明显，可见较多病理性核分裂象。

（3）尿路上皮原位癌：又称高级别上皮内瘤变，是一种非浸润、非乳头状的平坦型病变。肉眼观膀胱黏膜无明显改变或呈多灶性、弥漫性稍隆起红斑，也可呈现地毯样或天鹅绒样外观。镜下细胞核明显增大、极性消失、失黏附、易脱落，异型性明显，并可见较多病理性核分裂象。

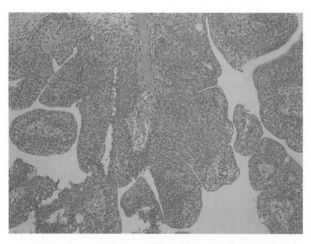

图 11-1-3　低级别非浸润性乳头状尿路上皮癌

肿瘤由乳头构成，可见水肿的纤维血管轴心，上皮细胞轻 - 中度异型，肿瘤细胞未突破基底膜

2. 尿路上皮良性肿瘤

（1）尿路上皮乳头状瘤：少见，约占尿路上皮肿瘤1%。具有纤维血管轴心，衬覆正常尿路上皮的乳头状肿瘤。

（2）内翻性乳头状瘤：隆起状或息肉状外观，黏膜表面光滑。肿瘤由正常尿路上皮细胞组成，是内翻性生长的一种良性肿瘤。镜下，肿瘤细胞无异型性或小灶轻度异型，内生性生长的上皮细胞巢呈条索状或流水状排列、相互吻合（图 11-1-4）。

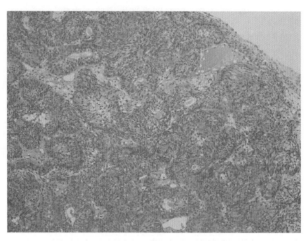

图 11-1-4　内翻性乳头状瘤

肿瘤细胞巢内翻性生长，细胞无明显异型性，相互吻合排列呈条索状或流水状

3. 尿路上皮交界性肿瘤

低度恶性潜能的乳头状尿路上皮肿瘤：具有纤维血管轴心，衬覆超过正常尿路上皮厚度的乳头状肿瘤，病理性核分裂象罕见。

二、非上皮性肿瘤

主要包括平滑肌瘤、炎性肌成纤维母细胞肿瘤、横纹肌肉瘤等间叶源性肿瘤。与其他部位间叶性肿瘤的病理改变和分型没有明显区别。

三、腺性 / 囊性膀胱炎

腺性膀胱炎是一种常见的膀胱良性疾病，是膀胱黏膜对慢性刺激发生的反应性炎症性病变，常与 Brunn 巢及囊性膀胱炎同时存在。常见于膀胱炎性病变及良性或恶性肿瘤周围，其本质是一种化生性病变。一旦病因和炎症被消除，病变可消退。

大体观膀胱黏膜粗糙不平，甚至可形成不规则乳头状或息肉状突起。正常膀胱黏膜无腺体形成，在慢性炎症等刺激下，增生性尿路上皮内陷延伸至黏膜固有层，形成实性细胞巢，即 Brunn 巢。镜下，Brunn 巢由分化良好的尿路上皮细胞组成，细胞无异型性，可伴有良性腺体分化或囊性扩张，囊壁衬覆柱状或移行上皮细胞，成为腺性或囊性膀胱炎（图 11-1-5）。当腔面上皮转化为伴杯状细胞的肠上皮（即黏液柱状上皮）时，则称肠上皮化生。

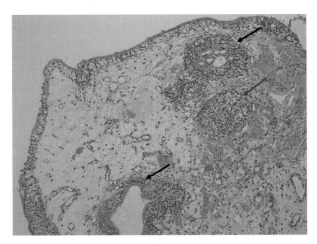

图 11-1-5　腺性或囊性膀胱炎

黏膜水肿、炎细胞浸润，正常尿路上皮内陷形成 Brunn 巢（红色箭头），并伴有囊腔形成（黑色箭头）

（戚　美）

第十二章　泌尿系统的常见症状与体征

- **血尿**
  - ◎ 病因和发生机制
  - ◎ 临床表现
  - ◎ 伴随症状
  - ◎ 问诊要点
  - ◎ 知识整合
- **尿频、尿急与尿痛**
  - ◎ 病因和临床表现
  - ◎ 伴随症状
  - ◎ 问诊要点
  - ◎ 知识整合

- **多尿、少尿与无尿**
  - ◎ 病因、发生机制和临床表现
  - ◎ 伴随症状
  - ◎ 问诊要点
  - ◎ 知识整合
- **尿液常规试验**
  - ◎ 尿液标本的采集与保存
  - ◎ 尿液一般性状检查
  - ◎ 尿液化学成分检查
  - ◎ 尿液有形成分检查
  - ◎ 肾功能检测项目的选择和应用

第一节　血　尿

血尿（hematuria）分为肉眼血尿和镜下血尿。新鲜清洁中段尿离心后行尿沉渣镜检，如果每高倍视野超过 3 个红细胞，或新鲜尿液直接计数红细胞 ≥ 8000 个 /L，或 12 h 尿 Addis 计数红细胞超过 50 万个，即可诊断为血尿。每升尿液中含血量大于 1 ml 时，可呈淡红色云雾状、洗肉水样或鲜血样，甚至混有凝血块，称为肉眼血尿。尿色正常，需经显微镜检查方能确定的，为镜下血尿。

正常人发热或激烈运动后可出现一过性血尿，称功能性血尿；邻近器官出血污染尿液称为假性血尿。

一、病因和发生机制

血尿是泌尿系统疾病最常见的症状之一，绝大多数的血尿由泌尿系统疾病引起，少数血尿由全身性疾病或泌尿系统邻近器官疾病所致。

（一）泌尿系统疾病

1. 肾内科疾病

病因：各种原发性、继发性肾小球疾病、泌尿系感染、结核、尿路畸形、血管性疾病（肾动脉硬化、肾静脉血栓形成、肾动静脉瘘）以及遗传性肾疾病（Alport 综合征、薄基底膜肾病、多囊肾等）等。

发生机制：红细胞通过损伤断裂的肾小球基底膜时受挤压变形，经过肾小管时受管腔内渗透压、酸碱度及代谢产物变化的影响，因而呈现多形性变化。

2. **泌尿外科疾病**

病因：泌尿系统创伤、结石、肿瘤、梗阻等。

发生机制：各种病因造成的泌尿道损伤、血管破裂出血，因此尿红细胞形态正常，相差显微镜显示尿中红细胞呈均一性。

（二）全身性疾病

1. **血液系统疾病**

见于血友病、血小板减少性紫癜、过敏性紫癜、白血病等，因出凝血功能障碍导致。

2. **自身免疫性疾病**

见于系统性红斑狼疮、血管炎等。

3. **感染性疾病**

见于败血症、流行性出血热、感染性心内膜炎等。

4. **心血管疾病**

见于充血性心力衰竭和恶性高血压。

5. **药物作用**

如非甾体抗炎药、抗凝药、环磷酰胺、磺胺药、甘露醇等。

6. **理化因素**

见于重金属（汞、铅、镉）中毒、放射性物质、动植物毒素中毒等。

（三）邻近器官疾病

妇科炎症、急性阑尾炎、肠道肿瘤以及妇科肿瘤等疾病累及输尿管、膀胱时，也可产生血尿。

二、临床表现

除泌尿系感染外，肾内科疾病所致的血尿通常为无痛性、全程性血尿，可呈肉眼或镜下血尿，为持续性或阵发性发作，相差显微镜检查提示血尿来源于肾小球。泌尿外科疾病所致血尿多为伴有疼痛的阵发性血尿；泌尿系统肿瘤以非肾小球源性无痛性全程肉眼血尿为主要表现；血液系统疾病、邻近器官疾病引起的血尿，除了血尿外还有原发病的特征性表现。

三、伴随症状

（1）伴全身出血倾向（皮肤黏膜出血、消化道出血、月经过多等），见于血液病或抗凝药物使用过量。

（2）伴皮疹、关节痛或咯血，可见于过敏性紫癜、系统性红斑狼疮、小血管炎等。

（3）伴尿路刺激征为泌尿系感染的特点。

（4）肾小球疾病常伴蛋白尿、水肿、高血压。

（5）伴肾绞痛并向会阴部放射或尿流中断，考虑泌尿系结石。

（6）伴肾肿块考虑肿瘤、多囊肾、肾下垂、异位肾。

（7）伴乳糜尿可见于外伤、丝虫病和慢性肾盂肾炎。

四、问诊要点

一般应注意患者的年龄和性别、血尿的诱因和血尿频率（持续或是阵发）、尿中是否有凝血块以及伴随症状等；近期是否有剧烈运动、腰部外伤或泌尿系统器械检查史；应注意区分功能性血尿和假性血尿；询问患病以来的诊疗经过；询问既往有无肾疾病及相关病史；有无长期、大量应用非甾体抗炎药、氨基糖苷类、磺胺类、抗凝药等用药史，有无多囊肾、耳聋、血尿相关的家族史。女性需询问月经史。

五、知识整合

（1）首先区别真性血尿和假性血尿。

（2）进而做血尿的定性诊断和定位诊断。尿常规、尿三杯试验、尿相差显微镜检查、尿红细胞容积分布曲线，区分肾小球源性血尿和外科血尿；血常规、肝肾功能、血生化、自身免疫学指标检查、ANCA、尿细菌学检查、血液肿瘤标志物、影像学检查（包括泌尿系 B 超、静脉肾盂造影、腹盆 CT、MRI 等）、肾组织活检、膀胱镜检查等有助于进一步明确病因诊断。

第二节　尿频、尿急与尿痛

尿频（frequent micturition）、尿急（urgent micturition）、尿痛（dysuria）是膀胱、尿道受到刺激后出现的症状，称膀胱刺激征，也称尿路刺激征。三者可同时或单独出现，是泌尿系统感染最常见的症状。

正常成人白天排尿 4～6 次，夜间 0～2 次，若单位时间内排尿次数明显超过此范围，称为尿频。一有尿意，即刻要排尿，而且每次尿量较正常尿量（200～400 ml）减少，甚至尿意强烈但无尿液排出，称尿急。排尿时感觉耻骨联合上区、会阴部和尿道疼痛或烧灼感为尿痛。

一、病因和临床表现

尿频、尿急、尿痛可由多种病因引起，包括生理性和病理性因素、功能性和器质性疾病、感染性和非感染性疾病等，最常见的病因是泌尿系统感染。

（一）尿频

1. **生理性尿频**　因饮水过多、气候寒冷或精神紧张时出现排尿次数增多，属正常现象。临床特点是每次尿量不少，不伴尿急、尿痛等症状。

2. 病理性尿频

（1）多尿性尿频：见于糖尿病、尿崩症及急性肾衰竭多尿期。特点是排尿次数增多，每次尿量正常，24 h 总尿量增多，一般无尿路刺激征。

（2）感染性尿频：见于膀胱炎、尿道炎和前列腺炎等，炎症刺激兴奋尿意中枢而引起反射性尿频，同时伴尿急和尿痛，并且每次尿量减少。

（3）非感染刺激性尿频：如尿路结石、异物等，通常以尿频为主要表现。

（4）膀胱容量减少性尿频：见于膀胱占位性病变（如肿瘤），较大的膀胱结石，结核性膀胱挛缩，妊娠期子宫或卵巢囊肿压迫膀胱等。临床表现为持续性尿频，每次尿量少，常伴排尿困难。

（5）神经性尿频：见于中枢及周围神经病变，如癔症、神经源性膀胱。临床表现为尿频多见于白昼或夜间入睡前，每次尿量少，通常不伴尿路刺激征。尿液镜检无白细胞。

（6）尿道口周围病变：见于尿道口息肉、处女膜伞和尿道旁腺囊肿等。

（二）尿急

1. 炎症

急性膀胱炎、尿道炎，特别是膀胱三角区和后尿道炎症，尿急特别明显。急性前列腺炎常有尿急，慢性前列腺炎常伴有排尿困难、尿流变细和尿流中断。

2. 肿瘤

如膀胱和前列腺肿瘤。

3. 结石和异物

膀胱结石或异物可刺激黏膜产生尿急。

4. 神经源性

精神因素和神经源性膀胱。

5. 尿液浓缩

尿液高度浓缩呈酸性，可刺激膀胱或尿道黏膜产生尿急。

（三）尿痛

尿痛部位多在耻骨上区、会阴部和尿道内，性质多为刺痛或烧灼痛。尿道炎多在排尿开始时出现疼痛，膀胱炎、后尿道炎和前列腺炎常出现终末性尿痛。

二、伴随症状

（1）尿路刺激征伴发热、脓尿或血尿要考虑泌尿系感染，如同时伴腰痛多为上泌尿道感染。

（2）尿频伴有肉眼血尿者，除外肾小球源性血尿和尿路感染外，要排查泌尿系统结石、肿瘤及结核。

（3）尿路刺激征明显，但尿液检查均正常，多为尿道综合征，女性多见。尿频、尿急，但不伴尿痛，尿检正常者，多与精神因素有关。

（4）男性患者尿痛明显，放射至腹股沟、睾丸处，伴会阴部、肛门坠胀感，要注意前列腺炎。老年男性尿频伴排尿困难，多见于前列腺增生。

三、问诊要点

（1）注意患者的年龄和性别。

（2）记录每天排尿次数和尿量；有无尿路刺激征；尿频的严重程度以及与尿痛的关系；尿痛的部位、性质，有无放射痛以及放射痛部位；有无诱因，包括劳累、饮水量、精神因素和用药史等。患病以来的诊疗过程，可为诊断和鉴别诊断提供线索。

（3）有无糖尿病、结核、泌尿系感染、结石、妇科疾病、前列腺疾病、神经系统疾病、接受免疫抑制治疗、近期导尿史、尿路器械检查史或人工流产史。若疑为性传播疾病所致尿路感染时，应询问患者本人及其配偶有无不洁性交史。

四、知识整合

详尽的病史和全面的体格检查是判断病因的基本方法。部分患者需要进一步行血、尿常规和尿细菌培养、尿红细胞形态、血生化、尿涂片查抗酸杆菌、泌尿系统超声、膀胱镜以及静脉肾盂造影等检查。

第三节　多尿、少尿与无尿

正常人 24 h 尿量为 1000 ~ 2000 ml，平均为 1500 ml，若尿量多于 2500 ml 称多尿（polyuria）；少于 400 ml 或每小时尿量少于 17 ml，称少尿（oliguria）；少于 100 ml 或 12 h 完全无尿，称无尿（anuria）。

一、病因、发生机制和临床表现

（一）多尿

1. 暂时性多尿

见于摄入较多水分、应用利尿剂等。

2. 持续性多尿

（1）内分泌和代谢性疾病：①尿崩症：由于原发性或继发性下丘脑 - 神经垂体病变造成抗利尿激素（ADH）分泌减少或缺乏，导致远端肾小管及集合管对水分重吸收障碍。临床特点为低渗尿。②糖尿病：尿糖增多导致肾小管腔内渗透压增高，抑制了水的重吸收，产生渗透性利尿。临床特点为多饮、多尿，呈等渗或高渗尿。③原发性醛固酮增多症：因醛固酮过高使肾排钾过多，导致肾小管上皮细胞空泡样变性，尿浓缩功能下降。临床特点：多尿，夜尿，尿比重下降，伴高血压、口渴、多饮，低钾血

Note

症和高尿钾。④原发性甲状旁腺功能亢进症：因甲状旁腺激素分泌增多导致高血钙、低血磷，长期血钙升高可影响肾小管的浓缩功能。临床特点：口渴、多饮、多尿、夜尿增多，常伴肾结石、肾实质钙化和骨病，血钙、尿钙、PTH 均升高。

（2）肾脏疾病：①主要病因：肾小管 - 间质损害病变，如慢性间质性肾炎、终末期肾脏病、肾小管酸中毒、高钙性肾病、低钾性肾病等。②发生机制：炎症、药物、代谢等因素使肾髓质的高渗状态受损或影响了肾小管上皮细胞对 ADH 的反应所致。③临床表现：多尿，为低渗或等渗尿，常伴有电解质紊乱。

（3）精神因素：为低渗尿，多见于精神性多饮多尿。

（二）少尿或无尿

主要病因有以下三类：

1. 肾前性

主要病因：各种原因导致的肾血流灌注不良，如严重脱水、休克、急性心肌梗死、心力衰竭、心脏压塞、严重心律失常、重度肝硬化、烧伤等。

发生机制：全身有效循环血量减少，导致肾血流量减少，使肾小球滤过率降低。

临床表现：有明确诱因，在原发病基础上出现的少尿或无尿。

2. 肾性

主要病因：①肾小球疾病：急性肾小球肾炎、急进性肾小球肾炎、狼疮性肾炎、IgA 肾病等。②肾小管间质疾病：急性肾小管坏死、急性间质性肾炎、流行性出血热、管型肾病等。③肾血管病变：恶性高血压和肾静脉血栓形成等。④其他：肾移植后急性排斥反应等。

发生机制：各种原因引起肾实质性损伤，导致肾小球、肾小管、肾间质及肾血管损伤所致的少尿或无尿。

临床表现：常伴有血尿、蛋白尿、水肿、高血压及不同程度的肾功能损害。

3. 肾后性

主要病因：①尿路梗阻，如泌尿系结石、肿瘤、血块等阻塞输尿管、膀胱颈或尿道。②腹盆腔肿瘤和腹膜后纤维化压迫输尿管、前列腺病变等压迫尿道。③输尿管结核、手术所致粘连、瘢痕挛缩所致输尿管狭窄。④神经源性膀胱等。

发生机制：肾盂及其以下尿路内部梗阻或外部受压所导致的尿液排出不畅。

临床表现：原有尿量正常，突然出现少尿或无尿，或者少尿与多尿交替出现。

二、伴随症状

1. 少尿伴随症状

（1）伴血尿、蛋白尿、水肿、高血压，考虑肾小球疾病。

（2）伴心慌、气短、夜间不能平卧，考虑心肾综合征。

（3）伴皮肤黄染、严重肝病，应考虑肝肾综合征。

（4）伴尿频、排尿困难，考虑前列腺病变。

（5）与多尿交替出现，伴有肾绞痛、血尿、肾盂积水，放射痛，考虑泌尿系结石。

2. 多尿伴随症状

（1）伴多饮、多食及消瘦，应筛查糖尿病。

（2）伴烦渴、多饮、夜尿增多、低比重尿者，应考虑尿崩症。

（3）伴高血压、低血钾者，应筛查原发性醛固酮增多症。

（4）伴高钙血症、肾结石、骨痛甚至病理性骨折，应筛查原发性甲状旁腺功能亢进症。

（5）伴酸碱平衡电解质紊乱，应注意肾间质 - 小管疾病。多尿还可见于急性肾小管坏死的多尿期。

三、问诊要点

准确测量 24 h 尿量，同时询问 24 h 摄水量、尿色、尿量异常持续的时间，伴随症状，多尿前是否有明显的少尿或无尿情况，既往病史，有无使用过肾毒性药物、食用过生鱼胆、野生菌等，是否应用过利尿剂，是否去过疫区等。询问患者诊疗经过。应注意询问相关病史，有无慢性肾脏病、心脏病、肝病、感染、尿路结石、前列腺病史，有无糖尿病、尿崩症、精神病、传染病病史，有无外伤失血史，有无药物过敏史，有无肾病家族史。

四、知识整合

（1）根据详细的病史、全面体格检查可作出初步判断。

（2）血、尿常规、尿渗透压、尿 β_2-MG、α_1-MG、肝肾功能、电解质、腹部超声、心脏超声等是患者的常规检查。可酌情选择静脉肾盂造影、脑垂体 CT、肾上腺 CT、禁水试验、垂体加压素试验、高渗盐水试验、内镜检查等进一步明确病因。

第四节　尿液常规试验

尿液是血液经过肾小球滤过、肾小管和集合管的重吸收和分泌所产生的终末代谢产物。尿液成分不仅受泌尿系统的影响，而且还与其他组织器官的病理生理变化有关，因此尿液检验对泌尿系统疾病（如泌尿系统的炎症、结石、肿瘤等）和其他系统疾病如糖尿病以及肝胆疾病等的诊断、预后判断和疗效监测具有重要意义。尿液检查的项目很多，其中常规检查包括尿液一般性状检查、化学成分检查和有形成分检查。

一、尿液标本的采集与保存

（一）尿液标本的采集

不合格的尿液标本可导致误诊、漏诊等情况发生，因此必须正确、合理地采集尿液标本。

1. **收集尿液的容器** 应使用清洁、干燥、具有较大口径的一次性尿杯，或易于启盖的密封容器，以利于标本的运输和储存。容器上应贴有包含患者信息的条形码。

2. **尿液标本的采集** 尿液标本有晨尿、随机尿和定时尿等，不同类型的尿液标本适用于不同的检查项目。尿液常规检查常采用随机尿或晨尿标本，并留取中段尿（弃去前、后段的尿液），成年妇女应避免阴道分泌物等混入。

（1）随机尿（random urine）：指患者无需任何准备、不受时间限制、随机排出的尿液标本。随机尿适用于门诊和急诊患者。但此尿标本仅反映某一时段的现象，易受多种因素（如运动、饮食、用药、情绪、体位等）的影响。

（2）晨尿（first morning urine）：指清晨起床后，在未进餐和运动之前排出的尿液。晨尿一般在膀胱中存留 6~8 小时，各种成分均较浓缩，有利于提高检出率。但是由于晨尿在膀胱中停留时间过长，硝酸盐及葡萄糖易被分解，因而推荐采集第 2 次晨尿代替首次晨尿。第 2 次晨尿（second morning urine）是指首次晨尿后 2~4 小时内的晨尿标本，要求患者从前一晚 22 时起到采集尿液时，只饮水 200 ml，以提高有形成分计数和细菌培养的阳性率。

（3）24 小时尿：属于定时尿标本。将患者 24 小时的尿液全部收集于容器内，并记录尿量。如患者于上午 8 时排空膀胱，并弃去排出的尿液，收集此后每次排出的尿液，直至次日上午 8 时最后一次排出的尿液。此标本适于尿蛋白、尿糖和尿电解质等的定量检测。

（4）清洁中段尿：清洗外阴并消毒后，用无菌容器收集中段尿。该标本适于尿液微生物检测。

（二）尿液标本的保存

尿液标本采集后，尿液常规检查应在 2 小时内完成，避免使用防腐剂。如果不能及时完成检测，则应置于 2~8℃条件下保存，但不能超过 6 小时，且要避光加盖。

对定时尿标本和采集后 2 小时内无法进行检查的尿标本，可根据检查项目不同加入相应的防腐剂，如一定浓度的甲醛、甲苯或麝香草酚等（表 12-4-1）。

表 12-4-1 常用尿液防腐剂的用量和用途

种类	原理	用量	用途
甲醛	固定细胞、管型等有形成分	40% 甲醛 5 ml/L 尿	用于管型、细胞检查；不适用于尿糖等化学成分检查
甲苯	在尿液表面形成一层薄膜，阻止尿液与空气接触	5 ml/L 尿	用于尿糖、尿蛋白检查
麝香草酚	抑制细菌生长，保存有形成分	<1 g/L 尿	用于有形成分检查
浓盐酸	酸化尿液，抑制细菌生长	10 ml/L 尿	17- 羟皮质类固醇、17- 酮类固醇、儿茶酚胺的定量检测

二、尿液一般性状检查

尿液一般性状检查包括颜色、透明度、尿比重等检查项目。

（一）尿量

一定时间排出的尿量（urine volume）主要取决于受检者的肾小球滤过、肾小管和集合管的重吸收和分泌功能，还受饮食习惯、环境、排汗量、年龄、精神因素、药物等影响。

1. **参考区间**　成人为 1000～2000 ml/24 h。小儿尿量个体差异较大，按体重计算较成人多 3～4 倍。

2. **临床意义**

（1）多尿：尿量＞2500 ml/24 h 为多尿（polyuria）。饮水过多或服用利尿剂可致多尿。病理性多尿有：①溶质性利尿，如糖尿病、使用利尿剂及脱水剂等。②垂体病变，如尿崩症。③浓缩功能障碍，如慢性肾炎和肾盂肾炎晚期，急性肾衰竭多尿期、肾移植手术后等。

（2）少尿或无尿：尿量＜400 ml/24 h 或＜17 ml/h（儿童＜0.8 ml/kg 体重）称为少尿（oliguria）；尿量＜100 ml/24 h 或 12 小时内无尿液排出者为无尿（anuria）。病理性少尿有：①肾前性少尿，如休克、高热、剧烈呕吐、腹泻、大面积烧伤、急性失血、心功能不全等。②肾性少尿，如急性肾小球肾炎、急慢性肾衰竭、肾移植后的排斥反应等，严重者可致无尿；③肾后性少尿，如输尿管结石、尿路狭窄、前列腺肥大及肿瘤压迫等导致的排尿障碍。

3. **应用评价**

（1）尿液常规检查不包括尿量检测，因此一般在病情需要时由护士或患者自己检测尿量。

（2）尿量受饮食、出汗等因素影响大，只有在过多或过少时才有临床意义。

（二）气味

尿液的气味来自尿中挥发性物质，正常略带酸味，受饮食或药物等因素影响。

1. **临床意义**　过多饮酒、进食葱和蒜、服用二巯丙醇等药物时，可使尿中出现相应的特殊气味。病理性气味有：

（1）氨臭味：长时间放置后尿素分解使尿液带有氨臭味。若新鲜尿液即带有刺鼻的氨臭味，提示有慢性膀胱炎或尿潴留。

（2）烂苹果味：见于糖尿病酮症酸中毒。

（3）腐败臭味：见于泌尿系感染和晚期膀胱癌患者。

（4）"老鼠尿"样味：见于苯丙酮尿症患儿。

2. **应用评价**　尿液气味只能用于大致判断病因，需进行相应特殊检查才能确诊。

（三）外观

尿液外观指尿液的颜色和透明度。尿液颜色来源于尿中色素，受饮食、药物及化学成分的影响。尿液透明度取决于尿液中有形成分的种类和数量，如结晶、细胞和细菌等。透明度可分为清晰透明、轻度浑浊、浑浊、明显浑浊 4 个等级。正常尿液淡黄色，清晰透明。

1. 临床意义

（1）血尿（hematuria）：见本章第一节。

（2）由于循环血中血红蛋白或肌红蛋白这类低分子量蛋白质增多，经肾小球滤出，超过肾小管重吸收能力而出现于尿中，使尿液呈浓茶色、棕红色或酱油色，隐血试验阳性，称血红蛋白尿或肌红蛋白尿。通过相应的单克隆抗体检测尿中的血红蛋白或肌红蛋白，可将两者区别。血红蛋白尿见于血管内溶血，如溶血性贫血、血型不合的输血反应、蚕豆病和阵发性睡眠性血红蛋白尿等。肌红蛋白尿是由于大量肌肉组织破坏所致，常见于急性心肌梗死、横纹肌溶解症、创伤和剧烈运动等。

血红蛋白尿、肌红蛋白尿与血尿的区别：血红蛋白尿或肌红蛋白尿离心后上清液仍为红色，隐血试验阳性，显微镜下几乎见不到红细胞；后者离心后上清液透明，隐血试验阴性或阳性，显微镜下观察沉淀物可见到大量红细胞。

（3）胆红素尿（bilirubinuria）：尿中含有大量的结合胆红素，尿液呈深黄色，振荡后泡沫亦呈黄色。若标本在空气中久置，可因胆红素被氧化为胆绿素而使尿液外观呈棕绿色。胆红素尿多见于阻塞性黄疸和肝细胞黄疸，如急性黄疸性肝炎、胆石症和胰头癌等。

（4）乳糜尿（chyluria）和脂肪尿（lipiduria）：乳糜尿是由于淋巴回流受阻，使肠道吸收的乳糜液不能沿正常淋巴道引流至血液，而逆流至泌尿系统淋巴管致使其压力不断增高而破裂后溢入尿中所致。其外观呈不同程度的乳白牛奶状。乳糜尿内含脂肪微粒、卵磷脂、胆固醇及少量纤维蛋白原和清蛋白等。如含有较多血液，称乳糜血尿。乳糜尿多见于丝虫病，也可由结核、肿瘤、腹部创伤或手术引起。脂肪尿是尿中混有脂肪滴，见于脂肪组织挤压伤、骨折和肾病综合征等。乳糜尿和脂肪尿经乙醚提取后苏丹Ⅲ染色，显微镜下可见橘黄色脂肪小滴。

（5）脓尿（pyuria）和菌尿（bacteriuria）：尿液中含有大量脓细胞、炎性渗出物或细菌时，新鲜尿可呈不同程度的浑浊，且加热、加酸浑浊均不消失，显微镜下可见大量脓细胞或细菌。脓尿常呈黄白色浑浊，有时含脓丝状悬浮物；菌尿常呈云雾状浑浊。两者均见于泌尿系统感染如急性肾盂肾炎、膀胱炎和尿道炎等。

（6）结晶尿（crystaluria）：尿液含高浓度盐类结晶，新鲜尿即可呈白色或淡粉红色浑浊。可通过加热、加酸鉴别结晶种类。尿酸盐加热后浑浊消失；磷酸盐、碳酸盐尿浑浊增加，加乙酸后变清，碳酸盐尿加酸还产生气泡。也可通过显微镜检查，确定结晶的种类。如受检者长期排出结晶尿，易导致泌尿系统结石，应提示临床进行干预。

2. 应用评价

（1）红色尿的鉴别：红色尿包括血尿、血红蛋白尿、肌红蛋白尿和卟啉尿（rphyrinuria），应注意鉴别。此外，碱性尿液中如存在酚红、番泻叶、芦荟等物质，酸性尿液中存在氨基比林、磺胺等药物时，均可有不同程度的红色。

（2）黄色尿的鉴别：除胆红素尿外，服用痢特灵、核黄素、呋喃唑酮等药物后尿液也呈黄色，服用大剂量的熊胆粉、牛黄类药物使尿液呈深黄色，需通过询问用药情况和胆红素定性检查加以鉴别。

Note

（3）浑浊尿的鉴别：脓尿、菌尿和结晶尿均可使新鲜尿浑浊，可通过加热加酸的方法以及显微镜检查加以鉴别。

（四）比重

比重（specific gravity，SG）指在 4℃时尿液与同体积纯水的重量之比。尿比重的高低因尿中水分、盐类及有机物的含量与溶解度而异，与尿中溶质（氯化钠等盐类、尿素）的浓度成正比，受年龄、饮食和尿量影响。

1. 参考区间

成年人晨尿 1.015～1.025；随机尿 1.003～1.035；婴幼儿尿比重偏低。

2. 临床意义

（1）比重增高：大量出汗、高热、脱水可致尿比重增高，持续性比重增高见于心力衰竭、糖尿病、急性肾小球性肾炎等。

（2）比重降低：大量饮水可致尿比重降低，持续性比重降低见于慢性肾炎、慢性肾盂肾炎、急性肾衰竭多尿期、尿崩症等。若持续排出固定在 1.010 左右的低比重尿，则提示肾实质损害严重。

3. 应用评价

（1）尿比重受多种因素影响，因此连续多次测定比单次测定更有意义。

（2）尿比重只能粗略反映肾小管的浓缩和稀释功能。

三、尿液化学成分检查

（一）酸碱度

肾是调节酸碱平衡的重要器官，肾小管通过分泌 H^+，形成可滴定酸和 NH_4^+ 随尿排出，使尿液呈酸性，同时重吸收 HCO_3^- 以维持体内酸碱平衡。尿液的酸碱性取决于尿中酸性磷酸盐（主要是 $H_2PO_4^-$）和碱性磷酸盐（主要是 HPO_4^-）的相对含量，受饮食、药物和疾病等影响较大。测定尿液酸度可间接反映肾小管的功能。

1. 参考区间

随机尿 pH 最大范围在 4.5～8.0 之间，多数尿在 5.5～6.5 左右。

2. 临床意义

（1）酸性尿：见于进食肉类、高蛋白、氯化铵等后，以及各种酸中毒（肾小管性酸中毒除外）。

（2）碱性尿：见于进食蔬菜、水果、利尿剂等后，以及各种碱中毒（低钾碱中毒除外）。

3. 应用评价

尿液 pH 受食物种类、进餐后状态、药物和病理状态等影响，一般情况下意义不大。尿液酸度检测主要用于了解机体酸碱平衡情况。

（二）蛋白质

由于肾小球滤过膜的孔径屏障和电荷屏障作用，正常情况下血浆的中、大分子量的白蛋白、球蛋白不能通过滤过膜，只有分子质量小的蛋白质，如 β_2-MG、α_1-MG 和溶菌酶等能够自由通过滤过膜，但绝大部分（约 95%）被近端肾小管重吸收。因此，健康人终尿中只含有极微量的蛋白质（30～130 mg/24 h 尿），定性检查为阴性。当尿液中蛋白质超过 150 mg/24 h（或超过 100 mg/L）时，定性检查呈阳性，称为蛋白尿（proteinuria）。

1. 临床意义

1）生理性蛋白尿：泌尿系统无器质性病变，由于肾小球毛细血管壁通透性增高和肾脏淤血，导致尿液内暂时出现少量蛋白质。

（1）功能性蛋白尿（functional proteinuria）：指由于发热、剧烈运动、精神紧张等应激状态导致的蛋白尿。多见于青少年，呈一过性，蛋白定性在"+"以下。摄入蛋白质过多，也会出现暂时性蛋白尿。

（2）体位性蛋白尿（postural proteinuria）：又称直立性蛋白尿，多见于瘦长体型的青少年。受试者在卧床休息时蛋白定性阴性；站立活动时因脊柱前凸对肾的压迫而出现蛋白尿，但没有其他自觉症状。

2）病理性蛋白尿

（1）肾前性蛋白尿：因血浆中相对分子量较小或带阳性电荷蛋白质异常增多，经肾小球滤出，超过肾小管重吸收能力所形成的蛋白尿，又称溢出性蛋白尿（overflow proteinuria）。主要见于浆细胞病、血管内溶血性疾病、急性肌肉损伤，分别可见到本周-蛋白尿（Bence-Jones proteinuria，尿中含大量免疫球蛋白轻链）、血红蛋白尿和肌红蛋白尿。

（2）肾性蛋白尿：由于肾小球滤过功能障碍、肾小管重吸收功能降低或肾小管分泌增多所产生的蛋白尿，见于各种急慢性肾小球肾炎、肾盂肾炎、肾病综合征以及重金属中毒、肾移植排异反应等。①肾小球性蛋白尿（glomerular proteinuria）：某些炎症、免疫和代谢等因素使肾小球滤过膜的孔径屏障和电荷屏障受损，大量血浆蛋白出现在原尿中，超过肾小管重吸收能力，形成的蛋白尿称为肾小球性蛋白尿。病变较轻时，以白蛋白为主，称为选择性蛋白尿（selective proteinuria）；病变较重时，尿中可出现较大分子量的蛋白质，如转铁蛋白、免疫球蛋白等，称为非选择性蛋白尿（nonselective proteinuria）。见于急性肾小球肾炎、肾病综合征、紫癜性肾病等，以及糖尿病、高血压、SLE 等所致的肾小球病变。②肾小管性蛋白尿（tubular proteinuria）：炎症或中毒等引起肾小管对低分子量蛋白质的重吸收能力降低所致的蛋白尿称肾小管性蛋白尿。以 β_2-MG、α_1-MG、溶菌酶及其他小分子蛋白质为主。见于肾盂肾炎、间质性肾炎和肾小管酸中毒，以及氨基苷类抗生素、解热镇痛药、重金属盐、中药（关木通、马兜铃）等中毒以及肾移植排斥反应等。③混合性蛋白尿（mixed proteinuria）：肾脏病变同时累及肾小球和肾小管产生的蛋白尿为混合性蛋白尿。常见于慢性肾炎、慢性肾盂肾炎、高血压、糖尿病、红斑狼疮性肾炎、肾淀粉样变性等。④组织性蛋白尿（histic proteinuria）：由于炎症或药物刺激，肾组织破坏解离的蛋白质或肾小管分泌的蛋白质〔（以 Tamm–Horsfall 蛋白（T-H 蛋白）为主）增多所致，称组织性蛋白尿。见于肾小管炎症和中毒等。

（3）肾后性蛋白尿：也称假性蛋白尿。由于尿中混有多量血、脓、黏液等成分而导致蛋白质定性检查阳性。常见于膀胱炎、尿道炎、膀胱癌及尿中混入阴道分泌物、精液等。

2）应用评价

（1）蛋白尿阳性，需要首先排除是否为生理性蛋白尿。若为持续性蛋白尿，需要进一步检查以明确蛋白尿的来源以确定病因。

（2）注意药物对检测结果的影响。当患者应用大剂量青霉素钾盐、庆大霉素、含碘造影剂时，容易使磺基水杨酸法出现假阳性，而干化学试带法呈假阴性。大剂量的奎宁、磺胺等药物引起强碱性尿时，会使干化学试带法出现假阳性而磺基水杨酸法出现假阴性。

（3）尿常规中的尿蛋白检查为定性方法，如需准确了解尿蛋白的排出量，需要采集 24 小时尿进行蛋白质定量检测。

（三）葡萄糖

正常人血浆中葡萄糖经肾小球全部滤过，在近曲小管几乎全部被重吸收。因此，正常人尿液中仅含有极微量的葡萄糖（< 2.8 mmol/24 h），常规方法检测为阴性。当血浆葡萄糖含量超过肾糖阈（> 8.88 mmol/L）或肾小管重吸收能力下降时，尿液中葡萄糖增加。尿糖定性试验阳性的尿液称为糖尿（glucosuria）。尿糖主要是指葡萄糖，也有微量乳糖、半乳糖、果糖等。正常人尿糖阴性。

1.临床意义

（1）血糖增高性糖尿：由于血糖浓度增高所致的糖尿。最常见于糖尿病，也见于甲状腺功能亢进、库欣综合征等内分泌疾病。

（2）血糖正常性糖尿：血糖正常，但肾小管对葡萄糖重吸收功能减退，即肾糖阈降低所致的糖尿，也称肾性糖尿（renal glucosuria）见于慢性肾小球肾炎、肾病综合征、间质性肾炎等。

（3）暂时性糖尿：见于颅脑损伤、急性心肌梗死等应激状态。一次性摄入大量糖，如静脉输注大量葡萄糖、进食大量含糖饮食等可使血糖暂时性增加。

（4）其他糖尿：某些遗传代谢性疾病如半乳糖血症、糖原贮积症、糖胺聚糖沉积病和果糖尿症等也会在尿中出现相应的还原性糖。

2.应用评价

（1）尿葡萄糖检测主要用于糖尿病的筛查，糖尿病确诊和疗效监测最好进行血糖测定。

（2）注意药物对检测结果的影响。尿中一些还原性物质（维生素 C、水杨酸、阿司匹林等）可致班氏法假阳性，而试带法呈假阴性。

（四）酮体

酮体（ketone bodies）是脂肪代谢的中间产物，包括 β- 羟丁酸、乙酰乙酸和丙酮。正常情况下，肝脏合成的酮体大部分被其他组织利用，血浆和尿中含量均很低，用常规化学定性方法测不出尿酮体。当体内脂肪代谢加速，生成的大量酮体便在血中蓄积称为酮血症（ketonemia），从尿中排出形成酮尿（ketonuria）。正常人尿酮体阴性。

1. 临床意义

（1）糖尿病酮症酸中毒：由于糖尿病未控制或治疗不当，血酮体增高而引起酮尿，尿酮体检查有助于糖尿病酮症酸中毒早期诊断。

（2）其他：剧烈呕吐、严重腹泻、剧烈运动、过分节食等情况也可出现酮尿。

2. 应用评价

（1）尿酮体检测对于诊断糖尿病酮症酸中毒或昏迷具有重要价值。

（2）注意糖尿病酮症酸中毒时尿酮体阳性程度和病情严重程度可能不一致。尿酮体定性检测法主要与乙酰乙酸起反应，与丙酮反应弱，与 β- 羟丁酸无反应。糖尿病酮症酸中毒早期的主要酮体成分是 β- 羟丁酸，而乙酰乙酸很少或缺乏，此时测得结果可导致对酮体量估计不足。当糖尿病酮症酸中毒症状缓解后，此时大量 β- 羟丁酸转变成乙酰乙酸，乙酰乙酸的含量比早期高，易造成对病情估计过重。

（3）如果糖尿病酮症酸中毒患者伴有肾衰竭，由于肾阈值增高，尿酮体可呈阴性。

（4）双胍类降糖药具有抑制细胞呼吸的作用，使脂肪代谢氧化不全，因此用药后可出现血糖已降，但尿酮体阳性的现象。

（五）胆红素和尿胆原

胆红素（bilirubin）分为非结合胆红素（unconjugated bilirubin）和结合胆红素（conjugated bilirubin）。衰老红细胞在单核巨噬细胞系统被破坏，血红蛋白经过一系列代谢，转化成非结合胆红素（不溶于水，不能从肾小球滤出），被肝细胞摄取，与葡萄糖醛酸结合生成结合胆红素（溶于水，能从肾小球滤出），由胆管系统排至肠道，结合胆红素经肠道菌群作用转变成粪胆原。粪胆原大部分可随粪便排出体外，小部分经门静脉入肝。入肝的粪胆原大部分被肝细胞摄取转化成胆红素（肠肝循环），少部分进入体循环由尿中排出即称尿胆原（urobilinogen）。尿胆红素和尿胆原一起被称为尿二胆，是临床常用的检测项目。

健康人尿胆红素阴性，尿胆原弱阳性。

1. 临床意义

（1）尿胆红素阳性：①肝细胞性黄疸，如黄疸性肝炎、肝硬化等。②阻塞性黄疸，如肝内胆汁淤积和胆管占位性病变。③先天性高胆红素血症，如 Roter 综合征和 Dubin-Johnson 综合征。

（2）尿胆原增高：见于①溶血性黄疸，因产生的结合胆红素增多，导致尿胆原生成增加。②肝细胞性黄疸，由于肝细胞摄取、转化尿胆原的能力下降，尿中尿胆原排出增加。

（3）尿胆原减低：见于阻塞性黄疸，由于胆管阻塞，胆红素不能排泄入肠道，没有尿胆原生成，尿中尿胆原减少甚至阴性。

2.应用评价

（1）尿二胆检测主要用于黄疸类型的鉴别。溶血性黄疸时尿胆红素阴性、尿胆原阳性，肝细胞性黄疸时尿胆红素阳性、尿胆原阳性，阻塞性黄疸时尿胆红素阳性、尿胆原阴性。

（2）尿胆原是反映肝细胞损伤的敏感指标。急性黄疸性肝炎时，尿胆原排泄量首先增加，早于黄疸症状出现之前。

（3）长时间大剂量应用抗生素可抑制肠道菌群，使尿胆原生成减少，造成尿胆原阴性；而长时间便秘则容易使尿胆原阳性程度增加。分析结果时应结合用药史和病史。

（六）亚硝酸盐

在尿中有病原微生物增殖，且尿液在膀胱中存留足够长时间的情况下，某些含有硝酸盐还原酶的病原菌如大肠埃希菌等，可将尿中的硝酸盐还原为亚硝酸盐（nitrite）。因此，亚硝酸盐定性试验可作为泌尿系感染的筛选指标之一。正常人尿亚硝酸盐阴性。

1.临床意义

亚硝酸盐阳性提示有泌尿系统感染。

2.应用评价

（1）阳性结果常提示泌尿系统有细菌存在，但阳性程度不一定与细菌数量成正比。

（2）阴性结果不能排除泌尿系统感染，有可能是非硝酸盐还原菌感染、尿频或尿液稀释所致。因为亚硝酸盐试验阳性反应需要三个条件：尿中有适量硝酸盐存在，主要来自饮食；尿液在膀胱停留 4 小时以上；尿中病原菌含有硝酸盐还原酶。

（3）注意药物影响。抗生素应用会抑制细菌繁殖、大剂量维生素 C 可抑制反应而使结果呈假阴性。

（4）亚硝酸盐检查主要用于尿路感染的快速筛查。解释结果时需结合白细胞酯酶、尿沉渣显微镜检查结果。尿细菌培养法为尿路感染确证试验。

四、尿液有形成分检查

尿液有形成分是指尿液中的颗粒性成分，如细胞、管型（cast）、病原体和结晶（crystal）等。尿液有形成分检查是利用显微镜或尿液有形成分分析仪对尿液有形成分进行识别及计数，以协助对泌尿系统疾病的诊断、鉴别诊断及预后判断等。

（一）细胞

尿液中的细胞包括血细胞和上皮细胞等。血细胞有红细胞和白细胞，上皮细胞有扁平鳞状上皮细胞、肾小管上皮细胞和移行上皮细胞等。

1.红细胞

尿液中正常红细胞呈双凹圆盘状，其形态与尿液渗透压、pH 值等有关。高渗尿中，呈锯齿形，有时可见表面呈颗粒状；低渗尿中，红细胞胀大，甚至血红蛋白溢出，成为大小不等的空环形，称为环形红细胞或红细胞淡影（blood shadow）。

1）参考区间

离心尿直接涂片法 0 ~ 3/HP；尿液有形成分定量：男性 0 ~ 4/μl，女性 0 ~ 9/μl。

2）临床意义

红细胞增多提示泌尿系统有出血，见于泌尿系统的炎症、结石、结核和肿瘤等。根据红细胞的形态特征可以鉴别出血部位。

（1）均一性红细胞血尿：尿中红细胞增多，且＞80% 的红细胞形态及大小正常，多来源于肾小球以下部位和泌尿道毛细血管破裂所致出血，故又称非肾小球源性血尿（non-glomerular hematuria）。由于红细胞未受肾小球基底膜挤压，因而其形态正常。主要见于肾结石、泌尿系统肿瘤、多囊肾、肾结核和膀胱炎等。

（2）非均一性红细胞血尿：指尿液中红细胞增多，且＞80% 的红细胞为畸形红细胞，多来源于肾小球，故又称肾小球源性血尿（glomerular hematuria）。此种红细胞形态变化与肾小球基底膜病理性改变对红细胞的挤压损伤、各段肾小管内不断变化的 pH 值、渗透压、介质张力和各种代谢产物等对红细胞的作用有关。由此形成的血尿常伴有尿蛋白及管型，见于肾小球肾炎、肾病综合征及狼疮性肾炎等。

（3）混合性血尿：尿中正常与异常红细胞各占一半左右，此种情况需结合其他检查结果综合判断血尿来源。

3）应用评价

尿干化学试带法可检测隐血（occult blood，BLD），BLD 阳性提示尿中存在红细胞、血红蛋白或肌红蛋白。如果 BLD 阳性，镜检阴性，在排出对热不稳定性触媒所致的假阳性外，提示可能为血红蛋白尿或肌红蛋白尿，如有必要可采用特异性单克隆抗体鉴别是否为血红蛋白尿。如果 BLD 阴性，镜检阳性，则可能是干化学试带法假阴性。因此，红细胞数量以显微镜检查结果为准。

2. 白细胞

新鲜尿液中白细胞主要为中性粒细胞，也可出现淋巴细胞和单核细胞。其形态与周围血中的白细胞形态相同。炎症时，变性死亡的白细胞结构模糊，胞质内充满粗大颗粒，核不清楚，常粘连成团，称脓细胞。见脓细胞与白细胞意义相同，通常一并报告其总数。

1）参考区间

离心尿直接涂片法，0 ~ 5/HP；尿液有形成分定量：男性 0 ~ 5/μL，女性 0 ~ 14/μL。

2）临床意义

尿液中性粒细胞增多常见于泌尿系统炎症，如肾盂肾炎、膀胱炎、前列腺炎、精囊炎、尿道炎、肾结核、肾肿瘤等，嗜酸性粒细胞增多见于间质性肾炎、变态反应性泌尿系统炎症，淋巴细胞增多见于肾移植后排斥反应患者。

3）应用评价

（1）成年女性患者尿中白细胞增多需除外生殖系统感染，因为生殖系统炎症时阴道分泌物进入尿中而致尿白细胞增多，但常伴有大量扁平上皮细胞。

（2）尿干化学试带法检测白细胞是基于白细胞酯酶进行检测，只能测定中性粒细胞而不能检测淋巴细胞和单核细胞，对于淋巴和单核细胞增多的尿标本会出现假阴性结果，因此尿白细胞数量应以显微镜检查结果或尿沉渣分析仪的结果为准。

3. 上皮细胞

尿液中的上皮细胞来源于肾小管、肾盂、肾盏、输尿管、膀胱和尿道等。①鳞状上皮细胞：来自于尿道外口和阴道表层，为尿液中最大的上皮细胞，形状不规则，多边多角，边缘常卷曲，胞核很小。②移行上皮细胞：来自于肾盂、输尿管、膀胱等处。形态多样，其大小、形态可随部位不同和器官胀缩状态的不同而变化较大，分为表层移行上皮细胞、中层移行上皮细胞和底层移行上皮细胞。③肾小管上皮细胞：来自于肾小管，由于受损变性，形态多不规则，略大于中性粒细胞，含 1 个较大的圆形细胞核，核膜很厚。肾小管上皮细胞发生脂肪变性后，胞质内有较多的脂肪颗粒，称脂肪颗粒细胞（fatty granular cell），又称复粒细胞。

健康人尿中上皮细胞少见。

1）临床意义

（1）鳞状上皮细胞：正常尿液中可见少量鳞状上皮细胞，女性常因白带混入尿液而出现较多，临床意义不大，如大量增多并伴有白细胞增多，则提示有炎症。

（2）移行上皮细胞：尿液中单独出现少量的移行上皮细胞无临床意义。泌尿系统感染时增多，并伴白细胞增多，见于肾盂肾炎和膀胱炎等。

（3）肾小管上皮细胞：正常尿中无此种细胞，在尿中出现提示肾实质受损。见于急性肾小球肾炎、急进性肾炎、肾小管坏死、慢性肾炎和肾病综合征等。

2）应用评价

成年女性尿中出现较多鳞状上皮细胞，需排除生殖系统炎症。

（二）管型

管型是蛋白质、细胞及其裂解产物在远端肾小管和集合管内酸化、浓缩、凝聚而成的圆柱形蛋白聚集体。其典型形态是两边平行、两端钝圆，长短、粗细取决于形成部位肾小管管腔的直径和局部环境条件。

管型形成必须具备 3 个条件。①原尿中含一定量的蛋白质：蛋白质特别是来自肾小管分泌的 T-H 蛋白，是形成管型的核心。②肾小管有使尿液浓缩和酸化的能力：浓缩能提高蛋白质含量又能增加盐类浓度，尿液酸化能促进蛋白质的沉淀。③有可供交替使用的肾单位：健康人两肾共有约 200 万个肾单位，它们交替工作和休息。尿液在肾单位有足够的停留时间，使蛋白质得以浓缩，并凝聚成管型，当形成管型的肾单位重新排尿时，管型便随尿排出。

在形成管型的过程中，若有细胞渗出，则包被于管型基质中成为细胞管型；若管型内的细胞退化变性，裂解成细胞碎屑而形成颗粒管型；细胞碎屑进一步变性可形成蜡样管型。依据内容物的种类和多少，可将管型分为多种。不同种类管型的临床意义不同。

1. 参考区间

透明管型 0 至偶见 /LP，其余管型无。

2. 临床意义

（1）透明管型（hyaline cast）：由 T-H 蛋白、少量白蛋白和氯化物组成，无色透

Note

明或半透明，质地菲薄，表面较光滑，折光性较弱，偶可附有少量细小颗粒或细胞，适合较暗视野观察。正常人清晨浓缩尿液中偶见透明管型。当肾有轻度或暂时性功能改变时，如剧烈运动、发热和麻醉后，可见少量透明管型。明显增多见于肾实质病变，如急性或慢性肾小球肾炎、肾病综合征、急性肾盂肾炎、肾淤血、充血性心力衰竭及恶性高血压等。

（2）细胞管型：管型基质内含的细胞量超过管型体积的1/3称细胞管型。根据管型基质内所含细胞种类不同，分为以下几种。①红细胞管型：管型基质中嵌入不同数量的红细胞。此种管型是由于肾小球或肾小管出血所致。常见于急性肾小球肾炎、慢性肾小球肾炎急性发作、肾出血及肾移植后的急性排斥反应，亦见于狼疮性肾炎、肾梗死、肾静脉血栓形成、亚急性细菌性心内膜炎及恶性高血压等。②白细胞管型：管型基质内含有较多数量的白细胞。此种管型出现提示肾脏有细菌性或免疫性炎症，常见于急性肾盂肾炎、急性肾小球肾炎、间质性肾炎、狼疮性肾炎及肾病综合征等。③上皮细胞管型：管型基质中嵌有多量的肾小管上皮细胞。此管型出现提示肾小管坏死，致肾小管上皮细胞变性脱落。常见于急性肾小管坏死、急性肾小球肾炎、间质性肾炎及重金属或药物中毒等，亦可见于肾移植后排斥反应等。

（3）颗粒管型：管型中的颗粒含量超过管型体积1/3称颗粒管型。由发生变性的细胞裂解产物聚集于管型基质中而成。按颗粒的粗细又分为粗颗粒管型和细颗粒管型两种，前者管型基质中充满粗大颗粒，常呈暗褐色；后者含许多细小颗粒，不透明，呈灰色或微黄色。颗粒管型的出现提示肾单位有淤滞现象，多见于急、慢性肾小球肾炎、肾病、肾小管硬化症、慢性肾盂肾炎等。

（4）蜡样管型：蜡样管型是一种均一的不含细胞及颗粒的管型，呈浅灰色或蜡黄色，有折光性，质地较厚，外形宽大，易折断，边缘常有切迹。此种管型出现提示局部肾单位有长期阻塞，有少尿或无尿现象存在，说明肾脏病变严重。见于慢性肾小球肾炎的晚期、肾衰竭及肾淀粉样变。

（5）宽幅管型：在肾衰竭时，肾小管上皮细胞碎屑在明显扩大的集合管内凝集而成，外形宽大、不规则、易折断，又称肾衰竭管型。在急性肾衰竭的多尿期可大量出现，在慢性肾炎的晚期出现时，提示预后不良。

（6）脂肪管型：管型基质中嵌入脂肪滴含量超过管型体积的1/3称脂肪管型。呈灰色或灰蓝色，脂肪滴大小不等，圆形，折光性强。见于肾病综合征、慢性肾小球肾炎和肾小管中毒等。

（7）其他管型：除上述常见的管型外，尿中还可偶见以下管型。①血红蛋白管型：大量血红蛋白进入肾小管而成，见于急性血管内溶血。②胆红素管型：管型中充满金黄色的非晶性胆红素颗粒，见于重症黄疸患者尿中。③细菌管型：管型中充满细菌，提示肾实质受细菌感染。④真菌管型：管型中含有多量的真菌孢子及菌丝，提示肾脏受真菌感染。

（8）类似管型的成分：①黏液丝。略似透明管型，多为长线条状，不规则，粗细不等，末端尖细卷曲、分支。可见于正常人尿中，尤其女性尿中多见，大量出现表示尿道受刺激或有炎症。②类圆柱体。形似透明管型，一端或两端尖细呈螺旋形卷曲，可能是尚未完全形成的透明管型，常和透明管型同时存在，多与肾血液循环障碍或肾受刺激有关。③假管型。非晶性尿酸盐、磷酸盐等堆积或附着于黏液丝上，外形似颗粒管型，但看不到基质，边缘不齐，粗细不等，两端破碎，多无病理意义。

3. 应用评价

尿中出现透明管型以外的病理管型，提示肾实质受损，应高度重视。

（三）结晶

尿中结晶大多来自于饮食，一般无重要临床意义。结晶的形成与尿液的pH、温度、胶体状态以及该结晶在尿中的溶解度有关。可分为生理性结晶、病理性结晶及药物性结晶（表12-4-2），正常人尿液中可见生理性结晶。

表12-4-2　尿液中常见结晶

	酸性尿	碱性尿
生理性结晶	尿酸、非晶形尿酸盐、草酸钙	磷酸铵镁、磷酸钙、非晶形磷酸盐、尿酸铵、碳酸钙
病理性结晶	胆红素、亮氨酸、酪氨酸、胱氨酸	胆固醇
药物结晶	磺胺嘧啶、磺胺甲基异恶唑	

1. 参考区间

正常情况下可见生理性结晶。

2. 临床意义

（1）生理性结晶：尿中出现生理性结晶多无临床意义。如同时伴有红细胞，提示有结石可能。此外，尿酸结晶见于高嘌呤饮食和痛风患者；尿酸铵结晶见于细菌性膀胱炎；磷酸钙结晶见于慢性膀胱炎、膀胱尿潴留及慢性肾盂肾炎患者。

（2）病理性结晶：胆红素结晶见于急性肝坏死、肝癌、肝硬化和急性磷中毒等；亮氨酸结晶、酪氨酸结晶常在尿中同时出现，见于急性肝坏死，肝硬化，急性磷、氯仿和四氯化碳中毒等；胱氨酸结晶是由于先天性氨基酸代谢异常，大量出现是肾或膀胱结石的先兆；胆固醇结晶见于肾淀粉样变、肾盂肾炎和膀胱炎。

（3）药物性结晶：磺胺类药物结晶的检出有助于临床用药监护。

3. 应用评价

正常情况下可见到生理性结晶，需高度重视病理性结晶和药物性结晶。

（四）其他有形成分

尿中可见到其他有形成分。①病原微生物：泌尿生殖系统感染时可见细菌、真菌、阴道毛滴虫、微丝蚴等。②精子：多见于男性遗精后、性交后或逆行射精后尿中。③磷脂酰胆碱小体：前列腺液混入尿液后可见；④纤维状物：如毛发、棉花和化学织物纤维等污染物。

见到病原微生物可协助诊断相应病原微生物感染，其余成分一般无临床意义。

五、肾功能检测项目的选择和应用

肾脏有强大的代偿能力，早期肾脏损伤往往没有明显的症状和体征，临床诊断在很大程度上依赖于实验室检查。不同肾功能评价检测项目对于不同的肾功能损伤及不同的损伤程度，有着不同的诊断价值。临床上应根据患者病史、症状和体征等临床资料，选择适宜的项目或项目组合，作出客观评价，为临床诊断、病情监测和疗效观察提供依据。

（一）常规检查和健康体检

对于常规检查和健康体检，应首先选择尿液一般检查、尿液干化学检查等常规检查，用于发现肾脏损伤的初发患者。

尿液常规检查异常的患者、疑似或确诊泌尿系统疾病的患者，应进行尿沉渣检查，以求更准确地了解病变程度。若发现蛋白尿，应进一步选择血液及尿液相关检查，判断尿蛋白的性质和来源；若发现血尿，应进行尿红细胞形态学分析，并结合症状、体征及尿液常规检查结果，判断血尿的性质和来源。

（二）导致肾脏损伤的其他慢性疾病患者

对于已确诊患有糖尿病、高血压、系统性红斑狼疮等可导致肾脏病变的其他疾病患者，应在随诊的过程中选择较为敏感的早期肾小球、肾小管损伤评价指标，如尿微量白蛋白、Cys-C、RBP、NAG 等，尽早发现肾损伤，及时干预。

（三）肾脏疾病确诊患者

对于已确诊的肾脏疾病患者，应定期监测肾功能的变化。为了解肾脏损伤的程度，应分别选择肾小球、肾小管不同功能的评价指标或组合来进行临床综合判断。

1. 累及肾小球的疾病

对于慢性肾小球肾炎、肾病及不同程度肾小球损伤疾病患者，常选择 CCr、SCr、BUN 等肾小球评价指标来进行损伤分期的判断。但 SCr、BUN 等更适用于中晚期肾小球功能损伤患者。对于急性肾小球肾炎、急进性肾小球肾炎、微小病变性肾病等急性病变或轻度病变患者，常选择尿微量白蛋白、Cys-C 等敏感指标，及时反映病情，做到早诊断、早治疗。

2. 累及肾小管的疾病

对于肾小管缺血性坏死、肾小管中毒性损伤、肾盂肾炎、间质性肾炎等导致肾小管功能损伤的患者，可选择 α_1-MG、β_2-MG 等肾小管重吸收功能及浓缩功能经典评价指标。若急性发病、肾移植术后检测，常选择 RBP、NAG 等敏感性高的早期评价指标。

3. 急性肾功能损伤

按照 KIGO 2012 年关于 AKI 评价指南，应动态监测肌酐、尿量的变化，及时发现肾功能损伤的变化。

不同泌尿系统疾病的临床表现和实验室检查结果各有特点，应结合患者病史、临床症状和体征，选择尿液检查和适宜的肾功能试验来加以综合判断。

（郭　玲）

参考文献

［1］高英茂 . 组织学与胚胎学［M］. 3 版 . 北京：高等教育出版社，2016.

［2］李和，李继承 . 组织学与胚胎学［M］. 3 版 . 北京：人民卫生出版社，2015.

［3］李继承，曾园山 . 组织学与胚胎学［M］. 9 版 . 北京：人民卫生出版社，2018.

［4］Anthony L. Mescher. Junqueira's Basic Histology［M］. New York: 16th ed. McGraw-Hill Education, 2021.

［5］柏树令，丁文龙 . 系统解剖学［M］. 9 版 . 北京：人民卫生出版社，2018.

［6］刘执玉 . 系统解剖学 (英文版)［M］. 3 版 . 北京：科学出版社出版社，2016.

［7］孙世澜，吴彼得 . 肾衰竭诊断治疗学［M］. 北京：人民军医出版社，2012.

［8］王庭槐 . 生理学［M］. 9 版 . 北京：人民卫生出版社，2018.

［9］Brenner BM, Rector FC. Kidney. 11th ed. Philadelphia：WB Sauders, 2019.

［10］Guyton A C, Hall JE. Textbook of Medical Physiology. 14th ed. Philadelphia：WB Sauders, 2020.

［11］Yang B, Sands J. Urea Transporters. Netherlands-.Springer, 2014.

［12］王庭槐 . 生理学［M］. 9 版 . 北京：人民卫生出版社，2018.

［13］王建枝 . 病理生理学［M］. 9 版 . 北京：人民卫生出版社，2018.

［14］吴立玲 . 病理生理学［M］. 4 版 . 北京：北京大学医学出版社，2019.

［15］葛均波 . 内科学［M］. 9 版 . 北京：人民卫生出版社，2018.

［16］刘志红、张心湜 . 泌尿系统与疾病（供临床医学及相关专业用）［M］. 2 版 . 北京：人民卫生出版社，2021.

［17］Michale Field, Carol Pollock,David Harris. The Renal System: basic science and clinical conditions［M］. 2th ed. Elsevier Limited, 2010.

［18］王吉耀 . 内科学（"供 8 年制及 7 年制" 5+3 一体化 "临床医学专业用"）［M］. 2 版 . 北京：人民卫生出版社，2010.

［19］王海燕、赵明辉 . 肾脏病学［M］. 4 版 . 北京：人民卫生出版社，2021.

［20］王建枝、钱睿哲 . 病理生理学［M］. 9 版 . 北京：人民卫生出版社，2018.

［21］步宏 . 李一雷 . 病理学 . 9 版 . 北京：人民卫生出版社，2018.

［22］陈杰 . 步宏 . 临床病理学 . 2 版 . 北京：人民卫生出版社，2021.

［23］WHO Classification of Tumours of the Urinary System and Male Genital Organs. Revised 5th Edition, 2022.

［24］刘彤华 . 诊断病理学 . 4 版 . 北京：人民卫生出版社，2018.

中英文索引

A

B

C

D

K

L

P

Q

T

W

X

Y